AF454083

COURS

DE

MATIÈRE MÉDICALE.

A PARIS, DE L'IMPRIMERIE DE LEBÉGUE,

RUE DES R TS, N° 14, PR PLACE MAUBERT.

COURS

DE

MATIÈRE MÉDICALE,

Par Mr. L. HANIN,

DOCTEUR EN MÉDECINE DE LA FACULTÉ DE PARIS.

Tout médecin qui ne saura pas ce que chaque chose est par rapport à l'homme, ne pourra ni en connaître les effets, ni s'en servir à propos.
HIPPOCRATE, *Traité de l'ancienne médecine.*

TOME PREMIER.

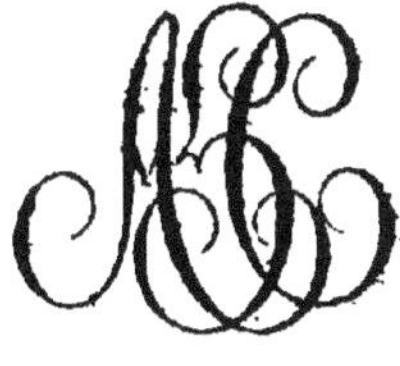

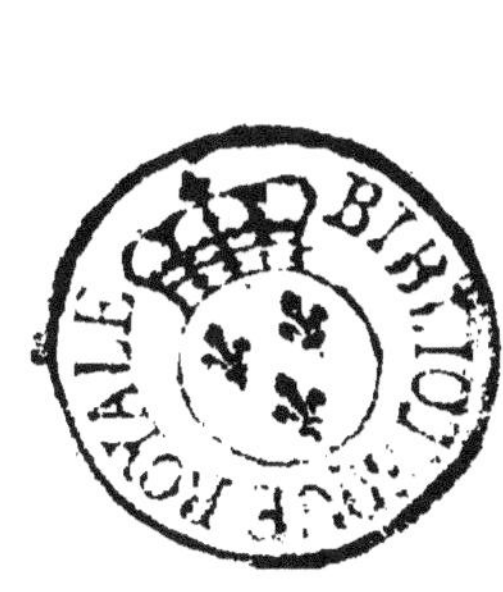

A PARIS,

Chez CROULLEBOIS, Libraire, rue des Mathurins, n°. 17.

———————

1819.

A M. C. H. PERSOON,

Docteur en Médecine et en Philosophie, Membre de l'Académie des Sciences de Turin, de la Société des Naturalistes de Berlin, de la Vetteravie, de celles d'Ienna et de Moscow, de la Société linnéenne de Philadelphie, Correspondant de la Société royale de Gottingue, etc.

Hommage de l'amitié et de la reconnaissance, au digne émule de Linnée, au créateur de la Science mycologique,

Par son très-humble Serviteur,

L. HANIN.

Iʟ y a plusieurs années que je professe la Matière médicale. Les élèves qui m'ont fait l'honneur de venir entendre mes leçons, en ont demandé la publication : je me suis rendu à leurs instances. Ma seule intention, en faisant imprimer cet Ouvrage, a été réellement qu'il leur devînt utile. J'espère qu'ils connaîtront et qu'ils resteront toujours persuadés, que je n'y ai été conduit par aucun sentiment d'orgueil, ni par aucun motif intéressé.

Mon Livre ne renferme rien qui ne soit très-bien connu : on n'y trouvera ni système, ni méthode nouvelle, mais seulement un arrangement des élémens ou matériaux de la Matière médicale, propre à en rendre, peut-être, l'étude plus commode et plus facile. Je n'ai rien avancé, d'ailleurs, qui ne se rattache essentiellement aux principes que j'ai puisés dans les leçons des célèbres Professeurs de la Faculté de Paris; et il me semble qu'il faut encore plus que la certitude de sa propre expérience , pour s'élever contre ces principes , et pour marcher hardiment dans une route différente de celle que leur expérience nous a tracée.

En considérant le mérite des auteurs qui , depuis un demi - siècle surtout , ont écrit sur la Matière médicale, je n'ai pu me dissimuler la difficulté de mon entreprise. En effet , ceux qui m'ont précédé dans la carrière, semblent avoir épuisé tous les moyens de la parcourir avec quelque gloire : l'un a apporté dans l'histoire des faits et dans leur classification , une précision , pour ainsi dire, géométrique ; l'autre a exposé , de la manière la plus ingénieuse et la plus conforme , en même-temps , à l'observation , l'action des substances médicamenteuses et les phénomènes de leur médication ; un autre enfin , non moins recommandable , a orné un sujet aride et purement didactique , d'un style noble et séduisant , en portant l'éloquence dans la Médecine , comme HIPPOCRATE y porta la Philosophie. Que dirai-je des écrivains étrangers , si l'honneur de ceux de ma Nation pouvait être balancé ; si leurs immortels ouvrages laissaient pressentir une autre perfection ; si les noms des SWILGUÉ , des ALIBERT , des BARBIER, des DESBOIS, des DECANDOLE, etc. ne donnaient pas la plus haute idée du génie observateur , et laissaient quelque chose encore à l'admiration et à la reconnaissance.

J'ai eu le désir bien sincère , en composant ce nouveau traité de Matière médicale, d'en faire un ouvrage utile, aux élèves qui suivent les différens cours de médecine ; c'est pourquoi je l'ai rendu tout-à-fait classique et élémen-

iv

taire. J'ai tâché d'y réunir l'exactitude
et la clarté , en conservant partout un
style simple , et en sacrifiant toute espèce d'élégance et de figures à la vérité
et à la concision.

ERRATA.

Page 73, ligne 27, *lisez* et cette *au lieu de* en cette.

Page 76, ligne 9, *lisez* et un suc *au lieu de* ou un suc.

Page 78, ligne 4, *lisez* cette phrase ainsi : l'ambre gris avec le musc, la civette, le labdanum, le storax : le safran avec le safra-num, etc.

Page 130, ligne 7, *lisez* et les diarrhées *au lieu de* et les douleurs.

Page 133, ligne 5, *lisez* fleurs *au lieu de* feuilles.

Page 134, ligne 9, *lisez* Villemet *au lieu de* Vellemet.

Page 141, ligne 24, *lisez* extemporanément *au lieu d'*extempo-rairement.

Page 146, aux deux dernières lignes, *lisez* de 0 à 15 *au lieu de* 0 à 30; *lisez* de 15 à 80 *au lieu de* 30 à 80.

Page 175, ligne 19, *lisez* plus au sein des *au lieu de* au sein des.

Page 218, au dernier alinéa, après ces mots : mais son usage, *ajoutez* est moins fréquent.

Page 256, ligne 11, *lisez* gélatiniforme *au lieu de* gélatiforme.

Page 265, ligne 11, *ajoutez* et en faisant cuire ensemble sur un feu doux deux parties de vinaigre et quatre parties du miel.

Page 288, ligne 2, *lisez* amara au lieu d'*amata*.

Page 290, ligne 23, *lisez* et de lichens *au lieu de* lichens.

Page 302, ligne 2, *lisez* vireux *au lieu de* vineux.

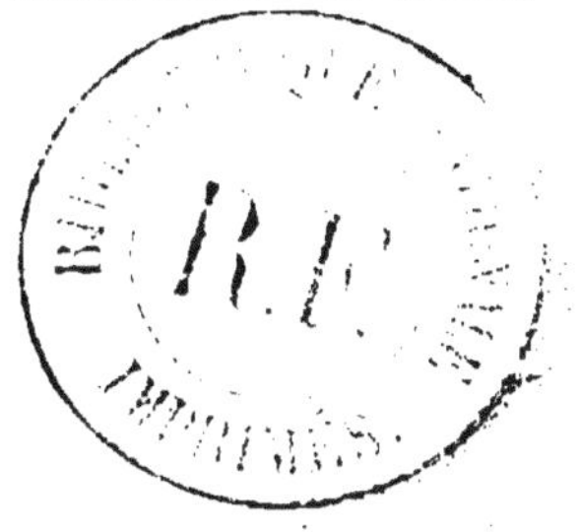

COURS

DE

MATIÈRE MÉDICALE.

GÉNÉRALITÉS.

L_A matière médicale est une science qui a pour objet la connaissance des substances que la médecine emprunte aux trois règnes ; celle de leurs vertus ou propriétés , celle de leur administration et celle de leurs effets sur l'économie *.

On voit, d'après cette définition, que la matière médicale n'est elle-même que la réunion de plusieurs autres

---

* Le savant professeur Balbis a donné de la matière médicale une définition bien plus étendue « *Materies medica rerum naturalium historiam, characteres, delectum, principia expendit ; virtutes, earumque effectus in homine docet, et cujuslibet medicamenti agendi modum, rectam administrationem, tum præparandi componendique rationem, copiam, usumque in morbis indicat, ut ægrum corpus, quantùm fieri possit, ad salutem traducat, futuros etiam præcaveat morbos.* » Materies medica, auctore J. B. BALBIS, Taurino 1811.

I.

sciences du domaine de l'histoire naturelle et de la médecine; qu'elle puise les matériaux de son ensemble
autant dans l'histoire naturelle, la chimie, la pharmacie que dans la pathologie, l'hygiène et la thérapeutique.

L'histoire naturelle fait connaître les substances
simples dont la matière médicale se compose, et qui
en sont comme les instrumens; leurs formes, leurs
analogies, leurs différences : c'est elle qui réunit les
espèces douées de vertus semblables qui, d'après l'analogie de leurs organes et de leurs familles, établit enfin
leur classification.

La chimie nous instruit des propriétés intimes, des
substances médicamenteuses ; c'est dans les élémens
chimiques que résident quelquefois toutes leurs vertus :
elle nous apprend à les extraire, à les reconnaître
par des caractères spécifiques et invariables, à les préparer pour l'usage médicinal, de manière à obtenir des
effets toujours constans. C'est elle qui a fait proscrire
les mélanges défectueux, les médicamens inertes ; qui
nous a appris à ne point réunir des substances différentes désignées sous le même nom, et à ne point séparer des substances semblables qui ont été long-temps
connues sous des noms différens. La pharmacie qui
s'occupe exclusivement de la préparation de ces substances n'est qu'une application plus directe de la chimie
à la médecine.

User de tous les moyens propres à la guérison d'une
maladie, écarter les circonstances qui pourraient l'aggraver, et les obstacles qui s'opposent à la marche régulière de la nature, pour opérer cette guérison ; favoriser
ses efforts, réprimer ses excès, modifier son action en lui
donnant une direction convenable : tel est le but de la

thérapeutique *, de cette partie si essentielle de la médecine, puisque c'est la seule vraiment agissante, l'application de la théorie, l'expérience de tous les raisonnemens. Les indications thérapeutiques sont fournies
par la maladie elle-même : son genre, son caractère, sa
marche, sa tendance vers une convalescence prochaine
ou vers une terminaison funeste, indiquent au médecin
ce qu'il doit faire pour améliorer l'état du malade, et ce
dont il doit s'abstenir. Ces indications dépendent d'un
examen très-attentif, d'une connaissance très-exacte,
très-approfondie des symptômes, des signes, des constitutions, du tempérament, et des moyens hygiéniques et
pharmaceutiques. N'employer que des moyens doux,
quand la maladie est bénigne et tend à se terminer par
le seul bienfait de la nature ; se borner alors à éloigner
les causes qui tendent à l'aggraver, à suivre les seules
indications et le seul instinct de la nature médicatrice, à
la diète, au repos ou à un exercice modéré, aux tisannes
adoucissantes et à tout ce qui compose la *médecine ex-
pectante* ou hygiénique. Si la maladie est grave, au
contraire, et accompagnée de dangers qui menacent
la vie du malade, il faut employer une méthode active,
des médicamens doués de vertus énergiques ; l'émétique,
le quinquina, l'opium, la saignée, les excitans, les
purgatifs et toutes les ressources de la *médecine agissante*. Dans les maladies aiguës, la nature médicatri c
est toujours trop faible ou trop énergique, trop au-
dessous du mal, ou trop au-dessus ; l'indication est
évidemment de soutenir ses efforts ou de les modérer ;

---

* De Θεραπεύω — Je soigne. —La Thérapeutique est la fin des
sciences médicales : elle est toute la médecine dans l'intérêt de l'humanité.— BARBIER, Traité élémentaire de mat. médicale.

dans cet état sténique ou asthénique, les moyens thera-
peutique sont tout à fait opposés. — On a souvent réussi
à faire avorter une maladie aiguë, en employant dans
son commencement quelque moyen actif qui trouble
ou surprenne l'économie, dérange les fonctions des
organes, change, altère leur sensibilité, et produise
une secousse violente à laquelle doit succéder l'ordre et
l'harmonie des fonctions, comme le calme succède à la
tempête : ce mode de traitement appelé *médecine ou
méthode perturbatrice*, et qui consiste dans l'emploi
des remèdes les plus puissans, ne doit être mis en
usage que par les médecins les plus habiles, et dans des
circonstances rares, lorsqu'une maladie très-aiguë et
très-grave, réclame le traitement le plus prompt et le
plus énergique, ou lorqu'une maladie chronique per-
siste dans son état stationnaire, malgré l'emploi de
tous les moyens rationels. La méthode perturbatrice,
tout à la fois si utile et si dangereuse, peut faire la
honte et l'opprobre du médecin, comme elle peut assurer son triomphe : l'empyrique a eu souvent cet
avantage sur le médecin méthodiste. — Il est certaines
maladies dont la cause est si profondément cachée, le
diagnostique si obscur, que le médecin reste indecis
sur l'espèce de traitement à administrer : ne voulant pas
se borner à remédier aux symptômes les plus apparens (*médecine symptómatique*), il prescrit, sans indication positive, des médicamens dont l'action ne se
trouve que par hasard en rapport avec le genre d'affection qu'il a à traiter. Cette méthode douteuse est
encore plus dangereuse que la méthode perturbatrice ;
et quelques succès, obtenus par hasard, ne doivent
point trop accréditer cet adage qu'il vaut mieux agir
avec doute que de ne point agir du tout : *Melius anceps*

quàm nullum. — Le médecin ne saurait trop se pré-
munir non plus contre le danger des médicamens administrés dans les maladies dont les symptômes présentent beaucoup de désordre et de confusion : ce désordre, qui n'est qu'apparent et dépendant d'actions intimement liées entre elles, est le résultat d'un trouble
violent, et n'accompagne que les maladies aiguës les
plus graves, les fièvres malignes, les fièvres ataxiques. Le
médecin doit attendre patiemment une indication précise, avant de commencer le moindre traitement actif ; il
doit être encore plus en garde contre les maladies longues, opiniâtres, et dont l'économie s'est fait, en quelque sorte, une habitude. Il n'y a rien de plus dangereux en médecine, que ces tentatives de traitement :
« On transporte ailleurs la maladie et la matière mor-
« bifique, dit Hippocrate, et la nature est menacée d'y
« succomber »(*lib. de humoribus*). Les évacuations spontanées, les sueurs, les hémorragies, les fleurs blanches,
les dévoiemens, les dartres, la gale et quelques autres
maladies de la peau, les affections goutteuses et rhumatismales et beaucoup d'autres, dont l'existence pré-
serve de maladies plus graves, et dont la guérison,
si elle n'est du moins spontanée, traîne après soi de
plus grands maux, et souvent la mort du malade. * Le
médecin ne doit d'ailleurs dans aucune circonstance où
la nature tend d'elle-même à la guérison d'une maladie,
entraver sa marche, ni chercher à la devancer ; elle est
toujours régulière cette nature, toujours sage, bien que
nous y trouvions de l'irrégularité, et que nous ayons

---

* De tous les auteurs qui ont écrit sur ces maladies, aucun ne réunit
plus de mérite et d'érudition que le docteur Raymond, dans son
Traité *des maladies qu'il est dangereux de guérir.*

l'orgueilleuse présomption de vouloir la conduire ; présomption dont elle se venge sur la pauvre humanité, qui, toujours trop confiante aux oracles de la médecine, reste sourde à la voix de cette mère bienfaisante.

Les indications thérapeutiques, sur lesquelles j'ai donné quelques préceptes, éprouvent des modifications nombreuses, dont le médecin doit tenir compte dans la méthode de traitement qu'il adopte : tel est le genre de maladie elle-même, aiguë, ou chronique, bien que cette distinction soit souvent illusoire. Le type rémittent et intermittent, si nécessaire à observer dans les fièvres pernicieuses ; l'état des forces (indication vitale), si essentiel pour contre-balancer la maladie : sa longueur, sa gravité avec les ressources du sujet malade ; les diverses périodes qui rendent le traitement si différent et quelquefois tout opposé ; le siége de la maladie sur les différentes parties du même tissu et du même organe ; la complication des maladies entre elles ; enfin l'âge, le sexe, la constitution, la sensibilité, les passions, les appétits, le climat, la manière de vivre, etc., etc., fournissent autant d'indications simples ou composées, qui modifient, changent le traitement, indiquent sa continuation ou forcent à le suspendre ou à le supprimer. La médecine, considérée ainsi, est sans doute la science la plus difficile, et celle qui demande le plus d'analyse et le tact le plus exercé.

Aux moyens thérapeutiques qui répondent aux indications, aux médicamens choisis pour le traitement des maladies, le médecin doit réunir tous les moyens de l'hygiène : l'air, le régime, l'abstinence, l'exercice, les vêtemens, le choix de l'habitation, celui du genre de travail, d'études, de plaisirs, etc., etc. Ces moyens généraux ou hygiéniques, sont très-nombreux ; ils appartiennent aux actes mêmes de la vie , les plus fréquemment répétés : dans un grand nombre de circonstances, ils suffisent pour amener la guérison , et ce sont les médicamens les plus sûrs , les plus agréables , et sur l'efficacité desquels on doit avoir le moins de doutes *.

J'ai dit que la thérapeutique a pour objet essentiel la guérison des maladies ; mais la connaissance de ces maladies appartient à la *pathologie* : il est donc essentiel que cette dernière science précède l'autre, et que dans toutes les circonstances, elles marchent ensemble. La thérapeutique reçoit ses principales lumières de la pathologie ; si elle n'en est pas éclairée, elle n'est plus qu'une science de tâtonnement , qu'un véritable empyrisme.

On définit le médicament une subtance qui , mise en rapport avec nos organes, change l'état actuel de leurs propriétés vitales et de leurs fonctions. Le but de ce changement devrait être constamment de les ramener à cet état d'intégrité et d'équilibre d'où dépend la santé ** ; mais si le médecin n'atteint pas toujours ce

---

* Beaucoup de malades guérissent sans le secours du médecin mais n'est-il pas possible que , sans l'avoir appelé , ils soient tombés dans les bras de la médecine , et qu'ils aient réussi, sans connaître cependant ce que la médecine approuve ou rejette , à faire les remèdes que des médecins instruits leur eussent indiqués. En effet, ils se sont guéris en mangeant beaucoup ou en ne mangeant point , en buvant ou en s'abstenant de boire, en se baignant ou en ne se baignant pas , par le travail ou par le repos , par les veilles ou par le sommeil ; et parce qu'ils ont été soulagés, il faut qu'ils conviennent que la médecine existe dans ce qu'ils ont fait pour obtenir ce soulagement.—HIP. de l'art, chap. VI.

** *Médicamentum est corpus quod corpori nostro viventi applicatum, statum ejus morbosum solvit* — BOERRHAAVE. — *Difficile admodùm*

but, la substance qui a produit une action même contraire à celle que l'on désirait, n'en mérite pas moins le nom de médicament : il n'entre pas non plus pour condition essentielle dans sa nature, qu'il soit *réfractaire* à l'action assimilatrice de nos organes, et qu'il y produise toujours du trouble. Le vin, l'alkool, ne sont-ils pas des médicamens énergiques ? et loin d'être réfractaires à l'action des organes digestifs, ils en accroissent au contraire la force digérante. Cette vertu corroborante n'est-elle pas le but principal de la médication des toniques et des amers ? ne connaissons-nous pas d'ailleurs un grand nombre d'autres substances regardées comme médicamens, et qui, mises en rapport avec nos organes, sont altérées par eux, et s'y assimilent sans produire aucun trouble ? la manne, la casse, et la plupart des purgatifs doux, sont digérés complétement par des estomacs robustes, et leur principe irritant entièrement neutralisé.

Une substance alimentaire, de quelque nature qu'elle soit, peut, au contraire, devenir réfractaire à l'action d'organes affaiblis ou trop irritables, produire le trouble et les accidens les plus graves : telle est, en effet, la cause de ces indigestions si fréquentes et si funestes chez les personnes intempérantes.

A ces faits d'une observation journalière, ne pourrait-on pas réunir ce qui a rapport aux goûts et aux appétits de certaines espèces d'animaux qui dévorent impunément des poisons, qui s'en nourrissent exclusivement, tels que le porc, la chèvre, la chenille, du

---

exactam medicamentorum definitionem tradere ; generatim tamen, hoc nomine veniunt ea omnia quæ corporis viventis inordinatum statum : utant, ac in sanitatis limites restituunt. — BALDIS.

tithymale ? tant les êtres ou les organes sont modifiés par cette sensibilité qui préside sans cesse à leurs fonctions, soit dans le choix des substances alimentaires, soit dans leur assimilation!

Quelle est donc la véritable séparation des alimens et des médicamens, quand leurs différences essentielles n'offrent, ainsi que nous venons de le démontrer, que des différences relatives ? Ne nous est-il pas permis d'appliquer anx poisons mêmes la définition que nous avons donnée du médicament ? nos remèdes les plus héroïques ne sont-ils pas tirés de cette classe ? Ceux mêmes qui ne sont pas réputés poisons, ne peuvent-ils pas le devenir, lorsqu'ils sont prescrits à grande dose ? l'émétique, l'opium, le sublimé, quelques amers, certains purgatifs ne sont-ils pas relativement à ces doses, ou à la sensibilité individuelle, tout à la fois des remèdes efficaces ou de violens poisons ?

L'action des médicamens sur l'économie dépend de l'application de leurs molécules sur les tissus, de leur transport au sein de tous les organes, et d'une espèce de combinaison de leurs principes avec nos tissus ou nos humeurs : cette action moléculaire détermine une réaction vitale, et cette lutte donne lieu à tous les phénomènes sensibles de la médication ; mais cette force est invariable dans chaque médicament, et suscite toujours le même genre d'impression. Quelle est donc cette force agissante ? est-elle de nature solide, ou tellement fluide, qu'elle ne puisse être perçue par les sens ? une matière saline, acide, alkaline, vaporeuse, éthérée ? Jusqu'à présent tous les efforts ont été vains pour découvrir l'essence intime de cette force virtuelle, et je crois qu'une connaissance de cette nature restera toujours hors des bornes de notre intelligence.

Dans toutes les maladies , il y a altération des propriétés vitales ; ces propriétés sont exaltées ou affaiblies : ces deux états entre lesquels on peut ranger tous les états intermédiaires , sont également éloignés de celui qui constitue la santé , qui est, pour ainsi dire , la moyenne proportionnelle entre ces deux extrêmes. C'est vers cette moyenne que doit être dirigée toute l'attention du médecin : la nature y tend par tous ses efforts ; le médecin doit la laisser agir, et l'aider s'ils sont insuffisans. C'est à la prévoyance de cette nature sage et conservatrice qu'il doit s'en rapporter , plutôt qu'à ses moyens thérapeutiques : l'art de s'en abstenir est bien plus difficile que l'art de les employer.

Les solides sont le siége principal de l'action des médicamens : en effet, c'est dans les solides que résident les propriétés vitales , ainsi que les phénomènes morbifiques : c'est donc sur eux qu'agissent les médicamens. Mais les fluides, loin de jouer un rôle passif dans cette action, sont la cause première des modifications que les médicamens impriment aux solides : l'action des solides en santé est même inséparable de celle des fluides : pour que le cœur se contracte , que le système capillaire se reserre, il faut que le sang y aborde. Les fluides sont-ils doués de toutes les qualités qui les caractérisent dans l'état sain ? ils ne produisent alors qu'une excitation naturelle. Sont — ils altérés ? ils deviennent des excitans contre l'ordre ordinaire , déterminent des réactions irrégulières , les fonctions sont troublées, les maladies surviennent : et n'emportent-ils pas d'ailleurs au sein de l'économie vivante les germes funestes ? C'est le sang qui, charriant, avec ses molécules constituantes, des molécules étrangères , va exciter tous les organes , porte sur eux les principes âcres et spiritueux des ali-

mens et des boissons qui produisent ces différentes excitations, ces troubles si fréquens à la suite des repas, et
qu'accompagnent souvent le dégoût et l'ivresse.

Certes, les fluides ne sont point des parties de l'organisme entièrement inertes et passives ; ils sont, comme
les solides, pleins de vie, et deviennent, comme ces
derniers, la proie de la putréfaction, dès que le principe vital les a abandonnés. Le sang surtout, ce fluide
si important pour l'entretien de la vie, participe tellement de cette faculté, qu'il est sensible à presque tous
les genres d'excitation ; il en fait participer les solides
qu'il arrose ; augmente, diminue ou pervertit leur
action, selon que les principes dont il est imprégné,
sont excitans, atoniques, ou narcotiques. C'est donc
avec raison que le célèbre BORDEU a donné à ce fluide
le nom de *chair coulante.*

C'est aux absorbans qu'il faut attribuer la faculté de
transporter, sur tous les organes de l'économie, les
molécules médicamenteuses dont l'application ne peut
se faire immédiatement. Cette application est immédiate
sur toute la surface de la peau, sur celle de la bouche,
de l'œsophage, de l'estomac et même des intestins :
elle se fait également à la surface des fosses nazales
et du conduit auditif externe, de la cornée, de l'urèthre,
du vagin, et de la matrice, etc., enfin à la surface des
bronches et des poumons sous forme vaporeuse.

D'autres parties ne reçoivent cette application immédiate, que quand elles ont été préalablement mises à
découvert par une solution de continuité, ou par une
plaie accidentelle : c'est ce qui a lieu dans le pansement
d'un vésicatoire, d'un phlegmon, d'une blessure, dans
l'injection de la membrane séreuse des bourses, après

l'opération de l'hydrocèle. Les médicamens appliqués sur toutes ces différentes surfaces, y manifestent leur action d'une manière plus ou moins sensible : ce n'est cependant que sur l'estomac et sur les intestins qu'ils se trouvent dans les conditions les plus propres au développement de leurs vertus.

Les médicamens sont transportés dans toutes les parties du corps par les mêmes voies absorbantes qui transportent la lymphe, et le chyme des alimens : l'estomac, les intestins, et toutes les surfaces muqueuses sont garnis de suçoirs ou pores qui, mis en contact avec une substance médicamenteuse liquide, l'absorbent plus ou moins promptement, plus ou moins complétement selon sa nature douce, huileuse, mucilagineuse, sucrée, acide, âcre, caustique ; mais sans qu'aucune de ces qualités soit un obstacle à cette absorbtion. Les pores absorbans sont, comme l'estomac et les intestins, doués d'une sensibilité qui se prête à toute espèce de sensations produites graduellement, et qui en prend tellement l'habitude qu'elles lui deviennent toutes indifférentes. Les molécules médicamenteuses, une fois introduites dans les voies de la circulation, sont transportées et pénètrent partout ; le sang les entraîne dans son cours et se débarrasse de leur superflu dans les émonctoires placés sur les différens points de l'économie : on les retrouve dans l'urine, dans le liquide de la transpiration pulmonaire et cutanée, dans la salive, dans le lait, et jusque dans le sperme qu'ils imprègnent de leur odeur, de leur saveur ou de leurs parties colorantes. Ainsi donc rien ne prouverait mieux que ces faits, d'une observation journalière et facile, le transport des molécules médicamenteuses dans la masse du sang, si l'on pouvait garder encore le moindre doute sur un phénomène physiologique d'une aussi grande évidence *.

Il serait sans doute bien utile que le médicament pût toujours être appliqué immédiatement sur la partie ou sur l'organe malade ; mais cela n'est possible que pour ceux qui sont à découvert , ou qui font partie des voies digestives. L'application pour les organes plus cachés, ne peut être immédiate ; elle est par conséquent beaucoup moins certaine : par exemple , rien de médicamenteux ne peut pénétrer dans la poitrine ; il n'y a pas de médicament pectoral d'une manière immédiate **. Les médicamens pectoraux , liquides ou solides, n'agissent sur cet organe que relativement à leur action générale : ainsi les médicamens béchiques, de quelque nature qu'ils soient , adoucissans , huileux, toniques , astringens, ont les mêmes vertus pour tous les organes, si l'on ne veut point admettre d'ailleurs de médicamens spécifiques ***.

Dans ces circonstances , il faut agir médiatement au moyen des organes contigus , ou de ceux qui sympathisent avec l'organe malade , ou sur celui dont l'action et la vitalité exercent sur cet organe une grande influence****.

---

* MAGENDIE , Précis de Physiologie, tom. II.

** Voyez une brochure de M. le docteur Mérat , intitulée : Réflexions sur les médicamens, où l'on trouve , sur ce sujet, des choses fort intéressantes.

*** Les spécifiques sont relatifs ; il n'y en a point d'absolus. L'idée d'un spécifique ne pourra jamais s'allier avec l'idée d'une maladie qui présente des formes et des complications diverses.— Voyez l'histoire du quinquina.

**** On peut agir sur un organe : 1°. directement; 2°. par contiguïté; 5°. par sympathie; 4°. par absorbtion ; 5°. par subordination d'or-

Toutes les fois qu'un médicament est introduit au sein de nos organes , ou appliqué à leur surface , il y cause plus ou moins de trouble ou d'altération. On a donné à ce phénomène le nom de *médication*. La médication suit l'application du remède , comme l'effet suit la cause : mais cet effet n'est pas toujours sensible ; aucun trouble , aucun phénomène de médication , n'accompagne l'action d'un certain nombre de médicamens , dont l'action médicamenteuse ne se manifestant par aucuns signes sensibles, n'en a pas cependant moins lieu , comme le prouve la cessation des symptômes morbifiques. Telle est la manière d'agir très-obscure des délayans , des rafraîchissans, des émolliens , des toniques , des fébrifuges et de tous ces remèdes compris dans quelques traités de matière médicale , sous le nom de moyens généraux ou d'*altérans* ; médicamens dont le médecin tire cependant un très-grand parti dans le traitement des maladies.

Veut-on un exemple où la médication se manifeste par les signes les plus évidens ? que l'on introduise dans l'estomac un verre d'eau émétisée : cet organe excité par cette substance se dispose aussitôt à la rejeter ; cet acte, purement vital que l'on nomme vomissement, est accompagné de signes fort sensibles de la médication , tels que le malaise , le dégoût , l'amertume de la bouche , la salivation, la cardialgie, l'anxiété , des vertiges , des spasmes , enfin cette secousse presque convulsive qui accompagne l'acte même du vomissement , et à la-

gane ; 6°. par suite d'action générale ; 7°. par révulsion. Traité de matière médicale de Swilgué. — Dans les généralités sur les cautérisans , et dans d'autres endroits de ce Cours, j'ai traité avec quelqu'étendue de ces différentes applications.

quelle semblent participer tous les organes de la vie animale et organique.

Les médications modifient les propriétés vitales, animales ou organiques; elles influent sur toutes les fonctions de l'économie, ou sur une seule de ces fonctions : elles affectent tous nos organes, ou un seul des tissus qui entrent dans leur composition. Leur action se manifeste plus ou moins promptement ; elle a plus ou moins de durée, produit plus ou moins de trouble ou de changemens, s'étend plus ou moins loin. Ces nombreuses modifications dépendent autant de la constitution, de la sensibilité individuelle, que de la vertu du médicament, de son énergie, de ses doses, de son application, de l'état actuel des propriétés vitales, de l'habitude, etc., etc. Les médications exigent plus ou moins d'attention selon la maladie, selon l'organe, selon l'état individuel, selon l'énergie ou la dose du médicament, selon l'effet direct ou secondaire, local ou général *.

---

* Quand un médicament n'agit que sur un seul tissu ou sur un seul organe, il produit une médication locale; quand il produit des phénomènes qui se manifestent en même-temps sur tous les points du corps, la médication est générale. Une cuillerée d'infusion amère ne produit son impression médicamenteuse que sur l'estomac, et ne produit sur les organes éloignés que des effets trop peu importans pour mériter l'attention du médecin. C'est ainsi qu'un collyre agit sur l'œil d'une manière locale; une injection tonique astringente, sur l'urèthre. Ces médications plus étendues rentreront dans la classe des médications générales, et presque toutes peuvent être ramenées à ce genre de médications. Je n'en excepte pas même les médications spéciales, ou celles que l'on dit être provoquées par un agent spécial. Je ne connais pas de médicament dont les effets soient bornés à un seul organe ; mais je sais que les organes de l'économie répondent d'une manière différente à la médication de la même substance; que

On est toujours parti de la considération de l'homme
malade, pour rendre raison de l'action ou de la vertu
des médicamens ; mais cette action sur des organes
malades ou sains, est toujours la même, et ce sont
leurs diverses altérations qui la modifient. Est-il
nécessaire que l'estomac soit rempli de saburre pour
être sensible à l'action de l'émétique ? les purgatifs
n'agissent ils pas sur les intestins, indépendamment des
humeurs ? les amers, les toniques n'augmentent-ils pas
la force, l'énergie, le ton des organes, sans qu'ils aient
été préalablement affaiblis ?

A la vérité, c'est au milieu des maladies qui affligent
l'humanité, que les premiers essais des médicamens ont
été tentés, et que leurs propriétés ont été découvertes ;
mais ces maladies sont-elles, à cette action, une condition nécessaire, indispensable ?

L'opium ne provoque-t-il pas le sommeil ? le mercure une salivation aussi abondante sur l'homme sain
que sur l'homme malade ; l'état de santé et de vigueur
n'est-il pas souvent une condition essentielle de cette
action plus énergique et plus constante des médicamens :
car c'est sur les organes, ou sur leurs propriétés organiques que le médicament agit, et non sur des humeurs ;
leur évacuation n'est qu'un effet médiat ou secondaire :
et quel autre rapport existe-t-il entre la bile et les émétiques, la salive et les sialagogues, la sueur et les diaphorétiques, le sang menstruel et les emménagogues, la fièvre et

la conjonctive est plus sensible que la membrane olfactive à la partie
volatile de l'oignon ou de l'ail ; que l'huile de thérébentine agit
différemment sur les reins que sur l'estomac, les préparations mercurielles différemment sur les vaisseaux et les glandes lymphatiques
que sur les autres vaisseaux.

les fébrifuges ? Il est pourtant certain que la puissance médicatrice se manifeste plus sensiblement sur des organes sains, que sur des organes malades, quand la nature, par un mouvement de réaction vitale, favorise l'action du médicament. L'émétique provoque plus promptement la contractibilité de l'estomac irrité par la bile et disposé au vomissement; la médication des toniques est plus prompte et plus évidente quand les forces sont abattues; les antispasmodiques agissent à peine sur l'homme sain et robuste.

L'étude de la médication est, pour le médecin, de la plus grande importance : comment se rendrait-il compte des effets de cette médication, et pourrait-il les distinguer des changemens qui surviennent dans le cours des maladies? Et combien cette confusion ne serait-elle pas préjudiciable ? ne dénoterait-elle pas d'ailleurs l'ignorance des faits les plus essentiels à connaître dans la pratique ?

Les médications varient pour chaque organe, et selon l'espèce de médicament : elles diffèrent beaucoup dans des organes semblables, quand elles sont provoquées par des médicamens différens ; elles se ressemblent dans des organes différens, quand elles sont provoquées par le même médicament mis en rapport avec des tissus semblables. Leurs changemens dans les phénomènes, produits par les doses plus ou moins fortes, ne sont qu'un enchaînement de conséquences qu'il est presque toujours facile de ramener au premier principe d'une action uniforme, produite par les mêmes doses et dans des circonstances individuelles toutes semblables.

Le médecin doit étudier avec soin la nature des évacuations provoquées par la médication, celle de l'urine, des sueurs, des selles. Les anciens praticiens ne prononçaient sur l'action ou les bons effets du

remède, que par la quantité de matières évacuées ;
comme si les secousses , les oscillations , tous les
phénomènes enfin qui résultent de l'action des médicamens, ne devaient pas être regardés comme signes
essentiels de leurs médications.

La plupart des effets des médicamens nous sont
connus, lorsque nous ignorons encore entièrement
leur manière d'agir immédiate , ou comment ils se
comportent pour produire leur action médicamenteuse
sur les tissus. Cette partie, ou ces élémens de la médication , sont liés à la connaissance de la nature intime
des tissus et à celle des médicamens : l'espèce de
lutte qui s'établit entre eux , tient à l'action moléculaire des premiers, et au mode de sensibilité des seconds.
La chimie et l'anatomie ne vont pas jusque là : c'est-là
que l'expérience fait place à la théorie ou aux hypothèses ; c'est à ces causes finales que commence la mé-
taphysique de notre art.

QUALITÉS DES MÉDICAMENS.

Les principes qui constituent les médicamens, ont une
vertu agissante sur le corps ; soit qu'on les applique
intérieurement, ou extérieurement. Le hasard , l'expérience et l'analyse ont découvert ces principes actifs :
l'odeur, la saveur, les couleurs en sont presque toujours
des indicateurs certains. Les moyens que l'on emploie
le plus communément pour connaître ces vertus, sont ;
1°. les qualités sensibles ; 2°. l'affinité naturelle ;
3°. l'examen chimique ; 4°. l'expérience.

DES QUALITÉS SENSIBLES.

Les botanistes ont essayé de déterminer les vertus des plantes par les caractères de leurs couleurs, de leurs odeurs et de leurs saveurs. Linnée a fait remarquer le premier que ces caractères sont très-souvent l'indice de leurs qualités dominantes. Mais cette méthode d'investigation n'est qu'approximative, et ne peut s'appliquer généralement : je vais faire l'examen de chacune de ces qualités et faire connaître leurs valeurs respectives.

Cullen établit comme une règle générale que les substances qui n'affectent que faiblement, ou qui n'affectent pas sensiblement le goût et l'odorat, peuvent être considérées comme dépourvues d'action et comme inutiles. Cette règle, qui peut s'appliquer aux substances minérales, que leur dureté rend tout-à-fait refractaires à l'action de nos organes, telles que les métaux non oxydés, ne peut convenir aux substances végétales ou animales : il n'y en a pas une de celles - ci qui ne manifeste quelque action sur notre économie ; pas une d'ailleurs qui n'ait quelque odeur ou quelque saveur, et qui ne puisse être employée utilement ; pas une enfin qui ne possède quelques propriétés médicinales , indépendantes de ses qualités sensibles. Mais , sans parler des végétaux qui n'ont jamais fait partie de la matière médicale, n'en existe-t-il pas un grand nombre d'usuels , dont les propriétés sont avouées par l'expérience, et qui ne sont que très-faiblement sapides et odorans. Quoi de plus insipide , de plus inodore que les mauves , que les chenopodées, que le chiendent, la pariétaire et la plupart des médicamens appelés diurétiques ; que la consoude si utilement employée dans les hémorrhagies actives ; que les gommes, que les mucilages, etc., qui ne doivent leurs vertus adoucissantes qu'à l'absence de ces qualités sensibles ; et parmi les substances minérales et inorganiques, l'eau qui réunit en elle seule presque toutes les vertus des autres médicamens, le feu, etc., etc. ? J'ai une déférence bien respectueuse pour les opinions de Cullen ; mais je respecte la vérité avant tout.

DE LA COULEUR.

La couleur est le moins constant des caractères propres à faire soupçonner ou reconnaître les vertus des végétaux, et par conséquent celui sur lequel on doit compter le moins. Linnée y attachait si peu d'importance, qu'il ne voulut jamais en faire un caractère de classification *. Que de modifications lui font en effet subir les variétés d'exposition, de climat, de culture, et toutes les causes qui apportent quelques changemens dans la manière d'être des végétaux. Une chose bien remarquable, c'est que la différence de la couleur des fleurs dans le même genre ou dans la même espèce de plantes, produit les mêmes différences dans les qualités : les œillets blancs sont moins astringens que les œillets rouges ; la violette blanche, moins expectorante que la violette bleue ; les fruits bien colorés sont plus savoureux que les fruits pâles, les fleurs plus odorantes, etc.

La couleur des plantes varie dans les divers organes ; ordinairement brune dans les racines, verte dans les tiges et les feuilles, elle offre dans les fleurs et dans les fruits toutes les nuances : ce sont principalement ces par-

---

* *Color in eâdem specie mirè ludit ; hinc in differentiâ nihil valet.* Philos. bot.

ties dont la couleur devient quelquefois un caractère important pour le botaniste.

Le *Rouge* indique la présence des acides * : c'est aussi la couleur des baies, des drupes acides et de la plupart des fruits d'été, tels que les groseilles, les frambroises, les mûres, les cerises, les sorbes, l'épine-vinette, les pommes acides. Ce principe existe dans les feuilles d'un grand nombre d'arbres qui donnent des fruits acides ou acerbes ; comme le chêne, le hêtre, le cerisier. Cette couleur existe dans ces organes à l'époque de leur épanouissement, et passe, en automne, des rameaux dans les feuilles, peu de temps avant leur chute ; comme on le remarque dans la vigne et le cornouiller sanguin, les oxalis, le bec-de-grue, le cerisier et la plupart des arbres rosacées.

Il est rare que cette couleur existe sans ce principe : cependant cette exception a lieu pour les oranges **, les citrons, les groseilles blanches, qui ne sont qu'une variété des groseilles rouges. Je crois devoir faire observer que la couleur rouge est toujours ou presque toujours étrangère aux fruits vénéneux ; que les fruits des plantes vénéneuses n'ont aucune qualité nuisible, quand ils contiennent quelque acide ; ce que l'on peut remarquer dans la tomate (*solanum lycopersicum*), la mélongène (*solanum melongena*), l'alkekenge (*physalis alkekengi*) : les acides sont les antidotes les plus certains des poisons végétaux, narcotiques et stupéfians.

---

* *Color pallidus insipidum, viridis crudum, luteus amarum, rubus acidum, albus dulce, niger ingratum indicat.* Philos. bot.

** Ce sont les péricarpes ou les enveloppes des fruits acides qui sont ordinairement colorés ; l'écorce de l'orange ou des citrons ne renferme que des principes amers et aromatiques.

La couleur acide est due à l'oxigène. La surabondance de ce principe change en rouge les couleurs
bleues végétales : cette mutation est commune dans
les fleurs des borraginées, des dauphins, des polygala
qui présentent souvent sur la même tige des fleurs
bleues et des fleurs rouges.

Le principe acide, réuni au principe amer et astringent, présente une couleur mixte, rouge-brune dans
les écorces du quinquina, du chêne, du maronnier, du
saule, dans le bois de santal, dans les racines de la bistorte, de la tormentille, des rubiacées, et dans les extraits astringens de l'acacia, du cachou, de l'hypociste,
du kino, etc., etc.

La couleur *verte*, si répandue dans les végétaux, indique particulièrement dans les fruits la présence d'un
principe acerbe, astringent : elle est la couleur d'un
grand nombre de fruits, et de tous les fruits icosandriques sans exception, avant l'époque de leur maturité.
Le principe acerbe, modifié par l'acte de la végétation,
se change en principe acide et en principe sucré ; alors
la couleur verte perd sa teinte primitive, et devient
rouge. La couleur verte est en général celle des feuilles ;
le principe astringent abonde dans ces organes, au
moins dans les feuilles de la plupart des végétaux ligneux, dans celles du chêne, du hêtre, de l'épine-vinette, des quinquinas : il y est toujours mêlé de quelque
acide, quand ces organes sortent de leurs bourgeons, et
qu'ils commencent à se développer : leur teinte rougeâtre indique la présence de ce principe.

La couleur *jaune* n'est pas, à beaucoup près, l'indice constant de l'amertume ; car il y a un grand nombre de parties ou d'organes dans les végétaux qui ont
cette couleur, et qui sont fades ou caustiques, doux ou

sucrés, et qui n'ont d'ailleurs aucune amertume. Combien de racines, de fleurs, de fruits jaunes qui ne manifestent point au goût de saveur amère ! Mais l'amertume est constamment l'indice de cette couleur, soit dans le règne végétal, soit dans le règne animal. Pendant la vie ou après la mort, toutes les plantes amères jaunissent dans l'herbier après leur dessication, quelque précaution qu'on prenne d'ailleurs pour prévenir cette altération.

Les racines du colombo, des gentianes, des rhubarbes, l'écorce des angustures, des simaruba et des quinquinas, le bois de Lopez, les feuilles des gentianes, du trèfle d'eau, du chardon-bénit, ont une couleur jaune ; les fruits de l'élaterium, de la coloquinte sont en même temps jaunes et amers, tandis que le melon, la citrouille, le concombre, espèces du même genre, sont doux et sucrés *. La bile contient le picromel, principe jaune, qui est doué d'une amertume insupportable ; enfin les végétaux aromatiques, à fleurs jaunes, tels que les corymbifères, ont presque tous de l'amertume : cette saveur est souvent masquée par leur arome ; mais elle est bien sensible, quand ce dernier principe est dissipé par la chaleur. Les écorces de l'orange et du citron sont amères et aromatiques en même temps. Le suc propre des chicoracées est aussi très-amer ; sa couleur blanche et laiteuse devient jaune, quand il est exposé à l'air. Cette couleur indique aussi l'amertume réunie à d'autres principes : quelques poisons de la famille des ombellifères contiennent un suc jaune, âcre, corrosif et vénéneux. La gomme-gutte et la coloquinte purgent

---

* En s'altérant, ces fruits deviennent amers et purgatifs.

avec violence ; les carottes et les melons contiennent un principe sucré sans amertume, etc. Il y aurait beaucoup d'autres faits à ajouter ici ; mais ce n'est pas le lieu d'en parler avec plus d'étendue.

La couleur *blanche* et la couleur pâle sont presque toujours, dans les plantes ou les parties des plantes, l'indice de l'insipidité. Il faut entendre ici par couleur pâle tout ce qui est faiblement coloré, ou ce qui n'est que la nuance faible d'une autre couleur. Le blanc, le vert-pâle, le rouge-pâle sont les couleurs des plantes fades, des plantes annuelles, de celles qui croissent à l'ombre, des fruits insipides et aqueux, des liliacées, des arroches, des asparagées, des fleurs du printemps. Cette couleur n'est jamais l'indice d'aucune vertu énergique.

Les corolles des plantes vénéneuses ont ordinairement une couleur bleue, comme on le voit dans les aconits, les dauphins, les clématites, la nielle (*nigella*). Cette couleur prend une teinte bleuâtre, glauque, obscure, mélangée, dans les tiges, dans les feuilles, et même dans les fleurs des pavots, des jusquiames, des morelles, des nerpruns, de la cynoglosse, des ellébores, des ombellifères : plusieurs de ces plantes ont leurs tiges et leurs feuilles tachetées de brun et noir. (*Conium maculatum, arum maculatum et dracunculus, lactucæ.*) Ce caractère est plus constamment dans les fruits l'indice d'une qualité vénéneuse, comme on le remarque dans ceux des atropa, des actea, des menispermes, de quelques cerisiers, dont l'amande contient un principe amer et vénéneux.

La couleur *noire* est l'indice du principe nauséeux, âcre, malfaisant, délétère, stupéfiant, et ne s'observe guère que dans les racines et dans les fruits de quelques végétaux. Cette couleur, par ses diverses nuances, décèle fréquemment dans les végétaux un principe vénéneux : cependant elle est propre à quelques plantes innocentes; telles que les racines des salsifix, de la consoude, les graines du sarrazin, etc. Le noir est une couleur triste, dont la nature mélange la teinte avec le feuillage des plantes vénéneuses; comme si elle eût voulu nous avertir par-là de leur caractère malfaisant. En effet, ces végétaux ont un aspect sinistre; d'ailleurs, leur odeur nauséabonde et repoussante, les lieux humides et malsains où ils croissent, inspirent de la méfiance, non-seulement à l'homme, mais encore aux animaux.

DE L'ODEUR.

L'odeur et la saveur des substances organiques et inorganiques sont quelquefois d'excellens caractères pour en reconnaître les propriétés : mais ceux qui veulent augurer des vertus de ces substances par ces seules qualités sensibles, sont exposés à des erreurs continuelles ; 1°. parce qu'il est très-difficile de donner une définition exacte d'un caractère physique qui ne peut être comparé à rien de matériel ; 2°. parce que les odeurs et les saveurs varient dans chaque espèce de substance, et que des nuances infinies les séparent. Quelle différence entre l'amer de la gentiane et celui de la picrotoxine, entre la saveur aromatique du calamus et celle de la canelle, l'odeur suave de la rose et celle du jasmin? Ces nuances doivent faire penser que les végétaux ou les substances auxquelles appartiennent ces odeurs, ne sont pas doués de vertus parfaitement identiques : cependant, nous n'avons pas de terme pour exprimer ces nuances, et jusqu'à présent on a rangé sous les titres généraux de suave, d'aromatique, de fétide, d'amer, d'âcre, des odeurs et des saveurs souvent bien différentes. 3°. On n'est pas toujours d'accord sur les caractères propres aux odeurs et aux saveurs, parce qu'on en est différemment affecté. Agréable pour les uns, désagréable pour les autres, la même odeur plaît ou déplaît selon le goût, les dispositions, la sensibilité individuelle. Il y a des personnes qui se plaisent à savourer les substances amères, d'autres qui aiment les odeurs fétides, d'autres enfin qui ne peuvent pas respirer, sans être incommodées, les odeurs suaves et aromatiques: or, à combien d'erreurs peuvent conduire des jugemens si variés sur une qualité uniforme et invariable en elle-même ? aussi Linnée nous prévient sur le peu de certitude du caractère des odeurs, et sur la juste méfiance des impressions reçues par un sens aussi délicat que l'odorat. *Odor speciem numquam clarè distinguit...... Odores limites determinandas non admittunt, nec definiri possunt; adeòque inter characteres nostros vagos exsulandi, pro notâ characteristicâ.....* Linn. Philos. bot.

C'est donc d'après un examen très-superficiel, et d'après un jugement peu fondé, que quelques auteurs, tels qu'Abercrombie, Floyer, Hoffmann, Bergius, se sont imaginés que la ressemblance de goût et d'odeur dans différentes plantes indiquait assez exactement les mêmes vertus, et qu'ils ont établi sur ce plan un système de matière médicale.

Les principales espèces d'odeurs des substances organiques ou inorganiques employées comme médicamens sont : l'odeur *suave*, l'*aromatique*, l'*acide*, l'*éthérée*, l'*alliacée*, l'*antiscorbutique*, la *stupéfiante*, la *nauséeuse* et l'odeur *fade*.

L'odeur *suave* est douce et gracieuse ; elle plaît le

plus généralement ; elle appartient à la rose , à la violette, au jasmin et à la plupart des fleurs printanières : elle existe rarement dans les autres organes des végétaux , et nullement dans les substances des autres règnes. Les plantes qui manifestent cette odeur sont douées de propriétés calmantes et antispasmodiques , mais à un faible degré.

L'odeur *aromatique* est propre à un grand nombre de substances végétales et à quelques substances animales ; elle est due à la présence d'une huile essentielle plus ou moins volatile, plus ou moins pénétrante. C'est à l'existence de ce principe que ces substances doivent leurs propriétés actives, excitantes et antispasmodiques. L'odeur aromatique est propre à la famille entière des labiées, des laurinées, des citronniers, des drymirrhizées. Il faut rapporter à l'aromatique les odeurs ambrées et musquées des substances des trois règnes que Linnée considérait isolément. L'ambre , le succin , l'*aster-moschatus* , l'*hibiscus abelmosch* , le *geranium moschatum* , et un grand nombre de geranium répandent cette odeur. On peut y rapporter encore les odeurs aromatiques de quelques orchidées *, de quelques chenopédées ** , du millepertuis fétide *** , du castoréum, etc. , et que Linnée a comprises sous le nom d'hircines ou d'odeurs de bouc. L'odeur aromatique accompagne les principes délétères ou vénéneux de la fleur des datura et les principes purgatifs de quelques gommes-résines.

L'odeur *acide* appartient aux fruits , aux parties vertes d'un grand nombre de végétaux, et surtout aux

---

* *Satyrium hircinum.*
** *Chenopodium vulvaria, et olidum.*
*** *Hipericum hircinum.*

substances minérales, liquides ou gazeuses ; car dans l'état solide, les acides n'affectent que le goût : cette odeur est assez uniforme, et n'indique en général qu'une propriété commune et identique.

Lorry, dans sa division des odeurs, fait une classe particulière de l'odeur *éthérée* : il y comprend toutes les odeurs balsamiques, suaves qui laissent sur l'odorat une impression plus ou moins pénétrante, mais toujours agréable, et que nous avons appelée odeur aromatique.

L'odeur des éthers, la seule à laquelle je donne le nom d'éthérée *, en est entièrement distincte ; elle n'appartient d'ailleurs qu'à ces sortes de composés chimiques. Cette odeur est très-expansive, très-pénétrante, qualités qui dépendent de la propriété qu'ont les éthers de se volatiliser à la température ordinaire de l'air environnant.

L'odeur *alliacée* a aussi un caractère très-remarquable, mais elle n'annonce pas des propriétés identiques dans toutes les substances où elle se manifeste : quelque désagréable qu'elle soit, elle n'a dans les plantes aucun caractère malfaisant ; tandis que les vapeurs de l'arsenic et de ses composés sont si funestes. L'odeur alliacée est particulière aux espèces de plusieurs genres de la famille des liliacées, aux aulx, aux poireaux, aux oignons, aux rocamboles, etc. , à quelques plantes crucifères **, à quelques labiées *** : on la

---

* Je me suis servi quelquefois dans le cours de cet ouvrage, de cet adjectif, pour exprimer l'odeur singulièrement suave et volatile de quelques substances végétales.

** *Erysimum alliaria. Thlaspi alliaceum.*

*** *Teucrium scordium.*

retrouve encore dans la matière des secrétions de quelques ombellifères des pays chauds *.

L'odeur *antiscorbutique* est très-pénétrante, très-fugace, et est intimement combinée aux principes actifs et médicamenteux des plantes appelées antiscorbutiques. Cette odeur semble appartenir exclusivement à la famille des crucifères, famille dont les caractères physiques et chimiques des espèces ont d'ailleurs entre eux la plus grande uniformité.

On doit rapporter à ce que Linnée a appelé odeurs *fétides*, *tetra odore ingrato notissima*, les odeurs désagréables, repoussantes et nauséabondes de quelques substances vénéneuses, que Lorry a comprises sous le titre d'odeurs narcotiques ou stupéfiantes. Ces odeurs sont remarquables dans le pavot, l'opium, l'hyèble, l'*anagyris fœtida*, dans les ombellifères vénéneuses et dans la plupart des solanées : c'est aussi dans ces deux dernières familles de végétaux que l'on rencontre les poisons les plus nombreux et les plus narcotiques. Une plante qui a cette odeur est presque constamment vénéneuse, il y a peu d'exceptions ; l'odeur fétide de quelques animaux de la famille des insectes et des reptiles est aussi l'indice d'un principe malfaisant et délétère : elle est encore le caractère de quelques substances minérales et de quelques gaz qui agissent comme poisons, telles que les préparations hydro-sulfureuses et les composés arsénicaux.

Toutes les plantes ne sont pas pourvues d'odeurs sensibles, bien qu'il n'existe point de plantes parfaitement inodores. Il y a pourtant des genres dont toutes les es-

---

* *Assa-fœtida, galbanum, opopanax*, etc., etc.

pèces en ont si peu, qu'on leur a donné le nom de plantes fades, de plantes aqueuses. C'est à l'odeur si peu sensible de ces plantes, que Fourcroy a donné le nom d'*ar me muqueux*. On en trouve un très-grand nombre d'espèces dans la famille des chénopodées, des atriplicées, des borraginées, des mauves. L'énergie médicamenteuse de ces végétaux est assez constamment en rapport avec ces qualités, c'est-à-dire qu'elle est très-peu marquée. Si ces médicamens sont sans vertus, il s'en faut de beaucoup cependant qu'ils soient sans propriétés, puisque c'est à cette absence du principe actif qu'ils doivent celle d'agir comme émolliens, comme adoucissans et comme rafraîchissans *. J'ai fait remarquer combien était peu fondé le jugement de Cullen sur ces végétaux, qu'il regarde comme dépourvus d'action, et par conséquent comme inutiles.

Les substances minérales sont la plupart dépourvues d'odeur : ce caractère n'est, comme celui que donnent les couleurs, d'aucune application pour parvenir à la connaissance de ces médicamens. Il faut cependant remarquer que la plupart des oxides métalliques sont d'autant plus actifs, qu'ils sont plus colorés et que leur saveur est plus prononcée.

Les odeurs et les saveurs existent ou dans la plante entière, ou dans quelques-unes de ses parties organiques. La racine est la seule partie odorante dans les drymirrhizées et dans la plupart des valérianes, l'écorce et les feuilles dans les citronniers ; les fleurs dans la plupart des végétaux de nos climats. Les ombellifères, les labiées et les crucifères sont odorantes dans

* Voyez la classe des *Atoniques*.

leurs organes. L'odeur des substances inorganiques, lorsqu'elle existe, est uniforme dans toutes leurs
parties, formées, comme on sait, de molécules identiques superposées.

Il y a de grands rapports entre la saveur des plantes
et leur odeur. Ces caractères physiques se présentent
dans les végétaux sous une multitude de nuances qui
ont cependant un caractère commun propre à l'espèce.
Il n'y a sans doute qu'une amertume; mais depuis l'a-
mer presque insipide de la véronique et de la laitue,
jusqu'à celui si prononcé des angustures et des quassia, on trouve grand nombre de différences. On peut
en dire autant des saveurs acerbes, acides, âcres ou
caustiques, etc., etc.

DE LA SAVEUR.

La saveur des médicamens sert aussi à en indiquer
la vertu. Le célèbre professeur Cullen met ce caractère
avant celui des couleurs et des odeurs; mais il n'est pas
moins inconstant, ni souvent moins difficile à saisir. Il
y a des saveurs que l'on ne peut comprendre sous aucune dénomination. Il n'y a rien de moins uniforme que
les propriétés des plantes rangées sous le titre de plantes
âcres, amères, nauséabondes, narcotiques; les dernières surtout diffèrent extrêmement par leurs vertus,
et ne peuvent nullement être classées d'après cette
seule qualité sensible.

La saveur *astringente*, si remarquable dans tous les
fruits icosandriques avant leur maturité, indique une
propriété des plus constantes et des plus uniformes.
L'astringence est la saveur la plus franche, la moins
mélangée; elle forme le caractère essentiel d'un grand

nombre d'espèces de végétaux employés soit en médecine, soit dans les arts : cette saveur est aussi particulière à plusieurs substances minérales.

La saveur *acide* a beaucoup d'analogie avec la saveur
astringente. Les acides concentrés sont astringens ; le
principe astringent devient acide à l'époque de la maturité des fruits.

La saveur *amère* est peut-être de toutes la plus facile à déterminer ; mais cette saveur, qui est un caractère commun aux substances toniques végétales et aux
amers proprement dits, appartient encore à un grand
nombre de substances qui diffèrent essentiellement des
toniques et des amers : ainsi elle se retrouve dans les
purgatifs, dans les antispasmodiques, dans les narcotiques et dans un grand nombre de substances vénéneuses ; mais nullement dans les substances atoniques
ou sans action.

La saveur *âcre* et *caustique* est moins une qualité sapide des substances médicamenteuses, qu'un effet de
leur impression irritante sur la langue et sur les organes
du goût. On a rangé sous ce titre un grand nombre de
substances qui ont des qualités bien différentes ; ainsi
sont caractérisées par la saveur âcre, les substances excitantes au premier degré, telles que l'écorce de Winter, le poivre, le capsique, un grand nombre de
feuilles, de fleurs et de fruits aromatiques ; des substances résineuses, émétiques ou purgatives ; les euphorbes, le jalap, la scammonée, les fruits de l'*iatro-
pha curcas* ; enfin les racines et les feuilles du gouet,
arum maculatum, dont la saveur est vive et lanci-
nante. On a compris sous le titre d'*âcres*, les substances
végétales ou minérales qui agissent sur les organes en
altérant leurs tissus, comme sont tous les rubéfians,

les vésicans, les cautérisans et tous les poisons caustiques des trois règnes.

La saveur *salée* n'appartient qu'aux substances minérales et à quelques végétaux maritimes. Cette saveur
est franche dans le sel marin (mur. de soude), mêlée
d'amertume , dans le sel d'Epsom (sulf. de soude),
quelques autres sulfates et dans le muriate de chaux ;
acide , dans quelques sels muriatiques ou tartareux ;
fraîche et pénétrante, dans le nître (nitrate de potasse) : elle annonce toujours la présence d'une substance minérale , purgative ou diurétique.

Les médicamens dont l'action sur l'économie est peu
sensible , et qui ne sont employés que par la propriété
qu'ils ont d'adoucir, de relâcher, de rafraîchir, d'a-
mollir les tissus, ont peu de saveur , et sont pour cela
appelés *insipides*. L'absence de ce caractère de saveur
annonce bien plus constamment le défaut de vertus que
l'absence des odeurs ; la fadeur et l'insipidité sont le
caractère des mucilages , des gommes, des huiles, des
plantes émollientes , des mauves, des tussilages. On
peut y rapporter la saveur *sucrée* ; mais cette saveur
masque quelquefois des principes actifs et vénéneux ,
comme on peut le remarquer dans les fruits du sureau, de la belladone et d'autres solanées.

La saveur *nauséeuse* se confond avec l'odeur nauséeuse : cependant Linnée rapporte cette sensation à
l'odorat seul. Elle appartient aux plantes narcotiques et
à plusieurs médicamens de la section des purgatifs et
des antispasmodiques.

De la combinaison de ces principaux caractères, résultent encore des saveurs mixtes, souvent très-difficiles
à reconnaître.

L'odeur et la saveur des médicamens sont sou-

vent les indices de leurs qualités essentielles; il e
est qui doivent en partie à ces qualités leurs ve
tus. Les médicamens antispasmodiques, excitans
emménagogues, qui renferment constamment des parti
aromatiques, balsamiques et volatiles, paraissent agir su
les nerfs par les seuls principes odorants et sapides. L
principe amer agit beaucoup mieux, quand on le met e
contact avec nos organes sans intermède, sans véhicul
qui masque sa saveur; et c'est une observation de tou
les praticiens que les médicamens de ce genre so
plus toniques lorsqu'ils sont donnés sans mélange; leu
odeur et leur saveur, toutes désagréables qu'elles p
roissent aux malades, entrent pour beaucoup dans leu
qualités médicamenteuses et dans leur médication.

Il est encore d'autres circonstances qui peuve
concourir à l'action des médicamens, telles que l
forme *, la pesanteur, l'état d'aggrégation, la saveur

* Quelques médecins-botanistes ont établi des rapports sympa
thiques entre la forme des organes des plantes et celle des organ
du corps humain, entre leurs sucs et nos humeurs. Ces médecins
auxquels Linnée donne le nom de *medici signatores*, en concluaient
priori de la nature des plantes par leurs formes *phytognomoniques*
que les racines du cyclamen, par exemple, ou de la fumeterre bul
beuse, guérissent les maladies du foie, parce qu'elles ont quelqu
ressemblance avec ce viscère; la pulmonaire de chêne (*lychen pu*
monarius), les maladies du poumon, dont elle imite assez bien l'en
veloppe membraneuse; les racines de la dentaire (*dentaria*)
les maladies des dents et des gencives; les racines scrotiforme
des orchis, l'anaphrodisie; les capillaires, l'alopécie; les racine
scorpioïdes de l'arnica (*arnica scorpioïdes*), la morsure du scor
pion; les tiges tachées de la serpentaire (*arum dracunculus*)
celles des serpens; le suc jaune de la carotte, la jaunisse; les suc
blancs, les maladies laiteuses; les sucs rouges, les maladies d
sang, etc., etc. « *Respondent et plantæ suarum partium similitudi*
« *nibus humanis morbis adeò uno similibus, ut verisimiles conjec*
« *tentur illi morbo posse opitulari, idque oupliciter, vel morbos sim*

l'odeur, la température, la composition chimique, la
nature, et la sensibilité de l'organe sur lequel on agit,
l'application, la durée, etc., etc. Toutes les connaissances relatives à ce sujet, ont été l'objet des recherches
du célèbre chimiste Fourcroy, qui les a développées
avec beaucoup d'étendue dans un ouvrage intitulé :
*Traité sur l'art d'employer et de connaître les médi-
camens.*

DE L'AFFINITÉ NATURELLE.

Il n'existe pas une seule substance sapide qui ne produise quelque effet sur nos organes ; pas une plante, pas

---

« *pliciter figurando, vel earum ægritudinibus, quibus affliguntur, af-*
« *flicto homini posse subvenire. Ad id exequendum sedulâ inspectione*
» *plantarum partes introspiciendæ sunt; radix, truncus, folium, flos,*
« *fructus, et semen, in parilitate aliquâ morbos ostendunt. Exempla*
« *erunt : plantæ vineum succum pressu remittuntur obsoleti coloris;*
» *caput temulentiâ feriunt, œnothera, cyclamines, mandragora; contrà*
« *purpureum succum hilarem fundentes, avertunt, ut rosa, iris, myr-*
« *tus, viola; faciei maculas abolent plantæ maculosæ, arum, dracun-*
« *culus, persicaria, quæ prorsùs maculas referunt; squammosæ,*
« *squammas, ut scabiosa, morsus diaboli, etc. Vulnerariæ sunt per-*
« *foratæ omnes, hypericon, etc... Plantarum humores in alimentum*
« *assumpti, eosdem humores augent; ut pituitosi pituitam; biliosi,*
« *bilem..... Atriplex, cuminum, ammi, liquore flavo livescunt, con-*
« *tinuo esu et usu bilem augent.... Atri plantarum colores, choleram*
« *augent.... Albam pituitam inducunt, eliciuntque albifloræ plantæ.*
« *Quæ sanguineo succo madent, sanguinem purgant, ut rosæ, cen-*
« *taurium. Sic mixti coloris plantæ, mixtos humores tollunt.* »
B. PORTA, *Phytognomonica, lib.* 1.... Il n'y a rien de certain dans
le choix des médicamens fondé sur de pareils rapports : la concordance des formes et des propriétés n'existe que dans l'ensemble de
tous les caractères des familles naturelles, et dans l'ensemble des
propriétés ou vertus correspondantes ; tout le reste est imaginaire et
sans réalité.

un minéral qui n'ait une vertu quelconque, et qui n
puisse être rapportée à quelque qualité déjà connue
car les modes divers de médication sont définis et asse
exactement connus, et probablement il n'en exist
point d'autres, ou bien il faudrait d'autres système
d'organes, d'autres nerfs ou une autre manière de sentir. On trouve bien, dans les végétaux et les minéraux
des toniques, des astringens, des acides, des amers
des émétiques, des purgatifs, des narcotiques, des rubéfians, des cautérisans ; mais après cela on ne trouv
plus rien, plus aucune autre qualité. C'est ainsi que le
sens ne découvrent rien au-delà de leurs perceptions
on pourrait même réduire ces propriétés des médicamens sur nos organes à la faculté de les exciter, et de
diminuer leur excitation, comme on réduit, par la pen-
sée, toutes nos sensations au seul acte du toucher ; mais
ces abstractions philosophiques rendant la classification
des médicamens très-difficile, ne conviennent point au
plan que j'ai suivi dans cet ouvrage. L'analogie botanique
montre que la ressemblance des formes des végétaux
désigne assez constamment une ressemblance de propriétés. On trouve cette affinité dans des genres,
des ordres, des familles entières ; mais elle n'est
jamais plus marquée, ni plus constante que quand
on compare entre eux les organes qui composent les
plantes de ces familles *. Ces analogies donnent lieu de

---

* Les végétaux ne doivent la plupart leurs propriétés qu'à leurs
matériaux immédiats ; et ces matériaux étant distribués par l'acte
même de la végétation dans les mêmes parties, elles sont douées de
propriétés analogues quand elles se ressemblent, quoiqu'appartenant à des familles très-diverses. — DECANDOLLE, Essai sur les
propriétés médicinales des plantes.

présumer que les végétaux, sur la vertu desquels l'expérience n'a rien appris encore, ont les mêmes vertus ou des vertus analogues avec les végétaux du même ordre et qui sont d'un usage habituel. Cette loi de l'analogie est d'une application féconde en histoire naturelle, et une des plus utiles dans la matière médicale. C'est entièrement sur cette loi que sont fondées toutes les recherches des savans, qui tendent à remplacer par des médicamens communs dans nos contrées, des médicamens étrangers ou exotiques, et les médicamens usités, par leurs analogues jusqu'alors inusités *.

« Etendons nos regards au-delà de notre Europe, et
« dans ce moment où de nouveaux centres de civilisa-
« tion se forment de toutes parts, où les deux Améri-
« ques, le Bengale, la Nouvelle-Hollande, offrent des
« colonies européennes devenues maintenant indigènes
« de ces pays lointains ; tentons de prévoir combien
« les médecins et les naturalistes de ces régions pour-
« ront être plus promptement et plus sûrement utiles à
« l'humanité, en se guidant dans leurs recherches sur
« les lois de l'analogie. Ils ont quitté l'Europe, enri-
« chis de nos connaissances sur les propriétés de cer-
« tains végétaux. Arrivés sur une terre nouvelle, qu'au
« lieu de faire des essais au hasard, ils se guident par
« l'analogie ; que les habitans des Indes cherchent dans
« leurs rubiacées un nouveau quinquina, une nouvelle
« garance, un nouvel ipécacuanha, et ils cesseront de
« recourir à l'Amérique et à l'Europe. C'est ainsi que
« les Américains deviendront chaque jour plus indé-

---

* Cours de Botanique médicale comparée, ou Exposé des substances végétales exotiques comparées aux plantes indigènes, par M. le docteur BODARD.

« pendans de l'ancien monde, en employant aux
« mêmes usages que nous des végétaux analogues.
« Leurs chênes leur fournissent le tan ; leurs pins ont
« de la térébenthine comme ceux de l'Europe. S'il est
« un pays où la théorie de l'analogie entre les formes
« et les propriétés peut devenir éminemment utile,
« c'est l'Amérique septentrionale qui, située à la
« même latitude que l'Europe, est peuplée de végétaux
« analogues.

« Mais nous-mêmes pouvons tirer une grande utilité
« de la recherche de médicamens et d'alimens analo-
« gues parmi des végétaux étrangers. Demandons-le à
« ces voyageurs qui, loin de leur patrie, épuisés par
« de longues navigations, retrouvent sur une côte
« étrangère et inconnue des végétaux qui ressemblent
« à ceux de leur pays : c'est ainsi que Forster, retrou-
« vant une crucifère (*lepidium oleraceum*) dans les
« îles de la mer du sud, s'en est servi avec succès
« comme antiscorbutique ; c'est ainsi que Labillardière,
« en reconnaissant une nouvelle espèce de cerfeuil
« dans son voyage autour du monde, procura à tous
« ses compagnons une nourriture saine et agréable. Ces
« applications, qui deviendront tous les jours plus fré-
« quentes si la loi de l'analogie est admise, tendront
« tous les jours aussi à en prouver l'utilité. » (DECAN-
DOLE, ouvrage cité.)

Les médicamens qui ont des propriétés semblables,
appartiennent presque toujours ou à la même famille,
ou à des familles très-analogues. De même, quand une
propriété essentielle domine dans un genre, elle se retrouve dans toutes les espèces de ce genre, à quelques
exceptions près ; ainsi tous les quinquinas sont toniques,
toutes les rosacées astringentes, toutes les labiées exci-

tantes, toutes les violettes émétiques, toutes les euphorbes purgatives, toutes les mauves émollientes, tous les varécs vermifuges. Ainsi, non-seulement des genres, mais des familles entières, participent aux mêmes vertus : il en est dont les individus ont des vertus si semblables, qu'il n'est pas possible d'y trouver d'autre différence que dans le plus ou le moins d'intensité de cette vertu. De ce nombre sont toutes les crucifères et presque toutes les labiées, les graminées, les conifères et les vraies rosacées.

Cette analogie de propriétés est encore frappante dans quelques familles qui se ressemblent par l'organisation ; telles que les personnées et les solanées, les apocynées et les gentianées, les myrtinées, les salicaires et les rosacées. Les analogies naturelles ont été senties, non-seulement par les naturalistes, mais même par les animaux qui ont été conduits par leur seul instinct à choisir parmi ces végétaux divers ceux qui leur conviennent le mieux comme alimens. Ce choix est toujours sûr pour ceux dont l'éducation n'a point perverti l'instinct : il est très-marqué dans le choix des graines, des herbes ou des graminées, par des familles entières d'oiseaux et de quadrupèdes, d'insectes, pour les végétaux qu'ils dévorent exclusivement ; des chiens pour le chiendent, du chat pour la cataire (*nepeta cataria*), le marum (*teucrium marum*) et la valériane, etc., etc. Ces animaux dévorent souvent et se nourrissent des plantes analogues, qui sont du même genre ou de la même famille. Ainsi, les cinips de la rose, du saule, du chêne, attaquent indifféremment toutes les plantes rosacées qui contiennent abondamment le principe astringent et l'acide gallique. Le ver à soie se nourrit de la feuille de tous les mûriers ; les cantharides attaquent les feuilles du frêne, du lilas, des troënes et des oliviers qui appartiennent à la même famille naturelle. Les plantes de la même famille ont aussi servi aux mêmes usages des peuples les plus éloignés. Partout les graines céréales ont été employées comme aliment ; partout les écorces amères des rubiacées et des magnoliers, comme toniques et fébrifuges ; partout les astringens amentacés, pour supprimer les diarrhées rebelles et la dysenterie ; partout les papillionacées et les liserons comme purgatifs. Ainsi , la science est parvenue à ce degré d'analyse, que l'on peut presque affirmer que telle plante, appartenant à telle famille, et ayant telle structure, possède aussi telle propriété alimentaire ou médicinale. Ces analogies marchent toujours ensemble, et pourront toujours être facilement aperçues, quand les groupes seront mieux connus , les rapports de formes et d'organes mieux constatés, en sorte qu'il arrivera probablement que l'analyse botanique indiquera la vertu médicamenteuse, et réciproquement que cette vertu indiquera la famille botanique : et de même qu'une plante étant donnée , on peut trouver sa place dans une classification méthodique ; la même plante étant donnée, on trouvera peut-être aussi sa vertu par le même moyen d'analyse. Cette méthode , en rapprochant les connaissances médicales et botaniques, n'est point seulement une supposition ; je la crois sincèrement praticable, et l'application que j'en fais faire depuis long-temps dans mes cours publics à l'étude des médicamens, me le confirme de plus en plus. Cependant, parmi le grand nombre de faits si exacts et si frappans qui établissent cette loi de l'analogie, il se présente quelques exceptions qui semblent entraver leur coordination. Ainsi, on trouve la ciguë à côté de l'anis, du cerfeuil et de la carotte ; la coloquinte et l'élaterium à côté du melon et de la courge ; l'ivraie parmi les graminées ; le cerisier-amandier parmi les autres espèces de cerisiers ; mais ces anomalies ne sont réellement qu'apparentes, et si l'on veut y faire une sérieuse attention, on verra que ces contradictions rentrent encore dans les lois de l'analogie.

Ainsi, il n'existe pas une plante qui n'ait quelque vertu, et qui ne puisse être rapportée à une des classes de propriétés connues. C'est une belle idée que ce nombre presque infini de végétaux séparés en familles, et réunis par des caractères communs de propriétés. Ce ne sont pas quelques centaines de plantes choisies, ce sont toutes les plantes connues sans aucune exception.

DE L'EXAMEN CHIMIQUE.

La chimie a enrichi la médecine de plusieurs découvertes utiles : elle a fait connaître la nature de composition d'un grand nombre de médicamens : elle a appris à en composer d'analogues ; elle a soumis à des règles invariables les préparations de la pharmacie. Il n'est pas raisonnable le reproche que l'on a fait à cette science, d'avoir rendu peu de services à la médecine : cependant il paraît fondé sous quelques rapports, si l'on considère qu'elle a fait réellement connaître peu de médicamens nouveaux : son seul but étant d'ailleurs de décomposer les substances médicamenteuses, d'en séparer les élémens chimiques, de les isoler des élémens organiques, elle ne peut devenir une science vraiment utile au médecin, qu'en faisant connaître dans quel élément réside la vertu du médi-

cament ; si cet élément est la partie résineuse, gommeuse , huileuse, saline ; mais ces recherches n'ont
pas encore eu tout le succès que semblaient promettre ses grandes découvertes. D'ailleurs, les moyens
employés dans l'analyse altèrent , dénaturent ces
principes , et ne peuvent reproduire un tout semblable et la synthèse parfaite est peut-être aussi impossible que la recomposition organique. Mais si ces
reproches faits à la chimie sont fondés , quels services
aussi cette science n'a-t-elle pas rendus à la médecine,
en faisant découvrir les vrais caractères avec lesquels
on peut reconnaître les médicamens , en indiquant
leurs sophistications, leurs altérations , leurs véritables dissolvans , leurs compositions et leurs préparations pharmaceutiques ; car la pharmacie doit tout
ce qu'elle est aujourd'ui à la chimie , et cet art n'est,
comme je l'ai déjà dit, qu'une application directe de
la chimie à la médecine.

L'analyse chimique, vraiment utile à la médecine, sépare les principes et ne les décompose pas ; elle ne peut
pas même en altérer beaucoup la nature , car en pous-
sant très-loin cette décomposition dans les substances
végétales surtout, on obtiendrait des élémens toujours
identiques et par conséquent doués de propriétés analogues , puisqu'en dernière analyse , les végétaux,
ne donnent constamment que trois ou quatre produits chimiques, de l'oxigène , de l'hydrogène , du
carbone et quelquefois de l'azote. Ainsi les élémens
chimiques , se trouveraient être les mêmes dans tous
les végétaux, et les familles de végétaux très-différentes.

Jamais les principes isolés d'un médicament ne produisent l'effet des principes réunis ou combinés ; jamais
les élémens chimiques du quinquina, administrés sé-

parément, n'ont pu arrêter le paroxysme des fièvres ;
jamais les principes isolés de la manne , du jalap, de
la scammonée, de l'assa-fetida, de l'opium n'ont produit
la médication de ces principes réunis et tels que la nature les a combinés. On sait d'ailleurs que la seule manière d'obtenir tout le succès possible de la vertu d'un
médicament, c'est de le prendre en subtance : ce mode
d'aministration, recommandé par les médecins, de tous
les temps, est confirmé par une expérience journalière. Il y a pourtant quelques exceptions à cette règle,
puisque quelques médicamens contiennent en eux des
principes doués de vertus différentes, et qu'il est absolument nécessaire d'isoler ; et c'est là que la chimie
devient un art vraiment utile et nécessaire. L'o-
pium brut est âcre et narcotique ; il est au contraire
un calmant très-doux, quand on l'a débarrassé de sa
partie résineuse. La rhubarbe n'est plus que tonique ,
quand on a dissipé par la chaleur son principe purgatif : un peu plus ou moins d'oxigène , change entièrement les propriétés de quelques oxydes métalliques.

Un autre réproche fait à la chimie, c'est de n'être
point parvenue , après avoir isolé les élémens chimiques d'un médicament, à former par leur rénnion un
médicament semblable. Une analyse serait parfaite,
si l'on pouvait recréer par la synthèse le médicament
décomposé ; mais quelle que soit la perfection des procédés du chimiste et la délicatesse de ses opérations , il
y a toujours, quand il opère sur des substances végétales, quelques principes qui lui échappent, principes à
la vérité extrêmement fugaces, mais d'où peut dépendre
la vertu médicamenteuse , comme la vie dépend d'un
principe impalpable, incoërcible : nous en avons un
exemple remarquable dans le quinqnina.

DE L'EXPÉRIENCE.

C'est en observant l'action des médicamens sur l'é-
conomie, que l'on peut en connaître les propriétés.
Si le hasard, plus que le raisonnement, a contribué à
ces découvertes, c'est à l'expérience à les constater et
à soumettre l'administration des substances médicamenteuses à des règles positives : mais la médication d'une
substance dépend, pour s'opérer uniformément sur divers sujets, de tant de circonstances semblables ou relatives, qu'il est rare que l'on obtienne exactement les
mêmes résultats, et que l'expérience même ne mette pas
en défaut ceux qu'elle paraît avoir le mieux conduits.
Cette expérience est elle-même le fruit de tant d'observations, et par cela même elle appartient à un si petit
nombre d'hommes, que l'on peut assurer que, de toutes
les parties de notre art, la matière médicale, considérée
sous ce rapport essentiel, est la science la moins avancée.

La connaissance de la maladie et de la nature de la
maladie, ce qui est bien différent, étant le seul guide
du médecin thérapeutiste, comment, sans avoir acquis
cette connaissance précise, peut-il avoir celle des remèdes qui conviennent pour son traitement ? il y a
des maladies qui se ressemblent tellement, que le médecin est souvent trompé, par cette fausse analogie, sur
le choix des médicamens : ces erreurs sont très-ordi-
naires; on les commet tous les jours dans la pratique.

Toutes les opérations de la nature, dans la guérison
des maladies ont été attribuées par les médecins à la
puissance des médicamens : ce raisonnement est d'une
fausse expérience : la nature est tout ou presque tout,
et la médecine n'est rien sans elle ; le médecin ne peut

rien sans invoquer sa puissance médicatrice, et je ne sais pas si l'humanité n'aurait pas autant à gagner de la laisser toujours agir librement, que de vouloir, dans toutes les circonstances, soutenir ou modérer ses efforts*.

On a attribué à beaucoup de substances des propriétés qu'elles n'ont pas, ou des propriétés différentes de celles qu'elles possèdent. On a supposé des vertus à des médicamens inertes et tout-à-fait réfractaires à nos organes, à des amulettes, à des charmes, à des paroles, à des pratiques superstitieuses. Dehaën croyait à la magie et à d'autres folies semblables : Vogel vante le crapaud brûlé contre les douleurs de la goutte, et le cristal de roche contre la diarrhée ; Lieutaud, la poudre de crâne humain contre l'épilepsie ; Chomel admet dans son histoire des plantes, des céphaliques, des ophthalmiques, des hépatiques, des alexitères ; Desbois fait une classe d'antiseptiques, de spléniques, d'envisquans, d'apophlegmatisans ; quelques médecins modernes croient encore au magnétisme animal.

N'est-ce pas par la plus dangereuse des inconsé-

---

* Quand on se représente le nombre d'affections pathologiques dans lesquelles la nature triomphe toute seule de la cause du mal...; quand on est tous les jours témoin d'améliorations momentanées ou durables qu'il faut rapporter au principe qui nous anime, comment peut-on espérer, après l'usage d'un médicament, de démêler toujours ce qui émane de son action, de le distinguer de ce qui appartient aux forces médicatrices, etc..? Il est de ces praticiens qui ne manquent jamais d'attribuer au médicament dont ils viennent de se servir, tous les mieux, même passagers qu'ils remarquent. C'est en général d'après cette marche qu'ont été dressées les listes des vertus, qui, sans choix, sans critique, figurent confusément à la suite de chaque substance médicale, dans les anciennes matières médicales. —BARBIER, Traité élémentaire de matière médicale.

quences, que les médecins paraissent si fréquemment
en contradiction sur la vertu des médicamens et sur
leur emploi, non-seulement avec l'expérience, mais
souvent avec eux-mêmes : ces contradictions, affi-
chées scandaleusement, nuisent plus à l'art qu'elles ne
lui sont utiles, puisqu'il sort réellement si peu de vérités de tant d'opinions différentes. Les uns veulent que
la médecine soit toujours agissante ; les autres que l'on se
resserre dans les bornes philosophiques de l'expecta-
tion : les uns veulent saigner jusqu'à défaillance, *usque ad
deliquium* ; d'autres proscrivent la saignée, comme un
moyen toujours homicide : les uns purgent à outrance ;
ce qui leur a valu la dénomination de médecins sterco-
raires, *medici stercorarii* ; et il y a des médecins qui
blâment les purgatifs. Le célèbre Stahl proscrit l'o-
pium * que Sydenham, non moins célèbre, considère comme un des médicamens les plus utiles, et dont
la médecine ne peut se passer **. Que dirions-nous de
l'emploi de l'antimoine pour lequel s'élevèrent tant de
graves disputes ; des vésicatoires, et même du quinquina ? Il n'y a pas un médicament qui n'ait été long-
temps le jouet de l'opinion *** ; et si tant d'obscurité,
tant de vacillation et d'incertitudes régnaient encore

---

* *De imposturâ opii.*
** *Opera omnia*, tom. 1.
*** Quelle est donc cette inconstance, cette étonnante mobilité
dans nos jugemens pour les choses les plus importantes à notre
conservation ? Rien ne devrait moins appartenir à l'opinion ; et cependant, le dirai-je à la honte de la médecine ! elle suit l'empire
des modes et des caprices ! il y a des médicamnes à la mode, comme
des médecins à la mode ; ils ont quitté l'un et l'autre le costume
du vieux temps. Des médicamens et des méthodes proclamés, il y a
dix ans avec enthousiasme, sont déjà proscrits et tombés dans le
mépris. Les jeunes docteurs ne parlent que de l'analyse philoso-

aujourd'hui sur cette partie si essentielle de la médecine, pourrait-on, de bonne foi, lui donner le nom de science, qui n'appartient qu'à une réunion de principes certains qui conduisent à des résultats évidens, et non pas à un assemblage de doutes et de conjectures.

Quant aux méthodes de classification suivies par les médecins qui ont professé la matière médicale, ou qui ont écrit sur cette science, rien souvent n'est plus arbitraire ni plus erroné. Ceux qui ne virent dans la cause des maladies qu'altération, épaississement des humeurs, adoptèrent presque exclusivement les délayans, les atténuans, les incisifs, les cholagogues : ceux qui attribuèrent ces causes à leur âcreté et à leurs acescence, adoptèrent les invisquans et les incrassans, les absorbans et les alkalins. Les solidistes qui ne virent dans les diverses affections de l'économie, que tension et relâchement, que *strictum* et *laxum*, employèrent les relâchans et les astringens ; qu'augmentation ou diminution de la chaleur vitale, les rafraîchissans et les échauffans. Que dirions-nous de ce grand nombre de médicamens et de médications imaginaires, distingués avec tant de subtilité, des ménalagogues, des phlegmagogues, des lubréfians, des apophlegmatisans, des attractifs, des répercussifs, des aristolochiques, des sarcotiques. C'est ainsi que, suivant les temps, suivant les systèmes, tout changea de face en matière médicale, comme

phique : que de nouvelles méthodes ! Beaucoup de vieux docteurs, soit par entêtement, soit par ignorance, soit par un sentiment de leur supériorité, méprisent toutes les innovations et toutes les réformes. Ils ont pris la ferme résolution de ne point céder, même à l'évidence : l'humanité souffre, victime de ces travers de l'esprit et de l'amour-propre ; mais la morgue et l'ignorance triomphent, et l'on sait que l'amour-propre ne transige jamais.

en nosologie ; que ces deux parties d'une même science embrassèrent les erreurs de l'esprit humain, en suivant ses progrès.

La seule méthode qui mérite d'être préférée, est celle qui s'éloigne le moins de la nature, qui rassemble le mieux les faits, qui offre des divisions dont les groupes et individus ont le plus de rapports entre eux; celle qui, sous tous les rapports, satisfait le mieux la raison. C'est, sans doute, pour s'être trop écarté de ces principes de classification, que tant de méthodes, toujours si peu satisfaisantes, sont devenues tout-à-fait impraticables; qu'on les a méprisées comme des compilations d'erreurs : et de là cet éloignement, cet insurmontable éloignement des jeunes médecins pour une science qui est cependant le complément de toute la science médicale, et dont les élémens sont les seuls moyens de la thérapeutique. Mais des élémens, pris dans la nature, ne sont-ils pas d'ialleurs indépendans de tout arrangement artificiel et de tout système ? Une plante est-elle moins ce qu'elle est, placée parmi les purgatifs de Cullen, les évacuans de Bergius ou les panchymagogues de Crollius, dans une section de Tournefort, un ordre de Linnée ou dans une famille de Jussieu ? et n'est-il pas tout-à-fait déraisonnable le dégoût pour une science dont les matériaux sont mal coordonnés ? Doit-on mépriser la médecine, parce qu'un certain nombre d'hommes qui en font profession, se déshonorent par leur ignorance ou par leurs préjugés ?

Une autre erreur contre l'expérience est d'attribuer à la plupart des médicamens plusieurs vertus, ou des vertus semblables à des médicamens qui n'ont entre eux aucune analogie botanique ou de propriétés. La première de ces erreurs est trop sensible pour qu'il soit

besoin de la réfuter ; car une substance simple ou com-
posée n'est jamais qu'une dans sa manière d'agir : un éméto-cathartique composé d'une substance émétique et
d'une substance purgative, n'a cette double vertu qu'après
la séparation ou l'isolément de ces deux principes composans ; alors s'il y a pluralité de médication , il y a
aussi pluralité de médicament. La rhubarbe est en
même temps purgative et astringente ; mais de cette
double propriété , résulte une médication mixte qui
n'est franchement ni l'une ni l'autre , et si ces deux
principes étaient réunis en telle proportion que la vertu
astringente fût opposée à la vertu purgative , ils se neu-
traliseraient réciproquement, et la rhubarbe deviendrait une substance sans vertu *. Il est pourtant reconnu
que le même médicament peut agir différemment, selon
diverses circonstances; mais ces circonstances sont individuelles ; elles tiennent aux différens états de force ,
de constitution, de sensibilité; et à d'autres circonstances

---

* C'est ainsi que l'aloës est purgatif et amer ; le tamarin purgatif
et acide; la camomille, et la plupart des composées corymbifères ,
amers et aromatiques ; la morelle et la jusquiame, narcotiques et
émollientes : mais de ces deux propriétés , résulte une propriété
mixte , unique, comme il résulte un sel du mélange d'un acide et
d'un alkali : ce sont des médicamens composés que la nature nous
offre tout préparés. Mais quelle est la substance qui ne le soit pas ?
Comment agirait-elle sur nos organes, si elle n'était préalablement
combinée ? Quelle est la substance composée dont les élémens n'aient
pas des propriétés particulières et différentes de celles des élémens
réunis ? Il faudrait, pour exprimer ces combinaisons , deux à deux ,
trois à trois, etc., autant de noms composés de ces noms élémentaires, des toniques-amers, des toniques-astringens, des acides-
astringens, des amers-aromatiques, des purgatifs-acides, des pur-
gatifs-amers , des narcotiques-émolliens : et quel embarras pour la
nomenclature ! quelle entrave pour la classification !

qui peuvent encore faire varier leur action, telles que la
préparation , les doses, etc. ; mais elles sont également
étrangères à l'essence du médicament.

La guérison des maladies par des médicamens différens , a fait souvent attribuer à ceux-ci des vertus semblables. C'est une source d'erreurs répandues dans tous
les traités de matière médicale : on y voit réunis dans
la même classe des médicamens de vertus tout opposées.
Combien ne peut-on pas en comprendre sous le nom général de fébrifuges? et on les a tous employés pour guérir
les fièvres, surtout les intermittentes ; et tous ont réussi,
au moins une fois. Et combien de moyens divers ,
depuis un verre d'eau froide jusqu'au quinquina et à
l'opium ? La liste des substances diurétiques , sudorifiques, etc., est également chargée de médicamens qui
ont tous, dans quelques circonstances , provoqué l'u-
rine et la sueur? Mais suffit-il, pour les admettre, qu'ils
produisent accidentellement tel effet, si ces effets ne
sont pas constans? Des médicamens de vertus tout
opposées, peuvent cependant amener des résultats semblables : les fièvres, accompagnées d'un état d'irritation
ou d'inflammation, se traitent avec plus de succès par
les adoucissans et les émolliens, que par les toniques,
les amers et les véritables fébrifuges. La suppression
de l'urine , de la sueur, ou des règles due à plusieurs
causes différentes, réclame aussi des moyens différens.
Quelquefois c'est sur un seul organe qu'il faut porter la
médication ; tantôt sur tous les organes à la fois; exciter
les uns , affaiblir les autres , ne pas avoir recours à
une seule espèce de médicament, ni à une seule méthode, car il n'y a rien d'exclusif en médecine. Je crois
l'avoir déjà dit ; tout est relatif ; les fébrifuges ne sont
pas exclusivement toniques ; les diurétiques ne sont

pas exclusivement choisis parmi les excitans. On traite les maladies venteuses avec un égal succès par les adoucissans, les antispasmodiques et les carminatifs-ombellifères : on réussit quelquefois moins, en traitant l'aménorrhée avec les médicamens réputés emménagogues, que par l'usage des alimens, de l'exercice et des passions.

DE L'ADMINISTRATION DES MÉDICAMENS.

L'administration des médicamens doit être assujétie à des règles qui sont en partie déduites des considérations précédentes :

1°. La première de ces règles, et sans doute la plus importante, est de s'assurer, avant de donner aucun médicament, de la nature de la maladie, et s'il est nécessaire, pour en obtenir la guérison, d'y avoir recours. Un grand nombre de nos affections guérissent seules, et par le seul bienfait de la nature. Un médicament, quel qu'il soit, troublerait alors cet effet salutaire, et deviendrait nuisible : sans doute que la prudence prescrit alors au médecin de s'en abstenir ; mais cette retenue qui est peut-être le point le plus difficile de notre art, n'est pas le partage du plus grand nombre de ceux qui le pratiquent ;

2°. Choisir le médicament qui convient le mieux à la nature de la maladie ; proportionner la force, l'intensité et la durée de l'action de l'un, à la force et à la durée de l'autre ; établir enfin une lutte entre la puissance médicatrice et la puissance morbifique, qui soit toute à l'avantage de la première ;

3°. Le médecin doit, avant de choisir le médicament convenable à la maladie qu'il traite, en connaître parfaitement la nature et la propriété. Il doit consulter

le goût du malade. Il arrive souvent que la natur
prévient l'attention du médecin sur ce choix, et va pou
ainsi dire d'elle-même au-devant du remède. Il ne fau
se méfier de cette espèce d'instinct que quand il est pe
verti par la maladie même. Le médecin doit faire prépare
le médicament, et l'administrer de la manière la pl
convenable au développement de ses vertus médica
menteuses, et sous la forme la plus agréable et la moir
répugnante, soit en changeant sa forme, soit en ma
quant sa saveur, soit en déguisant son odeur; sar
néanmoins que cela nuise à sa vertu : le médeci
doit porter l'attention jusqu'à s'assurer si la prépar:
tion en est faite selon toutes les règles prescrites à c
égard *.

4°. Il faut évaluer exactement les doses des médica
mens : ce précepte que l'on néglige pour la plupart de
remèdes simples ou domestiques qui ont en général pe
d'action, doit présider à la prescription des remèd
actifs et des remèdes exotiques dont le prix et la rare
prescrivent d'ailleurs cette mesure.

5°. Quand le médecin, par la connaissance qu'il

---

* Réduire le médicament au moindre volume; choisir pour ce
les substances les plus actives et les plus concentrées; prend:
garde, cependant, que cette concentration ne rende son activité pré
judiciable; envelopper, déguiser, édulcorer les substances d'un
odeur révoltante et d'une saveur nauséabonde; donner en bols o
en pilules celles qui sont d'une consistance solide ; séparer des mé
dicamens, ce qui est étranger à leurs principes médicamenteux
isoler ceux-ci par la dépuration, la dissolution, la distillation, etc.
préférer la macération et l'infusion à la décoction qui dégage tro
de principes, et en charge trop le véhicule : donner, par d'autre
voies que par la bouche, les médicamens les plus répugnans, soit e
les faisant prendre en lavemens, soit en les appliquant en friction
sur la peau, etc.

cquise de la maladie, a jugé nécessaire l'administration
les médicamens, il ne faut pas qu'il abandonne cette
dministration au gré des malades ou de ceux qui les
ntourent ; il doit indiquer le moment de cette adminis-
ration, la dose ou la fraction de dose que l'on doit
lonner à la fois ; l'intervalle de temps entre chaque
lose, les circonstances qui doivent les faire continuer,
u les faire suspendre. Le quinquina donné à une
'poque trop éloignée ou trop rapprochée de la fiè-
're, manque également son effet : ici, plus que dans
ucune autre circonstance, c'est de savoir saisir l'oc-
asion que dépend le succès *.

6°. Le médecin doit observer tous les phénomènes
le la médication, et en calculer les résultats : c'est
l'après cette médication qu'il peut juger s'il convient
le continuer ou de discontinuer l'usage des moyens
nédicamenteux.

7°. On ne saurait trop recommander au praticien,
'emploi des médicamens simples, et d'éviter les
nélanges de ceux qui produisent des combinaisons
:ontraires à l'indication que l'on se propose de remplir.
.'effet des médicamens simples est plus facilement
ppréciable et beaucoup plus certain : mais ce que
e dis à l'avantage de ces médicamens, ne doit
ioint faire rejeter entièrement ceux qui sont composés,

---

* Les médicamens ont peu d'action pendant les paroxysmes. Le
quinquina, l'opium peuvent être administrés alors, à fortes doses,
ans donner de signes bien sensibles de médication ; ils cèdent alors
. une irritation plus forte. Fallope rapporte qu'ayant donné à un
criminel une forte dose d'opium pendant un paroxysme, il n'en
mourut pas, et que lui ayant donné la même dose à la suite du paroxysme, il périt bientôt après.

comme les font aujourd'hui beaucoup de jeunes praticiens. Sans doute qu'il est inutile d'accumuler plusieurs moyens, quand un seul peut suffire ; cependant il est des circonstances où cette association réussit mieux et devient par conséquent nécessaire. La pratique de la médecine nous en fournit des preuves chaque jour. Une fièvre intermittente, rebelle au quinquina seul, cède fréquemment au mélange de ce fébrifuge au tartrate de potasse, ou à d'autres sels purgatifs. Le sulfate de fer, recommandé avec tant de raison dans la chlorose, l'aménorrhée, la leucorrhée, la blennorrhagie, réussit mieux encore, si on lui associe la myrrhe, et surtout le carbonate de potasse, qui forme avec l'acide sulfurique du fer, un léger laxatif propre à prévenir les effets constipans de ce minéral.

8°. Il faut avoir égard à la température à laquelle les médicamens doivent être employés : son influence entre pour beaucoup dans leur action ; les toniques et les astringens agissent mieux et plus constamment à froid qu'à chaud ; les adoucissans et les émolliens tièdes mieux que chauds ou froids ; les diaphorétiques froids deviennent diurétiques ; les diurétiques chauds passent par la transpiration, et deviennent diaphorétiques ; l'éther et tous les corps volatiles, administrés à une température un peu élevée, se volatilisent à l'instant, et ne produisent presque point d'action ; l'eau, à la température ordinaire, est rafraichissante ; tiède, elle est émétique et purgative ; chaude, de 60 à 80 degrés, elle est rubéfiante, vésicante et même escarrotique ; froide et glacée, elle est tonique et resserrante.

9°. On administre les médicamens à l'état solide pulvérulent, mou ou à l'état de pulpe, de sucs épaissis d'extrait mou ou sec : à l'état liquide, soit dissous, soi

tenu en suspension au moyen d'un intermède vis-
queux, émulsif; en macération, en infusion, en digestion, en décoction, en distillation, dans l'eau, le vin,
l'alkool, l'éther, l'huile, le vinaigre; édulcorés avec le
miel, le sucre, etc.

On réserve pour les surfaces cutanées les médicamens qui ont la forme molle, emplastique, butireuse,
vaporeuse, gazeuse. Pour avoir une connaissance
exacte de ces modifications nombreuses, il faut consulter l'excellent traité de pharmacie clinique de
M. Swilgué, et tous les traités de pharmacie : ces diverses préparations appartiennent spécialement à cet
art.

10°. L'expérience prouve que l'espoir de remplir
plusieurs indications à la fois, loin d'être chimé-
rique, s'est, au contraire, plusieurs fois réalisé *.
Que devons nous penser de cette foule de médicamens galéniques, qui semblent, par leur composition
bisarrement assortie, plus faits pour entraver notre
art que pour le servir utilement ? Cependant la vertu
de quelques-uns de ces remèdes est reconnue, avouée

---

* « Que fait-on, en administrant à la fois des médicamens propres
à déterminer sur un même organe deux effets différens, tels que
l'émétique et l'opium ? N'arrive-t-il pas de trois choses l'une ?
Si le vomissement a lieu, ne s'oppose-t-il pas à l'action de l'opium ?
si celui-ci agit d'abord, ne rend-il pas nulle l'action de l'autre ? et
d'autres fois ne résulte-t-il pas une action particulière, qui n'est ni
l'une ni l'autre des deux précédentes ? » SWILGUÉ.

Deux médications sur deux organes différens, se contrarient nécessairement, si opposées qu'elles soient et quelle que soit la distance
de ces organes entre eux, ou leurs rapports de sensibilité. *Duobus doloribus simul abortis, vehementior obscurat alterum.* HIPP.
Aphor.

même de tous les médecins de bonne foi. Ils sont employés journellement d'après des indications précises : on ne peut rien changer, rien modifier dans leur composition, sans modifier en même-temps leurs propriétés et leur manière d'agir. Le savant Bordeu avoue que la thériaque est un composé monstrueux : mais, ajoute-t-il, ce médicament dure et durera toujours ; il sera toujours l'écueil de tous les raisonnemens, de tous les systèmes, et on ne le bannira jamais. Combien de médicamens aussi informes ont prévalu, et conservent même leurs noms ridicules, malgré les nombreuses réformes apportées dans l'art pharmaceutique et dans sa nomenclature ?

11°. Il ne faut jamais, dans le traitement des maladies, perdre de vue les circonstances hygiéniques qui agissent sur les maladies, et sont au nombre des mille influences qui font varier leur état. Elles amènent des changemens remarquables, et se montrent souvent plus salutaires que les médicamens les plus énergiques et les mieux administrés : ici la cause agissante est plus générale et plus près de la nature ; elle la contrarie moins, et la trouve moins opiniâtre à céder à son influence.

CLASSIFICATION.

Le premier caractère d'un médicament, et le plus remarquable, est d'augmenter ou de diminuer la sensibilité et la contractilité des organes : c'est à ces deux modes que se rapportent la médication, en apparence si diverse de toutes les substances que la médecine choisit dans la nature, et emploie pour la guérison des maladies. Les noms de toniques et d'atoniques, donnés aux médicamens ; ceux d'excitans et d'adoucissans, d'échauffans et de rafraîchissans, de sthéniques et d'as-

TABLEAU

SYNOPTIQUE DE LA CLASSIFICATION DES MEDICAMENS.

Ire. CLASSE.

Médicamens augmentant la contractilité des tissus et l'action des organes.

Ier. ORDRE.

Toniques dont la médication est peu ou n'est point sensible : *altérans.*

- Fébrifuges.
- Astringens.
- Acides.
- Amets.
- Amers-aromatiques.

IIe. ORDRE.

Stimulans, médication sensible sans lésion des organes.

- Stimulans généraux.
- Antiscorbutiques.
- Errhins.
- Sialagogues.
- Emétiques.
- Purgatifs.
- Carminatifs.
- Diurétiques.
- Diaphorétiques.
- Lymphatiques.
- Emménagogues.
- Aphrodisiaques.
- Expectorans.

IIIe. ORDRE.

Stimulans, médication sensible avec lésion des organes.

- Rubéfians.
- Vésicans.
- Cautérisans.

IIe. CLASSE.

Médicamens diminuant la contractilité des tissus et l'action des organes.

IVe. ORDRE.

Atoniques, agissant sur les organes et sur les tissus d'une manière uniforme.

- Émolliens.
- Adoucissans.
- Rafraîchissans.

Ve. ORDRE.

Calmans ou narcotiques, suspendant, abolissant, pervertissant momentanément la sensibilité et la contractilité des organes, en agissant sur les nerfs qui s'y distribuent; calmant l'orgasme ou l'irritation nerveuse.

- Antispasmodiques.
- Narcotiques.

IIIe. CLASSE.

Médicamens agissant chimiquement au sein des organes...Absorbans.

IVe. CLASSE.

Médicamens agissant sur des êtres étrangers aux organes..Vermifuges.

héniques, de stimulans et de calmans, de phlogisti-
ques et d'antiphlogistiques, sont autant d'expressions
de ces deux modes d'action auxquels se rapportent
tous les phénomènes de la médication, des stimulans,
des toniques, des astringens, des amers, des émétiques, des rubéfians, des émolliens, des antispasmodiques, des narcotiques, etc., etc. Ces deux propriétés
générales des médicamens, d'augmenter ou de diminuer
le ton des organes (toniques et atoniques), sont la
base fondamentale de ma classification ; c'est sur ces
deux principes invariables que reposent toutes les divisions secondaires, les ordres, les genres, le espèces, etc.

CLASSES.

La première classe de ma division comprend les médicamens qui ont la vertu tonique et stimulante d'augmenter la contractilité des tissus et l'action des organes.
Ici viennent se ranger bien naturellement les médicamens toniques, astringens, acides, amers, excitans,
émétiques, purgatifs, diaphorétiques, rubéfians, vésicans, etc., qui, indépendamment de leurs propriétés
particulières, ont une propriété commune, constante,
uniforme, qui en fait le caractère classique.

La deuxième classe comprend les médicamens adoucissans, émolliens, calmans, narcotiques, antispasmodiques, qui ont la vertu de calmer, de rafraîchir,
d'adoucir, en un mot, de diminuer la contractilité, la
sensibilité, l'irritabilité, la tonicité des organes et des
tissus, vertu tout opposée à celle des toniques et des
stimulans de la première classe, et qui n'en est pas
moins un caractère classique invariable.

J'ai fait une troisième et une quatrième classes des

médicamens dont on dirige l'action et qui agissent sur
des substances et sur des êtres organiques contenus
dans nos organes ou qui leur sont étrangers, et dont la
présence est une cause d'irritation et de maladie. Les
premiers de ces médicamens sont les *absorbans* ; les seconds sont les *vermifuges*. Les absorbans ont une action chimique sur les gaz, les flatuosités et les humeurs
acides contenus dans les premières voies ; ils les absorbent et les neutralisent : les vermifuges détruisent les
vers intestinaux, ou favorisent leur expulsion par le
mouvement tonique qu'ils impriment aux intestins. Les
médicamens de cette classe, appartenant la plupart aux
toniques, aux amers, aux excitans, aux antispasmodiques, aux purgatifs, forment, pour ainsi dire, une
classe d'emprunt, dont le caractère est relatif à ce
genre d'affection.

ORDRES.

Quand une classe réunit un trop grand nombre d'ob-
jets, on doit les diviser en plusieurs groupes et les distinguer entre eux par d'autres caractères particuliers de ressemblance ou d'analogie, indépendans du caractère général ou classique : cette seconde division constitue les
ordres. Les fébrifuges, les astringens, les amers, les
excitans, les purgatifs, les vésicans, etc., présentent,
indépendamment de leur propriété commune d'augmenter le ton des organes et de les stimuler, des propriétés particulières assez caractéristiques pour rendre
cette deuxième division nécessaire. Les médicamens,
tels que les toniques fébrifuges, les amers, les acides, etc., dont la médication n'est pas sensible, diffèrent beaucoup des stimulans, des sialagogues, des vo-

mitifs et des purgatifs dont la médication est, au contraire, accompagnée d'une vive excitation, d'une abondante salivation, de vomissemens, de sueurs et d'autres phénomènes apparens ; ils semblent aussi s'éloigner entièrement des rubéfians, des vésicans et des cautérisans qui enflamment les tissus et les désorganisent.

J'ai formé trois ordres des médications de la première classe, considérés d'après les phénomènes de leur médication.

Le premier ordre comprend les médicamens toniques ou ceux dont la médication n'est pas sensible ou ne l'est que par ses résultats, et qui sont désignés sous le nom d'*altérans* dans la plupart des anciens auteurs , tels sont les toniques-fébrifuges, les astringens , les acides, les amers et les amers aromatiques.

Le deuxième ordre comprend les médicamens stimulans, caractérisés par des phénomènes de médication très-sensibles , et presque toujours par l'évacuation plus ou moins abondante de quelque humeur ; tels sont les stimulans généraux , les errhins , les sialagogues, les émétiques, les purgatifs, les diurétiques, les emménagogues , etc. , etc.

Le troisième ordre comprend les médicamens qui agissent en stimulant les organes, et dont la médication s'accompagne de lésions plus ou moins profondes des organes sur lesquels on les applique, telles que la rougeur, la douleur, l'inflammation, la vésication et la cautérisation : les rubéfians , les vésicans , les cautérisans ou escarrotiques, appartiennent à cet ordre.

La deuxième classe ou la classe des atoniques est divisée en deux ordres.

Le premier ordre comprend les médicamens qui , en diminuant la sensibilité, la contractilité et le ton des

organes , manifestent leurs propriétés sur tous ces organes et sur tous leurs tissus d'une manière uniforme,
telle sont les émolliens , les adoucissans et les rafraîchissans.

Le deuxième ordre comprend les médicamens qui
suspendent, abolissent, changent, pervertissent momentanément la sensibilité et la contractilité des organes, en agissant principalement sur les nerfs; tels sont
les antispasmodiques et les narcotiques.

Les troisième et quatrième classes ne comprennent
que des genres.

GENRES.

On donne le nom de caractère générique à tout ce
qui est commun à l'espèce exclusivement, indépendamment du caractère de classe et de celui d'ordre ;
ainsi, plusieurs espèces de plantes de la même classe et
du même ordre sont liées entre elles par un troisième caractère ; c'est le caractère du genre ou le caractère générique. Les anémones et les renoncules , qui appartiennent à la même classe et au même ordre pour le
nombre indéfini de leurs étamines et de leur pistils,
diffèrent par le caractère générique : les premières ont
six pétales nus et sans calice ; les secondes ont un calice
et cinq pétales, dont l'onglet est muni d'un nectaire
écailleux. Il en est ainsi des médicamens ; ceux de la
même classe et du même ordre peuvent appartenir à des
genres qui diffèrent entre eux par ce caractère tertiaire,
le plus important après le caractère de classe et après
celui d'ordre. C'est ainsi que diffèrent entre eux les toniques fébrifuges, les toniques astringens , les toniques
acides, etc., bien que réunis à la même classe et au même

ordre. Je crois nécessaire, pour faciliter la connaissance de cette méthode de classification, de présenter ici le tableau des genres qui sont compris dans ses divisions.

CARACTÈRES GÉNÉRIQUES.

TONIQUES,

Sans médication sensible, altérans.

Ier. GENRE. — TONIQUES FÉBRIFUGES.

Augmentant le ton des organes, manifestant lentement leur action, la prolongeant ou la soutenant d'une manière permanente, prévenant le paroxysme des fièvres.

IIe. GENRE. — TONIQUES ASTRINGENS.

Produisant l'astriction, le resserrement, la tonicité des organes, manifestant une saveur acerbe. Action permanente, agissant sur les tissus privés de vie, comme sur les tissus vivans.

IIIe. GENRE. — TONIQUES ACIDES.

Produisant l'astriction, la tonicité et un sentiment de fraîcheur; manifestant une saveur acide, diminuant la chaleur morbide et la fréquence du pouls. Action très-analogue aux astringens.

IVe. GENRE. — Toniques amers.

Augmentant le ton des organes, provoquant la sécrétion de la salive, du mucus œsophagien, stomacal,
intestinal, de la bile, du suc pancréatique ; augmentant l'appétit et le mouvement péristaltique des intestins ; manifestant une saveur amère. Action permanente.

Ve. GENRE. — Toniques amers-aromatiques.

Manifestant une action mixte, tonique-stimulante.
Voyez les *Amers* et les *Aromatiques*.

STIMULANS

Sans altération des organes.

VIe. GENRE. — Stimulans généraux.

Augmentant le ton des organes d'une manière
prompte (*assumpto alimento, statim corroboratur*) ;
augmentant la digestion, la circulation, la diaphorèse,
la chaleur animale. Action peu durable, ou momentanée.

VIIe. GENRE. — Antiscorbutiques.

Stimulant, augmentant la contractilité des vaisseaux,
favorisant la circulation du sang, agissant même sur ce
fluide et remédiant à son altération *.

---

* La cause et la nature du scorbut sont encore peu connues,
les moyens thérapeutiques très-divers, souvent opposés : je

VIIIe. GENRE. — Errhins.

Provoquant par sympathie l'éternuement, et directement la secrétion du mucus nazal.

IXe. GENRE. — Sialagogues.

Provoquant la secrétion et l'excrétion du mucus buccal et de la salive.

X^e. GENRE. — Émétiques.

Médicamens excitant les contractions de l'estomac, provoquant des nausées quand ils sont faibles, le vomissement quand ils sont forts.

XIe. GENRE. — Purgatifs.

Médicamens favorisant la secrétion des glandes intestinales, le mouvement péristaltique des intestins, et provoquant la sortie des matières fécales et des mucosités intestinales.

XIIe. GENRE. — Carminatifs.

Médicamens augmentant la contractilité et la tonicité des intestins, et provoquant la sortie des vents ou gaz renfermés dans leurs cavités ou dans d'autres cavités ou viscères creux.

XIIIe. GENRE. — Diurétiques.

Médicamens, favorisant la secrétion de l'urine et modifiant la diaphorèse.

---

ne peux pas , dans l'état actuel de nos connaissances , donner une autre définition des médicamens antiscorbutiques.

XIVe. GENRE. — DIAPHORÉTIQUES.

Médicamens favorisant la transpiration sensible et insensible, et modifiant la diurèse.

XVe. GENRE. — LYMPHATIQUES.

Médicamens augmentant l'action des vaisseaux et des glandes lymphatiques, et favorisant consécutivement la circulation de la lymphe.

XVIe. GENRE. — EMMÉNAGOGUES.

Médicamens augmentant ou diminuant le ton de la matrice et favorisant ou provoquant l'écoulement menstruel.

XVIIe. GENRE. — APHRODISIAQUES.

Médicamens augmentant le ton des organes génitaux dans les deux sexes ; favorisant la secrétion du sperme dans l'homme, et provoquant les désirs vénériens.

XVIIIe. GENRE. — EXPECTORANS.

Médicamens agissant immédiatement ou médiatement sur les bronches et les vésicules pulmonaires.

STIMULANS

Avec altération ou lésion des organes.

XIXe. GENRE. — RUBÉFIANS.

Médicamens externes, qui, appliqués sur la peau, excitent cet organe, l'irritent, l'enflamment, le rubéfient.

XXe. GENRE. — VÉSICANS.

Médicamens externes, qui, appliqués sur la peau, enflamment, rubéfient cet organe, soulèvent son épiderme en vésicules, et provoquent l'épanchement d'une humeur séro-albumineuse, analogue au pus.

XXIe. GENRE. — CAUTÉRISANS.

Médicamens externes, qui, appliqués sur la peau ou sur tout autre tissu, l'enflamment, la détruisent, la brûlent, la corrodent et donnent lieu à la formation d'une escarre.

ATONIQUES GÉNÉRAUX.

XXIIe. GENRE. — ÉMOLLIENS.

Médicamens qui diminuent la contractilité et le ton des organes, qui relâchent, amollissent les tissus sur lesquels ils sont appliqués.

XXIIIe. GENRE. — ADOUCISSANS.

Médicamens qui adoucissent, par leurs qualités douces et onctueuses, les organes irrités et douloureux.

XXIVe. GENRE. — RAFRAICHISSANS.

Médicamens qui portent la fraîcheur dans l'économie ou dans les organes en particulier, et qui diminuent la chaleur animale (antiphlogistiques.)

ATONIQUES NERVEUX.

XXVe. GENRE. — ANTISPASMODIQUES.

Médicamens qui diminuent l'exaltation ou l'irritation du système nerveux (sédatifs), diminuent les spasmes, les convulsions et calment les douleurs.

XXVIe. GENRE. — NARCOTIQUES.

Médicamens qui suspendent, engourdissent momentanément une ou plusieurs fonctions de la vie animale, calment les douleurs, provoquent le sommeil.

ABSORBANS.

XXVIIe. GENRE. — ABSORBANS.

Médicamens agissant chimiquement au sein de l'estomac et des intestins, absorbant les gaz et les fluides acides.

VERMIFUGES.

XXVIIIe. GENRE. — VERMIFUGES.

Médicamens agissant sur des êtres étrangers à nos organes, détruisant les vers, ou provoquant leur sortie par l'augmentation du mouvement péristaltique et de la tonicité des intestins.

ESPÈCES.

Le genre comprend les espèces. De nouveaux caractères moins importans que le caractère générique, beaucoup moins que le caractère de classe et d'ordre, les distinguent entre elles. Le caractère spécifique est puisé dans tout ce qui n'appartient pas aux deux premiers : il offre de nombreuses différences dans toutes les espèces de plantes, de minéraux et d'agens médicinaux que réunissent les genres. Considérées seulement d'après leurs propriétés, abstraction faite de tous les autres caractères, les espèces ne diffèrent souvent que par des nuances : ainsi, dans les espèces toniques fébrifuges, les vertus médicinales du chêne ont le plus grand rapport avec celles du saule, du maronnier, du hêtre ; et ces arbres diffèrent beaucoup par le caractère botanique. La plupart des astringens, des acides, des amers, ont aussi, quant à leur vertu médicinale, la plus grande analogie. Mais, dans plusieurs autres classes, cette analogie n'existe plus : les moyens, quoique tendant au même but, ne se ressemblent pas, et sont quelquefois tout opposés dans leur manière d'agir. Je n'en donnerai pour preuve que les espèces si nombreuses qui appartiennent aux excitans généraux, aux diurétiques, aux emménagogues, aux expectorans, aux aphrodisiaques, où l'on voit réunis, dans le même genre de médication, des végétaux, des minéraux, et des animaux, des corps simples et des extraits, des substances organiques et inorganiques, des moyens physiques, chimiques et moraux, des toniques, des excitans, des émolliens, des échauffans ou des adoucissans ; tant les causes différentes d'une même maladie réclament de moyens différens ! car il n'appartient qu'à l'ignorance de ne connaître jamais qu'une seule cause, et de ne recourir qu'à un seul moyen thérapeutique. Cependant la plupart des espèces appartenant au même genre n'ont qu'une seule et même vertu médicamenteuse modifiée dans chaque espèce sous le rapport de son intensité, ou sous celui d'autres qualités moins essentielles, en sorte que la réunion de ces médicamens formes une série dont les deux extrêmes sont le *summum* et le *minimum* de ces vertus, et les espèces intermédiaires, différens degrés entre ces deux extrêmes. C'est d'après ces principes que j'ai composé la plupart de mes tableaux génériques : je l'ai fait quelquefois avec succès, quand j'ai eu le bonheur de rencontrer des substances assez identiques * ; mais j'ai été aussi souvent arrêté soit par le défaut d'espèces intermédiaires, soit par le manque de connaissances relatives à leur vertu médicale, qui en font le véritable caractère spécifique. Parmi les toniques fébrifuges, les quinquinas sont placés au premier degré de l'échelle; dans les astringens, c'est la tormentille ; dans les sucs astringens, le cachou; dans les minéraux astringens, l'acide sulfurique, l'alun, etc. ; dans les amers, les angustures; dans les narcotiques, l'opium, etc., etc. Quel avantage pour l'analyse, pour le choix des médicamens, et pour la science en général, que de pareils tableaux! quelle méthode plus simple, plus facile, et plus satisfaisante en même temps! Mais combien ces premiers essais laissent encore à désirer ! combien ils sont encore loin de la perfection !

---

* Voyez le tableau des espèces astringentes, des amers, des acides, des amers-aromatiques.

VARIÉTÉS.

Quand les individus qui appartiennent à la même espèce ne diffèrent que par des nuances, ils constituent les *variétés*. Ce caractère dans les plantes, pris dans le port, la dimension, la couleur, est peu constant : dans les substances médicamenteuses, il n'a pas plus d'importance, et ne peut pas, plus que le premier, tenir lieu du caractère spécifique. Les vrais quinquinas sont très-éminemment toniques et fébrifuges : cette propriété commune varie dans toutes les espèces par plus ou moins d'amertume, d'astringence, de couleur, d'arome, de matière extractive, et sans doute par autant de nuances dans leur manière commune d'agir. Mais ces caractères sont-ils suffisans pour faire des quinquinas autant d'espèces distinctes ? et n'est-ce pas y mettre trop d'importance, que d'attribuer aux uns un empire particulier sur le système nerveux, aux autres sur le système fibrillaire, sur l'irritabilité des muscles, sur les membranes muqueuses, séreuses, etc. ? Si l'on fondait sur des distinctions aussi peu marquées les caractères spécifiques, il faudrait alors multiplier les espèces à l'infini, autant que les espèces en botanique ; et il n'y a rien en médecine dont on ait plus abusé, et dont on abuse encore plus fréquemment.

Dans tous les traités de matière médicale, dans tous les dispensaires, on voit des médicamens qui se ressemblent le plus, placés sous le titre de propriétés toutes différentes : ainsi, il ne faut pas remonter jusqu'aux *facultés* de Galien pour trouver des erreurs de cette nature et l'indication des vertus les plus arbitraires *. Quelle

---

* Voyez les ouvrages de FUCHS, de MATHIOLE, de BAUHIN, de DURANTE, de DALECHAMP, de CHOMEL, etc.

tàche effrayante pour le médecin, que la connaissance de plusieurs milliers de plantes ainsi désignées par autant de propriétés ! Cent de ces propriétés dans la seule famille des labiées, autant dans celle des corymbifères, des crucifères ; et si vingt autres propriétés appartiennent encore à chacune de ces plantes, si elles sont tout-à-la-fois amères, stomachiques, fébrifuges, cardiaques, antispasmodiques, sudorifiques, emménagogues, carminatives, vulnéraire, résolutives, etc., etc. *Une pareille science ne doit-elle pas décourager le plus intrépide étudiant, effrayer la mémoire la plus facile ? On fait disparaître ces difficultés en généralisant les faits, en groupant les espèces, en les rassemblant par des caractères communs, en genres, en familles : ce sont les faits qui forment la science ; c'est leur arrangement qui forme la méthode, et une science sans méthode est un labyrinthe où l'on marche sans guide.

Bornés à la connaissance des plantes usuelles, la plupart des médecins ignorent que les plantes, rangées par groupes sous quelques caractères de propriétés différentes, se ressemblent toutes ; que ces caractères de propriétés médicales sont aussi importans, aussi solidement établis que les caractères des propriétés physiques ou botaniques ; qu'il y a autant d'analogie de vertus entre la gentiane et le trèfle d'eau, entre la tormentille et la bistorte, que de rapports de formes entre la fleur du rosier et celle du pêcher ; qu'il y a des familles de propriétés, comme il y a des familles de végétaux ; que les unes et les autres offrent des masses de propriétés et non pas seulement des propriétés isolées ;

---

* *Centaurium minus, auroque majus*, par LEDELIUS, et la plupart des monographies de ce genre.

que toutes les rosacées, toutes les amentacées, toutes les rubiacées sont astringentes, toutes les gentianées amères, toutes les labiées stimulantes, toutes les papillionacées purgatives, toutes les malvacées émollientes : qu'il est très-facile de ramener toutes les plantes connues, les quarante ou cinquante mille plantes qui couvrent le globe, à quelques propriétés constantes, invariables, au-delà desquelles il n'y a rien, il n'y aura probablement jamais rien que d'imaginaire.*. En généralisant ainsi, tout se rapproche, tout se classe, tout se règle par la nature elle-même. Il n'y a pas que l'écorce du chêne de nos forêts qui soit tonique, mais celle des quatre-vingt-dix espèces de chêne connues aujourd'hui et de toutes les espèces qui restent encore à découvrir. C'est ainsi que tous les saules sont amers, toutes les potentilles astringentes, toutes les mauves émollientes, tous les pavots narcotiques. On a si peu d'objections à opposer à ces vérités générales, quelles disparaissent, pour ainsi dire, dans la masse des faits ; mais doit-on d'ailleurs, quand on généralise, se resserrer dans les bornes étroites des particularités et des exceptions ?

Du choix des médicamens.

Le choix des médicamens garantit leurs propriétés. Il est absolument indispensable, pour faire ce choix avec discernement, d'avoir une connaissance exacte de leurs propriétés physiques ; il faut d'ailleurs ici, comme dans leur administration, ne s'en rapporter qu'à soi, quelqu'assurance que l'on ait de la probité du mar-

---

* Je ne connais pas une seule plante sans vertu ; je ne puis pas penser qu'il en existe.

chand droguiste ou herboriste. Ce choix doit se faire relativement à la localité ou au sol, au climat, à la saison, à la partie, à la préparation, à la sophistication, etc.

Les médicamens végétaux ne sont pourvus de toute leur vertu active, que quand ils croissent dans les lieux où la nature les a placés ; ils perdent beaucoup de ces vertus, quand on les tranporte sur un sol étranger. Le médecin, le pharmacien et l'herboriste donnent une juste préférence aux plantes recueillies au milieu des campagnes, et auxquelles on donne souvent l'épithète de *sauvages*. La culture est une espèce de civilisation, qui, en développant leurs formes, appauvrit leurs propriétés.

Chaque climat a ses plantes particulières, et il est probable que la nature a établi des rapports entre la vertu de ces plantes, les maladies qui règnent dans ces climats, et les besoins de leurs habitans. On trouve au nord les végétaux résineux, antiscorbutiques, et le scorbut est endémique dans le nord : au midi, les végétaux acides, aromatiques et excitans que réclament les maladies et l'hygiène de tous les peuples méridionaux : les marais recèlent les végétaux amers, toniques et fébrifuges : les végétaux du midi sont vivaces, plus colorés, plus odorans, plus savoureux que les végétaux du nord: ceux-ci recèlent des principes plus amers et plus âcres, qu'une haute température de l'atmosphère dissiperait promptement, comme cela s'observe dans les végétaux de deux familles qui ont entre elles les plus grands rapports de vertu, les crucifères et les alliacées. La rhubarbe qui croît dans les pays tempérés, est plus compacte, plus riche en principes médicamenteux, que celle que l'on cultive dans les climats chauds.

On doit enfin chercher les plantes officinales, dans le sol où elle croissent naturellement, et les cultiver dans un sol de cette nature ; car elles ne peuvent se développer, ni conserver les mêmes qualités dans tous les terrains, ni à toutes les expositions. Dans les marais, croissent la ciguë, le trèfle d'eau, le villarsia, le nénuphar ; sur les montagnes, les labiées et les rosacées ; dans les bois, l'arum, l'aspérule, le cabaret ; dans les prairies, les primevères, la grande consoude, etc., etc.

Il en est des saisons pour les végétaux, comme du sol et du climat. C'est en vain que l'on cherche dans les plantes et dans les fruits dont on a forcé la végétation et la maturité par une chaleur artificielle, la saveur qui n'appartient qu'à celles que la seule influence solaire a développées : elle y est toujours atténuée et beaucoup diminuée. Ces plantes peuvent tout au plus satisfaire le caprice et la gourmandise ; mais elles ne rempliront jamais l'indication des médicamens actifs.

Le temps de la récolte doit être indiqué exactement. Il ne faut la faire ni trop tôt ni trop tard : toute négligence à cet égard est préjudiciable. Au printemps, la plupart des racines, des écorces et des fleurs ; en été, les fleurs et les feuilles ; en automne, les graines et les fruits ; tous les traités de pharmacie renferment des tables : ou calendriers où cette récolte est indiquée. On doit d'ailleurs toujours attendre le parfait développement des fleurs, la maturité des fruits, en cette époque convenable à la recolte de chaque végétal que l'on appelle *temps balsamique.*

On doit donner la préférence aux médicamens vulgaires (*médicamens domestiques ou euporistes*), sur les médicamens rares ; à ceux qui croissent communément autour de nous, sur les médicamens étrangers ou exotiques; aux simples sur les composés ; à ceux dont la vertu médicale est bien constatée, sur ceux dont la vertu est encore douteuse, et n'est point avouée par une longue expérience. Dans les médicamens de vertus semblables, on doit préférer les médicamens indigènes ; la racine de tormentille à celle de la ratanhia, le fenouil et l'anis à la badiane, la gentiane au simarouba , la lavande au stœchas, les plus simples vulnéraires balsamiques à l'ayapana. Il est bien à l'avantage de l'humanité, que les médecins s'habituent de bonne heure à cette médecine simple et domestique qui peut se suffire dans tous les lieux, et qui n'excède jamais les moyens de l'indigence. Nos végétaux n'acquièrent sans doute jamais les vertus médicamenteuses énergiques que leur communique le soleil du midi : mais devons-nous regretter cet avantage, si ceux que nous possédons peuvent suffire à nos besoins !

Toutes les fois que l'on associe plusieurs substances médicamenteuses pour leur faire produire une même médication, il faut les choisir semblables dans leurs propriétés, dans la même famille naturelle, dans les mêmes parties organiques, dans les mêmes produits chimiques. Si l'on ne veut qu'un seul mode de médication , ces mélanges doivent être homogènes. Il ne faut pas associer les acides et les alkalis, les métaux et leurs oxydes, les excitans et les adoucissans , les astringens et les relâchans , les amers avec les corps sucrés et insipides.

Toutes les parties du même végétal ne sont pas également douées de vertus médicamenteuses : les racines et les écorces en possèdent le plus ; la partie ligneuse en possède le moins. On trouve cette vertu répandue à peu près uniformement dans les feuilles, les calices, les fleurs, les étamines, les pistils, les graines et les

fruits ou péricarpes : elle est ordinairement plus
énergique dans les organes qui se sont développés lentement, que dans les organes de nouvelle formation ;
dans les plantes vivaces que dans les plantes annuelles * ;
dans les végétaux parvenus à leur maturité, que dans
ceux ou dans les parties de ceux que la vie a presque
abandonnés, et qui commencent à s'altérer ; dans les
parties fortement colorées, que dans celles qui ne le
sont pas **.

Il y a des végétaux et des familles entières de végétaux dont les organes présentent des vertus différentes :
les solanum qui sont narcotiques et vénéneux, ont des

---

* Les plantes annuelles ont en général peu de vertus. J'ai cependant remarqué que ces vertus sont énergiques dans celles qui proviennent de plantes vivaces, comme le ricin, la capucine, et que
l'expatriation et la culture ont fait dégénérer. On choisit les plantes
émollientes et mucilagineuses dans leur jeunesse, les plantes
aromatiques à l'époque de leur floraison, les plantes toniques et
astringentes à leur maturité ; les racines de rhubarbe, de jalap,
de scammonée, au dernier degré de leur développement et lorsqu'elles sont très-compactes. — Il faut rejeter de la pharmacie tous
les médicamens composés, tels que les électuaires, les extraits, les
sirops, les huiles, les graisses, le miel quand ils ont vieilli et fer-
menté ; mais on peut garder, sans le moindre danger d'altération,
les vins et les alkools médicinaux, quand ils sont bien préparés et
conservés dans des vases bien clos.

** Les œillets rouges sont astringens, les œillets blancs ne le sont
pas sensiblement ; les roses rouges sont astringentes, les roses
pâles sont émollientes et laxatives ; les fleurs blanches de la violette
sont moins expectorantes que les fleurs colorées de cette plante ; les
oignons blancs sont moins âcres que les oignons rouges, et sont
préférés pour l'usage médicinal. Ce principe trouve aussi son application dans le choix des animaux et des minéraux, dont la chair est
d'autant plus savoureuse et nourissante, l'action médicamenteuse
d'autant plus intense, que les premiers sont plus vivement colorés,
ceux-ci plus fortement oxydés.

racines et des fruits salubres et alimentaires : les pavots sont narcotiques, leurs graines sont douces et émulsives; les écorces et les feuilles des rosacées sont astringentes, leurs fruits sont acides, sucrés et legèrement laxatifs. La pulpe de l'orange est sucrée, son écorce est amère. On trouve les élémens organiques et aromatiques du même végétal souvent pourvus de vertus toutes différentes. La racine de bryone renferme une grande quantité de fécule nutritive ou un suc amer et drastique. La racine de manioc (*jatropha manihot*), renferme également une fécule abondante et très-nourrissante, impregnée d'un suc âcre et vénéneux.

La vertu du médicament doit en fixer le choix. On prend ensuite la partie ou l'organe qui a le plus de force virtuelle ; ce que l'on reconnaît assez ordinairement par l'odeur et la saveur. Les racines des rhubarbes, des patiences et des liserons ; les écorces des quinquinas, des amentacées, du garou, les feuilles des labiées, des émolliens et de la plupart des crucifères, les fleurs des rosacées, des citronniers, des pavots et des corymbifères, les semences des ombellifères, les fruits des rosacées, des citronniers et des cucurbitacées.

Le choix des médicamens doit s'étendre également sur les substances animales et minérales. Les organes et les parties organiques des animaux ont aussi des vertus différentes : celles du castor, du musc et de la civette n'existent que dans les follicules de ces animaux. La bile est la seule partie médicamenteuse du bœuf. La graisse des animaux qui habitent au nord, est moins rance que celle des animaux qui habitent au midi. Les animaux jeunes fournissent plus de gélatine que ceux qui ont vieilli.

Les minéraux et leurs préparations doivent être

assujettis à l'examen le plus scrupuleux. Des substances aussi actives ne doivent jamais être administrées arbitrairement : ce n'est qu'avec les plus sages précautions qu'il faut les prescrire , et après s'être bien assuré de leur caractère chimique , mesure toujours certaine de leur activité médicamenteuse.

On sophistique ou on falsifie les médicamens, en y mélangeant ou en y combinant diverses substances qui en détériorent les propriétés , en y substituant des médicamens de moindre valeur, ou de vertus différentes. La rareté des quinquinas avant la liberté des communications avec l'Amérique, y a fait substituer diverses écorces d'arbres indigènes. L'ignorance du récolteur est souvent cause de ces mélanges. On fait du sang-dragon avec des résines que l'on colore en rouge. Avec de la thérébentine limpide ou faiblement colorée , on imite la thérébentine de la Mecque, de Copahu et de Canada ; le baume du Pérou , avec l'huile provenant de la distillation du benjoin que l'on met digérer sur des bourgeons de peuplier. On mêle les gommes-résines les moins précieuses avec celles d'un grand prix, le galipot avec la poix-élemi ; on enduit la vanille de baume du Pérou et de styrax liquide , pour la rendre plus pesante. De combien de racines et de feuilles différentes ne sont point mélangés les ipécacuanhas et les sénés légitimes ? On pétrit la manne avec de la farine , du miel et des substances purgatives. On falsifie le tamarin avec la pulpe des pruneaux, acidulée avec la crême de tartre ; la résine de scammonée avec les sucs d'euphorbes et des apocyns. On mélange avec la salsepareille , les racines de plusieurs lianes d'Amérique , et quelquefois celles du houblon. On substitue au gayac rapé, le bois rapé du buis et du gene-

vrier, substitution qui n'a d'ailleurs rien de préjudiciable ; aux résines de jalap et de gayac, la poix-résine
mêlée de colophane. On falsifie le musc avec le sang
desséché ; l'ambre gris avec le musc ; la civette, le labdanum, le storax, le safran, avec le safranum ou le
safran batard (*carthamus tinctorius*). On mêle du son à
la farine de lin. Le mercure est souvent amalgamé avec le
bismuth et le plomb ; ce que l'on reconnaît facilement
par la distillation ou par la pesanteur spécifique moindre. Quelles sont enfin les substances d'un prix élevé,
que n'ont point cherché à imiter les hommes cupides ?
Ce sont des abus souvent dangereux, et que la police
médicale aura toujours bien de la peine à réformer.
Les médecins doivent sentir, d'après ce tableau des substances falsifiées, l'importance de l'étude de leur véritable
caractère physique. Quand on connaît bien ce caractère,
il est alors facile d'en reconnaître la falsification.

DES FORMULES.

Unir les médicamens entre eux, de manière que cette combinaison soit toujours uniforme dans ses propriétés physiques, toujours constante dans son action médicamenteuse ; désigner ces médicamens , la manière de les préparer convenablement à leur médication ou au goût du malade , leur dose, c'est à quoi se réduit l'art de formuler. On appelle *formule , prescription , ordonnance*, l'indication de la préparation et de l'administration du médicament simple ou composé d'après l'avis du médecin : on ne devrait plus se servir de la dernière de ces expressions qui est trop peu modeste.

Une formule complète est ordinairement composée, 1°. de l'indication ou du titre du médicament; 2°. de la base ; 3°. de l'adjuvant ou auxiliaire, appelé aussi stimulant; 4°. du correctif; 5°. de l'excipient; 6°. de la dose ; 7°. du *modus faciendi* ou de l'indication du mode de préparation ; 8°. de l'administration.

Le *titre* d'une formule doit être placé au commencement.

La *base* est le médicament principal, celui dont la vertu domine; elle doit être inscrite en tête de la formule : la base est *simple* ou *composée*.

L'*adjuvant , stimulant* ou *auxiliaire*, d'*adjuvare* aider, favorise l'action médicamenteuse de la base : on le prescrit quelquefois dans l'intention de diminuer le vo-

lume de la base et de remplacer celle-ci par un auxiliaire d'une saveur moins répugnante.

Le *correctif* empêche le médicament principal d'agir
trop fortement, ou masque son odeur désagréable.

L'*excipient*, de *recipere* recevoir, reçoit le médicament, lui donne la consistance liquide ou solide. Quand
il le rend plus facile à prendre, on lui donne le nom
de *véhicule*. Ainsi l'eau est le véhicule des poudres de
quinquina ou de rhubarbe. — De *menstrue*, quand il sert
à dissoudre les sels , les résines ou d'autres principes.
Il y a des menstrues aqueux, spiritueux, huileux, salins. — D'*intermède*, quand il sert à séparer ou à unir
des substances : le jaune d'œuf, le mucilage, sont les
intermèdes de l'union de l'huile à l'eau. — Il faut considérer dans l'excipient les modifications qu'il imprime
au médicament selon sa nature aqueuse, vineuse,
acide, alkoolique, éthérée, etc.

La quantité d'un médicament, évaluée d'une manière précise, en constitue la *dose* : c'est la mesure de
la quantité nécessaire pour produire une action médicamenteuse sur nos organes, ou l'expression pondérique
de sa force virtuelle. Cette force est singulièrement variable dans chaque médicament , et dans ceux mêmes
qui sont pourvus de vertus semblables. C'est ainsi que
quelques grains de coloquinte ou de gomme-gutte purgent avec violence, et qu'il faut, pour produire le
même effet, plusieurs gros de rhubarbe et de séné, et
plusieurs onces de manne.

La dose doit être déterminée d'après la force, l'é-
nergie, la concentration du médicament * ; d'après la

---

* La déperdition que font plusieurs, plantes en se desséchant, de
leur eau de végétation , fait varier leur poids dans ces deux états ,

nature de la maladie, l'âge, le sexe, l'état de vigueur et la sensibilité du malade. La détermination des doses doit être le fruit des expériences cliniques les plus multipliées : c'est moins d'après des formules vulgaires que le médecin doit faire ses prescriptions, que d'après l'observation des symptômes. « Toutes les doses des médi-
« camens doivent absolument être déterminées par le
« poids : il importe que le pharmacien en contracte
« l'habitude; sans cette attention, il s'expose à des er-
« reurs très-graves. Ainsi, le seul genre de mesure qui
« convienne à la pharmacie est celui de pesanteur ou
« des poids, et il est extrêmement simple et facile de
« s'en former une idée exacte, d'en faire l'application
« à toutes les formules, d'en connaître les rapports
« avec les poids anciens. » (M. CHAUSSIER.)

Le mode de préparation du médicament, ou le *modus faciendi*, et la manière de l'administrer, se placent au bas de la formule.

On suit ordinairement, en prescrivant un médicament, l'ordre que je viens d'indiquer.

On appelle *formules officinales* celles qui indiquent les substances qui entrent dans un médicament composé, et leur préparation. Telles sont la plupart des

---

et par conséquent leur proportion dans l'emploi médicinal. En comparant le poids des végétaux dans ces deux états différens de fraîcheur ou de dessication, on a reconnu que les racines perdent en se desséchant à-peu-près moitié de leur poids ; celles de rhubarbe, environ deux tiers ; les bois et les écorces, environ moitié : les feuilles, les bourgeons et les sommités fleuries, de neuf à dix seizièmes ; les fleurs, de neuf à quatorze seizièmes ; celles qui sont aqueuses, peu odorantes, celles de bourrache, de coquelicot, de pas-d'âne, de nénuphar perdent davantage que les fleurs des labiées, des corymbifères et de toutes les plantes sèches et aromatiques.

formules du *Codex*. Le pharmacien doit en être bien instruit, car elles lui appartiennent plus qu'au médecin.

On appelle *formules magistrales* celles qui renferment l'indication du médicament d'après l'état du malade et la nature des symptômes : le médecin modifie ces formules à son gré.

On se sert, pour formuler, de signes abrégés dont le médecin et le pharmacien doivent avoir la connaissance ; mais il est plus convenable et beaucoup plus sûr d'écrire en toutes lettres ce qui a rapport aux médicamens, et surtout aux doses.

Les formules doivent être écrites en langue vulgaire. Il y a une présomption ridicule de vouloir formuler en latin : cet usage pouvait être bon quand la langue médicale ou pharmaceutique n'était pas encore formée, et qu'il était impossible de s'exprimer dans un autre idiôme *.

---

* Le *codex* et les *codex* de toutes les facultés d'Europe sont écrits en latin ; mais ces ouvrages sont pour ainsi dire *universels* : ils doivent donc être écrits dans la langue familière à tous les savans.

EXEMPLE D'UNE FORMULE COMPOSÉE.

Potion purgative.

♃ ou PR.

Bases.	{	Séné mondé.	deux gros.
		Phosphate de soude. . .	trois gros.
Adjuvant. . .		Jalap.	un scrupule
Correctifs. . .	{	Suc de citron.	demi - once.
		Manne en larmes.	deux onces.
Excipient . .		Infusum ** de chicorée. .	quatre on- ces.

Modus faciendi Faites infuser le séné et le jalap dans l'infusum bouillant , passez à la chausse , faites fondre la manne et le phosphate de soude , aromatisez avec le suc de citron.

Administ. T. . Prendre en deux fois le matin à jeun.

---

* Voici les principales abbréviations employées dans les formules.

♃ ou PR. . . . . *Recipe* ou prenez.

M. F. . . . . *Misceatur et fiat.*

Coq. . . . . *Coquatur.*

P. E. . . Q. AE. . . . . . . *Partes æquales.* - *Quantitates æquales.*

S. A. — E. A. . . . . *Secundùm artem.* — *Ex arte.*

L. A. . . . . *Lege artis.*

Q. S. . . . . *Quantùm satis.*

Q. V. — Q. P. — Q. S. — *Quantùm voles.* — *Quantùm placet.* — *Quantitas sufficiens.*

T. . . . . Transcrivez, d'après l'avis du médecin. Le pharmacien transcrit sur l'étiquette le mode d'administration du médicament.

Ana , du Grec ανα , *singularum* ou *sing.* de chaque partie, quantité égale.

** L'infusum est le produit de l'infusion ; le decoctum , celui de la décoction ; le maceratum , celui de la macération , etc. Un de ces mots indique la préparation du remède ; l'autre désigne le remède préparé.

EXEMPLE D'UNE FORMULE LATINE.

Haustus purgans communis decoctione parandus.

Foliorum sennæ mundatorum , drachmas duas.
Sulfatis sodæ , drachmas duas.
Rhei electi, drachmam semis.
Bulliant , per aliquot horæ minuta et senna et rheum ,
in aquæ sufficienti quantitate , ut supersint unciæ
    quinque.
Tunc ab igne remotis addantur sulfas et manna.
Solutis iisdem coletur liquor cùm levi expressione.
Addi subindè potest aqua stillantitia de floribus
    citri , aurantii, vel de menthâ piperitâ , vel de
    cinnamomo. Codex medicamentarius , pag. 81.

LES PHARMACIENS SE SERVENT DES POIDS ET DES MESURES
SUIVANS :

La livre ou seize onces , *libra.* . . . .
L'once ou huit gros , *uncia.* . . . . ℥
Le gros ou trois scrupules , ou soixante - douze
    grains, *drachma.* . . . . ʒ
Le scrupule ou vingt-quatre grains , *scrupulum.* ℈
Le grain , *granum.* . . . . Gr.
La moitié d'une quantité quelconque , *semi.* . . ß
Les quantités entières sont indiquées par des chiffres
romains, *singularum* , nº. j. — ij. — iij. — iv. —. x.
— xij. — xx. , etc.

Outre ces poids médicinaux dont la valeur et le mode
de numération doivent être familiers au médecin et au
pharmacien , il y a d'autres poids vulgaires qu'il faut
aussi connaître ; les voici :

La brassée , *fasciculus* ou *fasc.* , quantité de plantes que l'on peut tenir sous le bras , environ douze poignées.

La poignée , *manipulus* ou *man.* , ce que la main peut contenir , ou quatre pincées.

La pincée , *pugillus* ou *pug.*, ce que l'on peut saisir avec le pouce et les deux doigts suivans.

La tasse ou verrée , *cyathus* ou *cyath.* , quantité de liquide égale à-peu-près à quatre onces.

La cuillerée ordinaire , *cochleare* ou *cochl.* , quantité égale à quatre gros.

La demi-cuillerée , *semi - cochleare* , quantité égale à deux gros.

La goutte, *gutta ou gutt.* , quantité de liquide pesant à-peu-près un grain.

TABLEAU COMPARATIF DES NOUVELLES MESURES AUX ANCIENNES.

Un kilogramme répond à-peu-près à deux livres (deux livres, cinq gros, trente-cinq grains.)

Un demi-kilogramme à une livre.

Un gramme à dix-neuf grains.

Un demi-gramme à neuf grains.

Deux grammes à un demi-gros.

Quatre grammes à un gros.

Trente-deux grammes à une once.

Un décigramme à deux grains.

Un demi-décigramme à un grain.

Un décigramme et demi à trois grains *.

---

* Consultez la table de correspondance des poids nouveaux avec les anciens dans le premier volume de la Pharmacopée générale de BRUGNATELLI, ouvrage traduit de l'italien par M. PLANCHE, pharmacien ; et l'Annuaire du bureau des longitudes.

MESURES DE CAPACITÉ.

Une pinte pèse deux livres , et répond à un litre.

Une chopine pèse une livre, et répond à un demi-litre,

Un demi-septier pèse une demi-livre , et répond à un quart de litre.

Un poisson pèse un quart de livre, et répond à un hui-tième de litre.

Un demi-poisson pèse un huitième de livre , et répond à un seizième de litre.

TONIQUES.

Les médicamens auxquels on est généralement convenu de donner le nom de toniques *, sont ceux qui, appliqués sur nos organes, ont la vertu d'augmenter leur degré d'énergie, de force et de cohésion, de favoriser et d'entretenir l'exercice de toutes les fonctions organiques d'une manière permanente : on donne à cette médication le nom de *tonicité*.

Les toniques n'exercent nulle action spéciale sur aucun des systèmes en particulier : ils manifestent sur tous la même action tonique ; mais plus promptement et à un degré plus marqué sur les organes qui, comme les voies digestives, en reçoivent l'impression immédiate, ou sur ceux qui, doués d'une plus grande sensibilité, sont susceptibles d'une réaction plus prompte et plus intense.

La vertu générale des toniques se modifie dans les fébrifuges, les astringens, les acides, les amers, les amers-aromatiques, etc. Ces modifications établissent autant de caractères de genres, que je crois nécessaire de distinguer d'après leurs caractères respectifs.

On ne peut pas admettre l'ancienne division des toniques en stomachiques, apéritifs, désobstruans, vulnéraires, etc. ; ces termes n'exprimant qu'une vertu générale, ne peuvent d'ailleurs concorder avec ceux que j'ai employés, et s'éloignent trop du langage précis de la méthode et de l'analyse.

---

* Synonymie, *medicamenta tonica*, de τονος ton. — Toniques — Amers. — Astringens. — Vulnéraires. — Fébrifuges.

TONIQUES FÉBRIFUGES.

Les toniques fébrifuges sont des médicamens qui ; indépendamment de leur vertu tonique générale, possèdent d'une manière bien remarquable celle d'arrêter le paroxysme des fièvres.

Les toniques de ce genre doivent être considérés sous le rapport de cette vertu exclusivement aux autres qualités qui les rapprochent des amers et des astringens ; car si ces substances se ressemblaient dans leurs qualités médicamenteuses comme dans leurs qualités physiques, il n'existerait plus de raison de distinction ni de préférence ; tous les toniques fébrifuges végétaux seraient des amers ou des astringens, et toutes les espèces de ces deux genres seraient indistinctement des toniques fébrifuges. Ces médicamens sont souvent présentés ainsi sans aucun ordre dans les traités de matière médicale : le professeur Cullen, le premier qui ait établi cette distinction sur des caractères constans, et qui ait fait connaître les abus qui naissent de leur confusion, reste pourtant indécis sur le véritable caractère des toniques qu'il ne sépare pas des amers ; il regarde l'amertume comme étant leur qualité dominante, celle d'où dépendent tous leurs effets, et ne connaît pas d'autres toniques, que les amers ; comme si l'eau et le fer n'exerçaient pas leur action tonique, indépendamment de cette propriété. Ce n'est pas non plus au principe astringent, ou acide, ni au principe aromatique, qu'il faut attribuer exclusivement la vertu ou la puissance tonique fébrifuge ; car à tous les raisonnemens en faveur de cette opinion, on pourrait opposer les mêmes objections. Elle existe cependant cette différence, et indépendamment de toutes les qualités astringentes, acides, amères, aromatiques, etc. ; elle existe surtout dans les quinquinas qui sont bien franchement amers et astringens, et dont cependant aucun amer ni aucun astringent ne peuvent remplacer la médication. Il faut donc admettre ce genre de médicamens sur les propriétés desquels il ne peut y avoir aucun doute, mais dont la nature intime nous est encore tout - à - fait inconnue.

Le principe médicamenteux des toniques fébrifuges du règne végétal, le plus nombreux en espèces de ce genre, est contenu principalement dans les parties extérieures ou corticales. Ces organes végétaux sont d'un tissu ligneux ; leur couleur est jaune ou rougeâtre, leur saveur amère-astringente, leur odeur nulle ou faiblement aromatique. Ce principe est-il composé de tous les élémens de ces odeurs et de ces saveurs contenus dans leurs parties organiques? est-il de nature gommeuse ou gommo-résineuse, amère, tanino-extractive, fixe ou évaporable, simple, ou le résultat de la combinaison de tous les produits immédiats? Tout ce que l'observation a appris, c'est que le principe tonique, ou pour parler peut-être avec plus de précision, la réunion de tous les principes qui constituent le médicament tonique, se forme et se perfectionne plus lentement que le principe amer, acide, astringent, résineux ou balsamique ; qu'on ne le rencontre point dans les parties des végétaux de nouvelle formation ; qu'il ne se dissipe point par l'exsication, et paraît même, comme dans les écorces de quinquina, augmenter d'énergie en vieillissant ; que son odeur, sa saveur, l'intensité de sa couleur varient beaucoup dans les diverses substances qui le contiennent.

La médication des toniques fébrifuges se manifesta

sans signes sensibles, et n'est connue que par ses effets
médiats ou secondaires ; la cessation de la fièvre, de la
faiblesse, de l'atonie et d'autres symptômes morbifiques. Ce caractère de médication est celui de tous les
médicamens que l'on a nommés *altérans*. Les fébrifuges
font naître cependant un sentiment de chaleur et
d'anxiété très-sensible vers la région de l'estomac : leur
action tonique provoque aussi quelquefois le vomissement ou la diarrhée chez les personnes faibles et irritables ; mais ces déjections cessent bientôt et sont rem-
placées ordinairement par le resserrement du ventre.
Le fer et ses préparations augmentent le mouvement
circulatoire, resserrent ou constipent. L'eau froide et la
glace déterminent brusquement la tension et la tonicité
des tissus et des organes ; mais on n'a pu encore expliquer comment ces médicamens suspendent les paroxysmes et font cesser les fièvres *. Il est probable que
ce mystère ne nous sera jamais dévoilé : c'est pourtant
cette vertu antipyrétique ou antipériodique qui fait le caractère essentiel des toniques fébrifuges.

La médication des toniques fébrifuges, comme celle
des toniques en général, des astringens, des amers,
etc., s'opère lentement ; mais elle est soutenue et
permanente. Cette manière d'agir la distingue essentiellement de la médication des excitans ou stimulans.
Les toniques ne donnent pas lieu à ce trouble, à cette
agitation, à ces secousses qui accompagnent la médication de ces derniers, celle des émétiques, des purgatifs, des narcotiques, etc. ; ils ramènent les fonctions à
une mesure d'activité plus naturelle, et en maintien-

---

* DESBOIS DE ROCHEFORT (Mat. médicale, t. 11) attribue cette
propriété à l'astringence et à la vertu antispasmodique des quinquinas;
CULLEN, au principe amer.

nent l'exercice plus facile et plus régulier. Ces médicamens passent assez facilement dans la circulation ; mais
leur médication a quelquefois lieu si promptement sur
les organes éloignés, qu'il n'est pas raisonnable de penser qu'elle soit due au médicament absorbé, mais bien à
la sympathie de l'estomac avec ces organes : dans cette
circonstance, cette action est prompte et momentanée,
comme toutes celles qui ont lieu sous l'influence immédiate des nerfs ; il est d'ailleurs bien difficile dans tous les
cas de distinguer les phénomènes de médication sympathiques de ceux qui sont dus à une médication
immédiate.

Les toniques manifestent leur puissance médicatrice sur
tous les organes avec lesquels ils sont mis en rapport.
Portés sur l'estomac et sur les intestins, ils en augmentent
la force digestive, et assimilatrice : sur les vaisseaux, ils
donnent au sang et à la lymphe une impulsion plus énergique, un cours plus régulier, en rétablissant les mouvemens du cœur et des artères dans le rithme le plus favorable à l'exercice des fonctions vitales. Les toniques rendent
plus faciles les mouvemens de la poitrine en augmentant la force tonique de ses muscles ; ils favorisent
l'absorbtion jusqu'à produire la maigreur et le desséchement : aussi sont-ils un des meilleurs remèdes dans
l'anasarque et l'hydropisie. Les changemens favorables
que ces médicamens apportent à la nutrition, à tous les
genres de sécrétions et d'exhalations, à la locomo-
tion, etc. ; sont encore très-évidens, et présentent au
médecin-physiologiste autant de phénomènes d'une
cause unique, mais à laquelle impriment de nombreuses modifications les différens organes ou systèmes
d'organes sur lesquels elle agit.

Les toniques, d'après la vertu qui les caractérise,

conviennent, lorsque l'économie en général, ou quelqu'organe en particulier sont dans un état de faiblesse
ou d'atonie, que leur contractilité est diminuée, que par
ce défaut de contractilité, leurs fonctions se font irrégu-
lièrement. Ces médicamens conviennent surtout particulièrement dans le traitement des fièvres intermittentes,
quel que soit l'ordre auquel ces fièvres appartiennent,
et quel que soit leur type, soit bilieuses, soit muqueuses,
soit adynamiques, soit ataxiques, etc, lorsqu'elles persistent avec opiniâtreté, malgré les moyens simples de
l'hygiène et du régime, et qu'elles tendent à un état
chronique. Les toniques fébrifuges exercent une médication très-favorable dans toutes les affections à périodes régulières, lors même qu'il y a absence de fièvre *, et c'est avec une très-grande raison que l'on a
donné à ces médicamens le nom d'*antipériodiques*; ce
caractère les distingue bien essentiellement des astringens, des acides, des amers et des stimulans.

Les toniques sont employés très-utilement dans la
fièvre hectique, quand elle est surtout causée par la
lésion organique d'un viscère en supuration et accompagnée d'une grande faiblesse : — Dans la faiblesse générale ou la faiblesse de quelque organe, à la suite
d'une inflammation intense : — Dans les maladies éruptives qui tendent à la délitescence ou à la gangrène ;
comme la variole confluente, l'érysipèle phlegmoneux,
la pustule maligne : — Dans les hémorrhagies passives
et dans l'état chronique qui succède aux hémorrhagies
aiguës, aux blénorrhagies, aux leucorrhées: — Dans la
plupart des névroses, qui sont presque toujours causées
par la faiblesse générale, et en particulier par l'atonie et

---

* Des maladies périodiques sans fièvre, par CASIMIR-MEDICUS.

l'extrême mobilité du système nerveux. Les maladies organiques réclament aussi impérieusement l'usage des toniques, soit quelles dépendent de la lésion des organes ou seulement de leur faiblesse. On prescrit avec le plus grand avantage ces médicamens dans la lésion par faiblesse des voies digestives, l'inappétence, la cachexie, la dypsepsie muqueuse, les affections vermineuses; la dégénérescence tuberculeuse des glandes du mésentère (atrophie mésentérique), de la substance du poumon (ph'hisie scrophuleuse), du foie, de la rate; dans les affections scrophuleuses si variées, le rachitis; le scorbut, maladie à laquelle Milmann a trouvé de si grands rapports avec la fièvre putride * ; dans toutes les espèces d'hydropisies ; enfin la goutte, dont la pathologie est encore si obscure, diminue singulièrement d'intensité par l'usage des toniques, et quelquefois même disparaît sans retour **. Dans ces différentes circonstances, qu'il convient seulement d'indiquer ici, il faut toujours mettre en rapport l'intensité et la dose du médicament avec l'intensité de la maladie et l'altération des propriétés vitales.

L'action médicamenteuse des toniques peut être altérée ou modifiée par la constitution et la sensibilité individuelle, la nature de la maladie, l'âge, le sexe, le climat, la dose du médicament, sa concentration, l'organe sur lequel on l'applique, la durée de son application, l'état de réplétion ou de vacuité de l'estomac et des intestins ; car les toniques ont beaucoup moins d'action quand ces organes sont remplis d'alimens, de boissons, d'humeurs bilieuses, saburrales, etc. , etc.

---

* Recherches sur le scorbut et les fièvres putrides.
** De la goutte et du rhumatisme par GIANNINI.

Il y a des circonstances où les toniques sont nuisibles, 1°. lorsqu'il y a trop d'exaltation, comme cela a presque toujours lieu au commencement des maladies, surtout sur les sujets jeunes, irritables ou pléthoriques : 2°. quand la maladie a été jugée sans ressource ; car alors ces moyens, en excitant momentanément l'action vitale des organes, les jettent bientôt dans l'épuisement. « On doit suspendre l'usage de ces remèdes, dit « M. Swilgué *, dans tous les cas de faiblesse par op- « pression (*oppressio virium*) qui accompagne une « fièvre inflammatoire, une péripneumonie intense ; « dans la débilité indirecte causée sympathiquement « par une affection locale avec excès de ton ; dans la « péritonite aiguë ou inflammatoire ; dans l'affaiblisse- « ment qui provient d'une évacuation excessive, de « l'inaction, de l'onanisme, des chagrins violens et pro- « longés : dans tous ces cas, ajoute cet auteur, il faut « que l'action des excitans soit en rapport avec le de- « gré d'atonie et de durée des maladies ; si l'on abuse « de ces moyens dans le début d'une fièvre adyna- « mique, on reste sans ressource vers la fin. »

Ainsi, en général, les toniques sont contraires, ou au moins superflus, quand les forces sont suffisantes pour l'entretien des fonctions : cet état, voisin de la santé, n'exige pas de remèdes de ce genre ; car tout dans l'é-conomie vivante est dans une compensation exacte d'ac-tion et de réaction, de force et de faiblesse, de sthénie et d'asthénie : c'est au médecin à balancer ces rapports, l'état des forces du malade avec l'énergie de son remède: la médecine n'est autre chose qu'une application cons-tante de ce principe.

---

* Swilgué, Matière médicale, t. 1.

L'usage trop prolongé des toniques fatigue et affaiblit les organes et nuit à leurs fonctions ; l'habitude d'ailleurs annihile leur action, comme celle de la plupart des médicamens dont on fait usage trop longtemps.

On administre dans quelques circonstances les toniques par la voie des frictions, toutes les fois que l'estomac et les intestins ne peuvent les supporter, qu'un violent trismus ou le spasme de l'œsophage en empêchent l'introduction : PYE, BARTHEZ, et tout récemment M. le docteur CHRESTIEN, ont recommandé cette méthode *.

La médication des toniques, appliquée extérieurement, est la même que celle des toniques administrés intérieurement ; elle est lente et insensible. On les applique sur la peau, soit pour animer directement cet organe, soit pour le faire agir comme organe absorbant, soit pour produire en même temps ces deux effets ; sous forme d'emplâtre, de cataplasme, de liniment, au moyen de flanelles imbibées de leur décoctum, à une température plus ou moins élevée, sur une plus ou moins grande étendue. La durée de cette application, sa réitération sont subordonnées à la gravité et à la durée de l'affection. C'est, d'après la propriété des toniques, de favoriser la cicatrisation des plaies suppurantes, de déterger, de cicatriser les ulcères atoniques, scrophuleux, etc., de prévenir la gangrène, d'arrêter ses progrès, qu'on les a qualifiés de vulnéraires, de cicatrisans, de mondificatifs, d'antiseptiques.

---

* *De la Méthode iatraleptique*, ou Observations pratiques sur l'efficacité des remèdes administrés par la voie de l'absorbtion cutanée ; Paris 1811.

Dans le traitement des fièvres intermittentes, non pernicieuses, il ne faut administrer ces médicamens qu'après plusieurs accès : c'est alors qu'ils deviennent vraiment utiles « lorsque ces fièvres ont duré un certain « temps, comme treize, quatorze à quinze accès, qu'on « a combattu la cause particulière par les émétiques, « les purgatifs et autres moyens appropriés, de sorte « qu'il ne reste plus qu'un type fébrile spasmodique, « une ataxie nerveuse sans cause matérielle. » (Desbois de Rochefort.)

L'intervalle entre deux accès est le moment le plus convenable pour prendre ces médicamens, toujours une ou deux heures avant le nouvel accès. Si l'intervalle est moins long, on rend les doses plus fortes et on les donne plus fréquemment ; si la fièvre est rémittente, on choisit le moment de la rémission ; si les accès se touchent ou se croisent (fièvre subintrante), on administre les médicamens au milieu des accès ; si la fièvre est continue, on choisit le moment où elle est moins violente. Cette administration, surtout dans les fièvres pernicieuses, où le danger est toujours présent, est tout ce qu'il y a de plus difficile et ce qui demande le plus de discernement , de pratique et d'habitude.

L'administration des toniques a plusieurs modes : il faut avoir égard à la nature du remède, à la forme qu'on lui donne, à sa concentration, à sa dose, à l'organe sur lequel on l'applique, à l'effet que l'on veut obtenir, etc., etc.

On administre ces médicamens en substance, en extrait, en infusum et en décoctum. La première manière est toujours la plus sûre, car le médicament reste entier et sans altération. On préfère l'infusum et le décoctum pour les médicamens qui doivent être absor-

bés et agir par circulation. La décoction extrait abondamment les principes médicamenteux ; mais cette
préparation est toujours trop chargée et désagréable
aux malades : elle laisse dissiper tous les principes
volatiles , et laisse précipiter, en se refroidissant, d'autres principes aussi essentiels, et toutes les parties
résineuses.

Les intermèdes ordinaires de ces préparations sont
l'eau, le vin et l'alkool. Les médecins savent très-bien
sur quoi est fondée la préférence que l'on doit accorder
à chacun d'eux en particulier : ce choix dépend surtout
des principes que l'on veut extraire. L'eau se charge
très-bien des principes médicamenteux des substances
toniques-végétales ; l'eau chaude, plus que l'eau froide :
mais l'infusion à chaud prolongée quelque temps a les
mêmes inconvéniens que la décoction ; il faut préférer
l'infusion à froid et la faire à vases clos.

Le vin et l'alkool se chargent aussi très-abondam-
ment des principes des substances toniques ; ils jouissent par eux-mêmes d'une vertu stimulante qui modifie
leur médication.

Les extraits ont l'avantage de présenter le médicament sous un petit volume : ils sont d'une administration plus commode, et se conservent long-temps sans
altération.

On associe aux toniques les astringens *, les amers,
les stimulans , les purgatifs, les antispasmodiques et
tous les médicamens des autres classes , pour augmenter

---

* En combinant la puissance astringente et tonique , on obtient,
avec beaucoup plus de certitude , quelques-uns des effets les plus
importans qui sont particuliers à ces deux genres de médicamens.
CULLEN.

ou tempérer leur énergie, pour modifier leur médication : ces combinaisons se font deux à deux, trois
à trois, etc. On donne ces médicamens froids, tant
qu'il n'en peut pas résulter aucun inconvénient pour le
malade : le froid augmente le ton ; les liquides tièdes
sont débilitans.

On donne les toniques en poudre à des doses très-
diverses, depuis dix grains jusqu'à plusieurs onces en
un seul jour. L'infusum aqueux et le décoctum se prescrivent par verrées : ils se préparent avec une demi-once
de ces substances par livre de liquide. On prescrit l'infusum vineux et alkoolique par once ou par cuillerée
étendu dans un véhicule ; l'extrait par grains ou
par gros, également étendu dans un véhicule et tenu
en suspension dans un syrop. On augmente ou on diminue la dose ; on la donne entière ou on la fractionne ;
on en suspend l'usage, ou on le continue ; on laisse entre
chaque prise plus ou moins d'intervalle ; enfin quand
l'habitude a rendu peu sensible au médicament, on
le remplace par un autre du même genre. Dans tous
les cas, il ne faut pas en discontinuer brusquement
l'usage, mais graduellement.

On doit être très-réservé sur l'emploi des toniques
minéraux. En parlant de ces médicamens, je donnerai
des règles précises pour leur administration.

TONIQUES FÉBRIFUGES.

___

VÉGÉTAUX.

Quinquinas gris, ou cascarilles.
Quinquinas jaunes, ou calisayas.
Quinquinas rouges.
Quinquina blanc.
Chêne.
Saule.
Sapin.
Benoîte.
Cérisier mahaleb.
Hêtre.
Maronnier.
Houx.
Tamarisc.

MINÉRAUX ET CORPS INORGANIQUES.

Fer non-oxydé. — Limaille. — Battitures.
Sanguine, ou hématite.
Rouille.
Ethiops martial.
Safran de mars apéritif............ } ...Carbonates de fer.
———————— astringent......... }
Malate de fer.
Sulfate de fer.................. } ...Tritoxydes de fer.
Colcothar , oxyde rouge de fer .... }
Tartre martial soluble............ }
Boules de Nanci.................. } ...Tartrates de fer.
Teinture de mars tartarisée........ }
Teinture de mars alkaline de Stahl.
Teinture de mars de Ludovic.
Fleurs de mars ammoniacales.
Teinture nervino-tonique de Bestuchef.
Boue de meule.
Eaux minérales ferrugineuses.
Eau froide , glace , neige.
Arsenic.

QUINQUINA. — *kina*. — *China China*. — *Écorce du Pérou.*
— *Écorce fébrifuge.* — *Palo de calenturas.* — *Poudre
des pères.* — *Poudre des jésuites.* — *Poudre du cardinal
Lugo.* — *Poudre de la comtesse.* — *Cortex peruvianus.*
— *Cinchona.*

Les quinquinas sont parmi les médicamens toniques-
fébrifuges, les plus efficaces, les plus recommandables,
et ceux dont l'action répond le plus constamment à
l'attente du médecin et à l'espérance du malade.

Nous devons au célèbre voyageur de la Condamine les
premières notions exactes sur la nature de ces végétaux,
dont les écorces furent apportées en Europe vers le milieu
du dix-septième siècle(1640)*. Avant que l'on eût la connaissance de leur véritable caractère botanique, on y
substituait par fraude d'autres écorces qui n'avaient souvent de commun avec les premières que la ressemblance
et l'amertume. C'est sans doute à cette supercherie qu'il
faut attribuer les tentatives infructueuses qui les discré-

---

* On n'est pas d'accord sur les circonstances qui amenèrent la
découverte des propriétés du quinquina. On rapporte qu'un Indien,
séduit par la promesse d'une forte récompense, les fit connaître aux
Espagnols, qui employèrent cette écorce, d'abord avec succès, dans
le traitement d'une fièvre intermittente, dont était attaquée la Vice-
Reine du Pérou, la comtesse *del Cinchon*, et que le nom de cette comtesse lui resta (*Cinchona.*) Cependant M. de la Condamine fait
observer que ce nom a été donné au baumier du Pérou (*quina quina,
quino quinos, myroxylum peruiferum* LINN.) long-temps avant que
le véritable quinquina fût connu, et probablement long-temps avant
l'arrivée des Espagnols. Le nom de *quinquina*, d'après le rapport,
des voyageurs modernes, n'est pas même employé au Pérou; il n'y
est connu que des Européens ; il l'est très-rarement en Espagne, où
les diverses espèces de quinquinas sont connues sous les noms de
Cascarilla, Calisaya, Loxa, Huanuco, etc.

ditèrent, et qui faillirent les faire rejeter du nombre des médicamens salutaires.

Peu de temps après la découverte du quinquina, on l'introduisit en Espagne, d'où les jésuites le transportèrent en Italie, où ses avantages furent bientôt connus dans l'emploi que l'on en fit pour le traitement des fièvres intermittentes pernicieuses : de là le quinquina se répandit en France, en Allemagne, en Angleterre et dans toutes les provinces de l'Europe.

L'histoire naturelle du quinquina doit presque tout son avancement aux travaux de M. Mutis, directeur de l'expédition botanique de Sta-Fé, de Ruiz et Pavon, auteurs de la Flore Péruvienne, de Swartz, Humboldt et Bonpland. Long-temps avant que ees voyageurs ne dirigeasssent leurs recherches sur ces arbres intéressans, de la Condamine avait découvert au Pérou, l'espèce la plus commune (*cinchona, Condaminea, C. officinalis.* Linn.) Depuis que ce célèbre voyageur publia sa relation, plus de trente espèces nouvelles furent découvertes *. On a aussi reconnu que plu-

---

* 1. Quinquina condaminéen, *Cinehona condaminea*, Bonpland. — 2. Q. oranger, C. *lancifolia*, Mutis. — 3. Q. rose, C. *rosea*. Ruiz et Pavon. — 4. Q. lancéolé, C. *lanceolata*, R. et Pav. — 5. Q. rouge, C. *magnifolia*, R. et Pav. — 6. Q. gris, C. *pubescens*, Wahl. — 7. Q. à petites fleurs, C. *micrantha*, R. et Pav. — 8. Q. pourpre, C. *purpurea*, R. et Pav. — 9. Q. hérissé, C. *hirsuta*, R. et Pav. — 10. Q. à feuilles ovales, C. *ovata*, R. et Pav. — 11. Q. glanduleux, C. *glandulifera*, R. et Pav. — 12. Q. à feuilles aiguës; C. *acutifolia*, R. et Pav. — 13. Q. dichotome, C. *dichotoma*, R. et Pav. — 14. Q. à feuilles ovales, C. *ovalifolia*, Bonbland. — 15. Q. Piton, C. *floribunda*, Swartz et Wahl. — 16. Q. des Caraïbes, C. *Caribœa*, Linn et Swartz. — 17. Q. à longues fleurs, C. *longiflora*, Lambert. — 18. Q. rié, C. *lineata*, Wahl. — 19. Q.

sieurs de celles qui se rapprochent des quinquinas,
par le port, la forme et la disposition des fleurs et des
fruits, et dont les écorces, ayant la même couleur et la
même saveur, ont servi aux mêmes usages, n'appartiennent pas à ce genre. Tels sont entr'autres le quinquina
blanc et plusieurs espèces de quinquinas jaunes qui appartiennent, le premier au genre *Cosmibuena*, les autres
au genre *Portlandia*, *Macrocnemum* et *Pinkneia*.

Les travaux de ces botanistes n'ont pas à beaucoup
près porté la même lumière sur la distinction des
écorces : il en circule un grand nombre d'espèces dans le
commerce ; elles offrent la plupart des caractères peu
constans, et différens de ceux qui appartiennent aux
écorces décrites par les botanistes qui les ont observées
sur les arbres mêmes dont elles font partie. Joignez à
ces difficultés, celles qu'apportent leurs mélanges entre
elles, leur altération par le frottement, par les avaries et
leurs sophistications; leurs différences de forme, d'épaisseur, de couleur, qui varient comme l'âge des branches
et des rameaux ; celles de se procurer des échantillons de
quinquinas légitimes pour servir de terme de comparaison, et l'extrême rareté de pareilles collections ;
enfin, l'existence de plusieurs écorces qui proviennent
d'espèces de quinquinas qui n'ont point encore été décrites : et vous serez bientôt convaincu que, si les
rapports ou la concordance à établir entre les quarante espèces d'écorce ou les trente espèces environ
d'arbres de quinquinas connus, n'est pas impossible,

---

de la Jamaïque, C. *brachicarpa*, Wahl. — 20. Q. à feuilles étroites,
C. *angustifolia*, Swartz. — 21. Q. des îles Philippines, C. *Philip-
pica*, Cavanilles. — 22. Q. corymbifère, C. *corymbifera*,
Forster, etc.

aucune partie de l'histoire naturelle médicale ne présente autant de difficulté , et les botanistes espagnols en conviennent eux-mêmes ; heureusement que la médecine y trouverait peu d'avantages , et qu'elle n'a par conséquent presque rien à regreter.

Les quinquinas appartiennent à la famille naturelle des rubiacées : ce sont des arbres plus ou moins élevés dont la fleur est composée d'un petit calice infondibuliforme à cinq dents ; d'une corolle en tube , grande , terminée par un limbe à cinq divisions évasées , couvertes , dans quelques espèces , de poils soyeux , et renfermant cinq étamines et un pistil ; d'un fruit capsulaire , oblong , couronné par le calice persistant , et renfermant des graines applaties , bordées d'une membrane attachée à un placenta central. Les fleurs du quinquina sont blanches , roses , rouges , disposées en panicule lâche , disposition qui leur donne quelque ressemblance avec celle du lilas : elles répandent dans quelques espèces une odeur suave et aromatique ; les rameaux sont dichotomes , et s'élèvent symétriquement. Les feuilles disposées par paires sont opposées , simples , d'un beau vert , pétiolées , à nervures saillantes, et souvent d'une couleur rouge très-vive.

On trouve toutes les espèces de quinquinas au continent de l'Amérique méridionale, dans les îles * entre les Tropiques : on ne les a encore trouvées nulle part ail-

---

* L'Amérique est la seule patrie des quinquinas , que l'on rencontre surtout abondamment dans les provinces chaudes du Pérou et du Brésil , dans les forêts qui couvrent le pied des Andes et sur les pitons ou montagnes des îles des Tropiques. On ne trouve aucun arbre analogue sur l'ancien continent , ni dans la vaste étendue de l'Asie , ni dans les Indes-Orientales , si fécondes en végétaux de tous genres : on n'y connaît qu'un seul arbre qui n'est pas de la famille

leurs : ces végétaux se plaisent dans les forêts situées sur la croupe des montagnes ; ils s'élèvent quelquefois, comme l'a observé M. Humboldt, jusqu'à 1500 toises.

Je vais maintenant faire la description des espèces de quinquinas les plus connues et les plus communément employées en Europe. Je divise ces espèces en quatre sections : 1° les quinquinas gris ; 2° les quinquinas jaunes ; 3° les quinquinas rouges ; 4° les quinquinas blancs, ou faux quinquinas.

    * Quinquinas gris ou cascarilles, *cascarillœ.*

* QUINQUINAS GRIS.

QUINQUINA GRIS. — Q. brun. — Q. de Loxa. —Q. du Pérou. — Cascarille officinale.— *Cinchona officinalis,* Linn.* —*C. peruviana.*—*C. condaminea,* Flor. Peruv. —*Cascarilla fina* des naturels du pays.

Cette écorce est absolument la même que celle rapportée du Pérou par le célèbre botaniste M. Joseph de Jussieu. L'arbre qui la fournit parvient à une élévation considérable, et croît sur les basses montagnes des Andes, dans les vallées du Pérou, au territoire de Loxa ; ses feuilles sont grandes, lancéolées, d'un beau vert. On y remarque un petit enfoncement à l'origine de chaque nervure ; mais ce caractère est commun à d'autres espèces de quinquinas : les fleurs sont disposées en panicules.

---

des quinquinas ; mais dont les écorces ont des vertus fort ressemblantes et sont employées aux mêmes usages : c'est le *Swietenia febrifuga,* que Roxburn a décrit, et dont il a donné une bonne figure dans son histoire des plantes de *Coromandel.*

   * *Cinchona foliis obovatis, nitidis, panicula brachiata, corollis albo-purpureis, Limbo parùm hirsuto.* —BONPLAND., Flor. équinox., tab. X., ALIBERT., Fièv. pernic., tab. I.

Les écorces du quinquina gris sont minces, cylin-driques, bien roulées, et de la grosseur d'un roseau ; elles sont fermes, compactes, cassantes. L'épiderme est fendillé, blanchi par les lichens qui le recouvrent (q. gris) ; le liber est brun (q. brun). L'intérieur de l'écorce est d'un rouge pâle ; sa cassure est nette. Ce quinquina a une odeur faible et une saveur très-amère, très-pénétrante. M. Ruiz regarde son écorce comme une des plus énergiques, et celle dont la saveur est la moins désagréable aux malades : c'est, avec le quinquina rouge, l'espèce que l'on emploie le plus en France.

Quinquina coloré, *Cascarilla colorada* des Es-pagnols [*]. Cette espèce ressemble beaucoup à la précé-dente, par l'odeur et la saveur ; elle n'en diffère que par quelques propriétés physiques, telles que l'épiderme plus épais, ridé, d'un brun marron, par des fissures transversales plus nombreuses, le roulage plus complet, la surface interne d'un tissu moins fin, d'un jaune gri-sâtre ou rougeâtre ; ce qui lui a fait donner le nom de *colorada* : ces deux espèces de quinquinas sont parti-culièrement recherchées par les médecins espagnols.

Quinquina nova. Les écorces des quinquinas, ap-pelés *nova* par les droguistes, sont grosses, ligneuses, longues, droites, applaties ; leur épiderme est lisse et blanchâtre ; on y remarque des vaisseaux remplis d'une résine rougeâtre et âcre ; l'intérieur de l'écorce est d'un rouge-pâle-incarnat ; sa saveur est d'abord fade, ensuite un peu âcre et nauséeuse. Ces écorces donnent, avec

---

* *Cinchona foliis lanceolatis, glandulosis, petiolo nervoque centrali sanguineis, flore rubente.* PAVON.

l'eau et l'alkool, une teinture très-chargée, astringente, sans amertume.

On soupçonne que ce quinquina se rapproche du quinquina rose *, que MM. Ruiz et Pavon ont décrit, et qu'ils ont appelé ainsi pour la beauté de ses fleurs, dont les Péruviens ornent leurs temples. Cette espèce croît dans les montagnes des Andes.

4. Quinquina havane. — Q. glanduleux. — Q. huanuco, — *Cinchona glandulifera* : Ruiz et Pavon.

Cette écorce est de moyenne grosseur ; elle est plus épaisse que celle du quinquina gris ; elle a une couleur brun-fauve, sa surface est tuberculeuse, sa cassure est fibreuse, un peu résineuse ; elle a peu d'odeur et peu de saveur.

** QUINQUINAS JAUNES OU CALISAYAS.

5. Quinquina jaune. — Q. jaune de roi. — Cascara. —Cascarille amère. — C. de Loxa. — Cascara amara del re. — Q. canelle. M. Ruiz a donné à cette espèce le nom de quinquina légitime, *cinchona legitima*, sans doute à cause de ses bonnes qualités et de la préférence qu'on lui accorde sur celles de ce genre *.

L'écorce du quinquina jaune est mince et roulée en petits cilindres de 1 à 2 lignes de diamètre ; elle est recouverte d'un épiderme fin, d'un gris jaunâtre, fendillé : sa surface interne est rousse, d'un tissu fin et serré, ayant

---

* *Cinchona foliis lanceolatis, glandulosis, obscurè virescentibus, petiolo nervoque centrali sanguineis, flore rubro.* Pavon. Flor. peruv. Rien de plus obscur dans les auteurs que l'histoire des quinquinas jaune et oranger : il paraît que les écorces désignées sous ces deux noms, sont fort mélangées et appartiennent à plusieurs espèces de ce genre, au *C. ovata* de la Flore péruvienne, au *C. cordifolia*, au *C. Micrantha* de MM. Ruiz et Pavon. Quelques naturalistes ne mettent aucune différence entre les écorces de ces deux quinquinas.

l'aspect de la canelle ; sa cassure est nette , un peu fila-
menteuse à la partie interne ; son odeur est aromatique,
un peu résineuse ; mais plus sensible quand on brise
l'écorce dans un mortier ; son amertume et son astringence sont assez marquées. Le véritable quinquina jaune-
royal est très-rare aujourd'hui ; dans le commerce , on
ne l'exploite que pour le roi d'Espagne. On donne , chez
les droguistes , le nom de quinquina jaune à beaucoup
d'espèces ou de variétés différentes , que l'on distingue
sous le nom de Loxa femelle , de Lima gros , fin , blanc ,
etc. , etc. — Andes et forêts chaudes du Pérou.

6. QUINQUINA ORANGER. — Q. jaune. — Q. jaune-
fauve. — *Cinchona tunita* , Lopez. — *C. lancifolia* ,
Mutis. — *C. nitida*, Ruiz et Pavon. — *C. angustifolia* ,
Ruiz et Pav. — Cascarilla naranjada de Santa-Fé. — *C.
coriacea* , Poiret, Fl. Peruv., tom. II , pag. 191 , — vrai
calisaya du commerce *.

Cette espèce, confondue avec beaucoup d'autres espèces analogues, est très-rare dans le commerce : l'é-
corce est en morceaux assez gros et assez bien roulés ;
elle a une surface raboteuse, fendillée transversalement,
couverte de lichens fauve - clair et noirâtres ; sa cassure
est fibreuse, la couleur intérieure de l'écorce est fauve ;
mais sa poussière est plus foncée : l'intensité de cette
couleur augmente encore, quand on mouille cette
écorce ; elle prend alors une couleur orangée. Ce quinquina a peu d'amertume et une saveur légèrement aromatique.

Les botanistes de l'expédition du Pérou regardent ce

---

* *Cinchona foliis lanceolatis , angustis , marginibus retroflexis ,
pedunculis axillaribus , trifidis , laciniis tri-septemlobis.* — Flor.
Peruv.

quinquina comme le plus ancien, le plus précieux et le plus rare; ils le désignent sous le nom de *légitime*.

On le rencontre dans les montagnes élevées des Andes, et surtout dans le territoire de Loxa.

Le principe aromatique, contenu dans cette écorce, la rend très-propre à la guérison des fièvres accompagnées de symptômes nerveux, des intermittentes prolongées, et des maladies périodiques sans fièvre, dont la cause est tout-à-fait nerveuse.

*** QUINQUINAS ROUGES.

On connaît, dans le commerce, une autre espèce d'écorce de quinquina, caractérisée par sa couleur très-prononcée d'oxyde de fer, par l'épaisseur de ses écorces qui sont rarement roulées, et par son astringence : ces quinquinas portent le nom de quinquinas rouges (cascarilla roxa). On en connaît plusieurs espèces.

7. Une de ces espèces est connue en Espagne, sous le nom de QUINQUINA ROUGE-VRAI (cascarilla roxa verdodera). C'est la cascarilla colorada de Ruiz, le quinquina rouge des Français et des Anglais, le quinquina vermeil des Portugais. La surface de cette écorce est sillonnée et raboteuse; l'épiderme est fauve et taché par des lichens; la surface interne est d'un rouge-obscur; son arome est agréable ; sa saveur amère et stiptique. L'arbre qui fournit cette écorce croît sur les montagnes élevées du Pérou; il n'a été décrit par aucun auteur. Les écorces du quinquina rouge-vrai sont rares en France.

La deuxième espèce de quinquina rouge porte le nom de QUINQUINA A FLEURS DE AZAHAR (fleurs d'oranger) : c'est la cascarilla amarilla de Ruiz, le *cinchona magni-*

folia de la Fl. Peruv. — *C. oblongifolia*, Mutis. — *C. grandifolia*, Poiret *.

Cette écorce est la plus commune de celles qui, en France, portent le nom de quinquinas rouges : sa couleur de rouille de fer, est bien plus foncée lorsqu'elle est mouillée ; sa poudre infusée donne une teinture rouge très-prononcée ; sa saveur est très-astringente. La surface extérieure est lisse, et recouverte de mucors qui lui donnent presque l'aspect de l'écorce du peuplier : sa surface interne est rougeâtre, plus foncée vers l'épiderme ; elle a une odeur agréable. Cet arbre est un des plus grands des espèces de quinquinas connus ; ses feuilles ont jusqu'à un pied de longueur et un demipied de largeur. Il croît dans les forêts chaudes des Andes. — Alibert, Fièvres pernicieuses, Table IV.

9. M. Toffala a envoyé en Europe, en 1798, de grosses écorces d'un quinquina rouge, très-hautes en couleur, qui proviennent d'un arbre auquel il a donné le nom de *cinchona laccifera*, et que les naturels appellent *socchi*. Ce quinquina a de grosses écorces spongieuses, résineuses, recouvertes d'un épiderme fauve, présentant à leur surface interne une couleur semblable au carmin. Si on racle cette écorce fraîche, on en fait exsuder un suc qui, épaissi au soleil, acquiert une belle couleur de lacque, et qui peut remplacer cette substance dans la teinture. On a appelé cette lacque *cinchonique*. Cette écorce, qui a des propriétés physiques si différentes des quinquinas ordinaires, appartient, à ce qu'il paraît, à un genre particulier, mais fort voisin de celui-là.

---

* *Cinchona foliis oblongis ovalibus, glabris, panicula brachiata, floribus subcorymbosis, corollis albis, limbo villoso.* — Flor. Peruv-

10. Quinquina piton. — *Cinchona floribunda*, Wahl. — *C. montana*, Badier. — Q. Piton des Antilles. — *V.* le Journal de physique, 1789.

Les écorces du quinquina piton sont moyennes, peu roulées, épaisses de moins d'une ligne, recouvertes d'un épiderme très-rugueux, gris-brun ; l'intérieur est roux canelle, la cassure peu compacte et ligneuse, la saveur amère, très - astringente. Cette écorce est peu employée en médecine. L'arbre qui la fournit croît sur les Pitons ou montagnes des Antilles : on croit que le quinquina caraïbe, *c. caribœa*, (Linnée et Swartz), est le même arbre.

Les quinquinas rouges sont les quinquinas astringens par excellence : on doit les préférer à tous les autres, lorsque la contractilité fibrillaire est profondément altérée, dans les fièvres adynamiques, les fièvres pétéchiales, exanthématiques, le scorbut, les hémorragies passives, la prostration des forces, la gangrène. Ces propriétés toniques sont indiquées d'ailleurs par l'intensité de leur couleur, par leur saveur astringente et résineuse.

**** QUINQUINA BLANC.

11. Les botanistes rapportent au genre *cosmibuena*, admis par MM. Ruiz et Pavon, les écorces d'un quinquina connu sous le nom de QUINQUINA BLANC. — *Cinchona officinalis*, Linn. — *C. macrocarpa*, Wahl. — *C. ovalifolia*, Mutis. — *C. grandiflora* de quelques auteurs. — *Cosmibuena obtusifolia*, Ruiz et Pavon. — Quina blanca. — Quinquina blanc de Santa-Fé de Bogota, Fl. Péruv., tom. III, fig., 198 *.

---

* *C. macrocarpa, foliis oblongis, subtùs pubescentibus, costatis*, WAHL.

Les écorces de ce quinquina sont minces, applaties, recouvertes d'un épiderme grisâtre très-fin et très-doux au toucher : la surface interne est jaunâtre, lisse, luisante, sillonnée, et d'un jaune grisâtre ; elles sont très-cassantes, se réduisent facilement en poudre ; leur amertume et leur saveur sont faibles ; l'eau et l'alkool en obtiennent une teinture assez chargée : cette infusion se couvre d'une écume abondante ; ce quinquina arrive rarement sans être mélangé.

Il paraît que l'écorce du cosmibuena blanc n'a pas de propriétés actives, et que l'on ne doit lui accorder aucune préférence sur les autres espèces connues de quinquinas : ce peu de propriétés, joint à sa rareté dans le commerce, contribuera sans doute à le faire rejeter de la matière médicale usuelle, ainsi qu'un grand nombre d'autres médicamens étrangers qui peuvent être facilement remplacés par des médicamens indigènes beaucoup moins coûteux. Cette substitution se fait dans tous les pays, où des fièvres d'une nature très-dangereuse réclament l'emploi des quinquinas, ou au moins des médicamens analogues ; même en Amérique, la patrie des quinquinas, où l'on emploie généralement, comme toniques et fébrifuges, les écorces amères des Ilicium, du Lyriodendron, des Magnolia. Dans les Etats-Unis, on substitue également aux quinquinas les écorces du *ceanothus cerulea* et du *prinos verticillata* : on emploie au même usage, dans l'Inde, celles du *menispermum cordifolium*, du *cedrella alba*, du *swietenia mahogoni* et *febrifuga* : on emploie encore, dans les Etats-Unis, l'écorce de plusieurs cornouillers, et surtout celles des *cornus florida* et *sericea*, et celles des *œsculus pavia* et *flava*.

Il existe un bien plus grand nombre d'espèces d'é-

corces de quinquinas, dont je n'ai point donné la description, parce qu'elles n'ont jamais été mises en usage
par les médecins français : quelques-unes, encore rares
dans nos pharmacies, sont très-vulgaires et très-abon-
dantes dans les pharmacies espagnoles : l'Espagne est
le vrai pays de ces écorces. On consultera, avec le plus
grand intérêt, la savante dissertation de M. Laubert
sur leur histoire , et sur l'histoire naturelle générale
des quinquinas.

La couleur des écorces des quinquinas est jaune , rougeâtre , ou brune ; leur saveur amère , astringente ,
a quelque chose de particulier qui n'appartient qu'à
ces végétaux : leur odeur est presque nulle et faiblement
aromatique dans quelques espèces. Ces divers caractères sont plus marqués dans les jeunes écorces ;
mais les vieilles ont plus de vertus : elles paraissent
même , quand on les conserve plusieurs années dans
un lieu sec , en acquérir de nouvelles : c'est le sentiment de M. Mutis. Ces écorces sèches se réduisent
facilement en poudre ; la seconde poudre , que l'on
obtient dans cette opération , est plus colorée , plus
résineuse , plus adorante , plus astringente et plus
active que la première , qui est ordinairement pâle ,
terreuse et chargée de l'ichens qui en recouvrent l'épiderme. Ces poudres ont quelquefois une couleur plus
foncée que celles des écorces dont elles proviennent,
comme on le remarque dans le quinquina oranger ;
quelquefois moins foncée comme dans quelques quinquinas rouges.

Les plus célèbres chimistes ont essayé l'analyse du
quinquina : je ne vois pas qu'il en soit résulté jusqu'à
présent beaucoup d'avantages pour la médecine. De

quelle utilité sont des élémens sans vertus, ou qui ont
chacun à part des vertus différentes du médicament
composé, et dont le rapprochement, par synthèse, ne
le reproduit pas? Dans cette analyse qui avait fait naître
de si grandes espérances, il y a toujours quelque chose
qui échappe, quelque principe subtil, incoercible.
MM. Fourcroy, Vauquelin, Deschamps, Reuss, etc.,
se sont occupés de l'analyse des quinquinas : quinze
espèces au moins de différentes écorces ont été soumises
à leurs essais. Les principes les plus remarquables
qu'ils ont obtenus, sont : 1°. une substance extracto-
résineuse, ayant plus ou moins de tendance à absorber l'oxygène, et à se convertir en une véritable résine.
Par l'effet de cette combinaison, ce principe extractif
devient plus coloré, plus astringent et beaucoup moins
soluble à l'eau : il est, toutes choses égales d'ailleurs,
beaucoup moins soluble dans les quinquinas jaune et
oranger, que dans les quinquinas rouges. 2°. Un sel
calcaire découvert par M. Deschamps de Lyon, et que
M. Vauquelin a retrouvé dans tous les quinquinas qu'il
a analysés : l'acide qui forme ce sel (acide kinique),
diffère essentiellement de tous les autres acides – végétaux : il a une saveur forte ; il colore fortement en
rouge les couleurs bleues végétales ; il cristallise en lames
divergentes, il est très-soluble à l'eau. Cet acide se
combine également bien avec la chaux, la baryte, la
strontiane, la soude, et forme des kinates de chaux,
de baryte, etc. L'analyse a encore obtenu des quinquinas, plusieurs produits moins importans, tels que
du tanin, une substance analogue à la gélatine
animale, de l'acide citrique, de l'acide gallique ;
différens sels à base de potasse, de chaux et de ma-

gnésie, du fer oxydé, une matière ligneuse, l'amer cin-chonique, le rouge cinchonique *.

En combinant la gélatine animale, le tanin et l'émé-tique (tartrite de potasse antimonié), avec le décoc-tum des différentes espèces de quinquinas, M. Vauquelin a remarqué que le plus grand nombre de ces decoctum précipitent une ou deux de ces substances; que quel-ques-uns les précipitent toutes les trois; que le de-coctum d'un très-petit nombre d'espèces, tels que ceux du quinquina jaune et le quinquina blanc, ** ne donnent aucun précipité. M. Vauquelin a encore remarqué que les décoctum qui forment les précipités les plus abon-dans avec ces trois substances, proviennent des écorces les plus actives; que celles qui n'en précipitent qu'une ou deux, le sont beaucoup moins : et ce chimiste propose une classification des quinquinas d'après ces caractères; il fait observer qu'un decoctum de quin-quina qui précipite faiblement ces trois substances, ne possède pas de vertus aussi prononcées que celui qui en précipite abondamment une seule ***. On n'a pu jusqu'à présent reconnaître la nature du principe médicamenteux des quinquinas, du moins aucuns de ces produits chimi-ques pris séparément ne le possèdent exclusivement. Les uns attribuent cette vertu à la substance extracto-résineuse; il est, en effet, assez naturel de penser

---

* *L'amer cinchonique*, saveur amère, très-soluble dans l'eau et l'alkool, colorant en vert les dissolutions du fer, précipitant aban-damment avec la noix de Galle.

Le rouge cinchonique, matière colorante, rouge, insipide, très-soluble à l'alkool, très-soluble à l'eau, altérable par l'oxygène, formant un précipité abondant avec les sels métalliques. — REUSS., Journal de pharmacie, 1815.

** Le quinquina blanc est un faux quinquina du genre *Cosmibuena*.

*** Annales de Chimie.

qu'une substance aussi amère, aussi résineuse, possède toutes les vertus éminentes de ces toniques; d'autres à l'acide kinique, au principe gélatineux, etc, etc. Il est bien certain que ce n'est pas d'un principe seul et isolé que dépend la vertu tonique des quinquinas; mais de tous ces élémens combinés entre eux par l'acte même de la végétation; car l'art n'effectuera probablement jamais rien de semblable.

Avant l'introduction des quinquinas dans la matière médicale, on employait dans le traitement des fièvres un grand nombre de médicamens amers, astringens, échauffans, aromatiques, appelés fébrifuges; la camomille, l'absynthe, le petit-chêne, la gentiane, les sels acides, alkalins : ces moyens réussissaient assez constamment dans la guérison des fièvres intermittentes simples; mais ils restaient presque toujours impuissans dans le traitement des fièvres intermittentes accompagnées de symptômes graves, comme sont toutes les intermittentes pernicieuses. Le quinquina est le véritable spécifique de ces fièvres, ou plutôt leur antidote. Sa découverte est, sous ce rapport, une des plus utiles à l'humanité; mais les diverses écorces dont j'ai donné la description, ne jouissent pas toutes au même degré de la vertu tonique fébrifuge. On doit placer au premier rang le quinquina gris, *C. Condamiuea*, et le quinquina jaune de Loxa, *C. legitima*. Au second rang, le quinquina oranger, *C. nitida*; les différens quinquinas rouges, *C magnifolia*, etc; le quinquina Havane ou Huanuco, *C. glandulifera*. Au troisième et dernier rang, les écorces douées d'odeur, de saveur et de vertus très-faibles, des quinquinas rouges pâles, du quinquina piton, *C. floribunda*, du quinquina dit *nova*, *C. rosca*, et du cosmibuena, ou quinquina blanc, *Cosmib. obtusifolia*, et sans doute toutes les écorces douteuses qui portent le nom de quinquinas, et qui proviennent d'arbres étrangers à ce genre. Je crois que la vertu tonique fébrifuge est la seule à laquelle on doive avoir égard, sans mettre plus de confiance qu'il n'en faut à ces vertus attribuées à chaque écorce en particulier d'agir, plus immédiatement sur les nerfs, sur les organes musculaires et membraneux, sur les vaisseaux lymphatiques, etc. Quand bien même ces vertus se réaliseraient, leur application au traitement des maladies, ne deviendrai-telle pas presqu'impossible, par la difficulté du choix des écorces auxquelles elles doivent appartenir.

C'est pour obtenir la guérison des fièvres, que les quinquinas sont surtout employés : ils en préviennent les paroxysmes ; ils en arrêtent les accès. Ce que l'on a écrit sur ce mode de médication, n'est pas du tout satisfaisant : il faut sur cela, comme sur tant d'autres médications obscures, s'en tenir aux faits, toujours préférables aux plus séduisantes hypothèses. Cette vertu des quinquinas, de guérir les fièvres d'accès, est constamment efficace dans les maladies sans fièvres, caractérisées par des accès périodiques, et sur lesquelles un médecin célèbre, Casimir Medicus a si savamment écrit *.

---

* Traité des maladies périodiques sans fièvre, par Casimir Medicus, traduction française, Paris 1790. On y trouve des observations d'apoplexie, d'épilepsie et de léthargie périodiques; de veille, de sommeil, de chaleur et de froid, de jaunisse, d'aveuglement, d'odontalgie, de faim, de soif, de vomissement, également périodiques. Quoique ces maladies ne soient point accompagnées de fièvre, elles ont cependant avec cette dernière tant d'affinité, qu'elles cèdent, comme le remarque l'auteur de cet intéressant traité, aux mêmes moyens curatifs.

La vertu des quinquinas pour guérir les fièvres intermittentes est constatée par tant de faits, que ces médicamens peuvent être regardés comme un spécifique contre ces maladies ; mais cette qualification n'est plus reçue aujourd'hui dans la langue beaucoup plus exacte que le médecin a adoptée. Le quinquina ne guérit pas toujours les fièvres ; la plupart des intermittentes simples se guérissent sans son recours. Dans quelques circonstances il en exaspère au contraire les symptômes, et en prolonge les accès. PIQUER et M. le professeur PINEL ont remarqué que le quinquina est presque toujours donné sans aucun succès dans la fièvre-quarte ; que souvent même il devient dangereux. Le quinquina n'est pas, plus que le mercure, un véritable spécifique ; il ne l'est que relativement aux circonstances pathologiques et individuelles, qui font autant pour la réussite du traitement, que le médicament même. On a souvent obtenu de l'usage des substances indigènes, amères et toniques, plus de succès dans le traitement des fièvres, que de celui du quinquina ; souvent plus de l'usage des moyens directement contraires aux toniques. J'ai soigné avec M. le docteur PETIT, médecin de l'Hotel-Dieu, une jeune malade, d'une constitution faible et irritable, affectée d'une fièvre quotidienne rémittente, dont le quinquina avait exaspéré les symptômes : nous réussîmes à la guérir par l'usage des boissons mucilagineuses, adoucissantes, et des bains tièdes.

Le quinquina ne réussit pas non plus constamment dans les fièvres intermittentes qui se déclarent au printemps, et qui se terminent ordinairement après le septième accès : c'est une observation d'HIPPOCRATE, que confirme l'expérience. Il faut considérer, la fièvre, dans cette circonstance, comme un mouvement salutaire qu'il serait dangereux d'arrêter *.

Mais le quinquina devient un remède utile, nécessaire, indispensable, quand la fièvre se prolonge au-delà du terme de sa terminaison spontanée ; quand tous les autres moyens curatifs ont été mis en usage ; quand le danger est imminent, comme dans les fièvres ataxiques. Dans quelques fièvres nerveuses, dans les intermittentes pernicieuses, le quinquina agit avec une telle énergie, et fait cesser si promptement les graves symptômes qui les accompagnent, et qui menacent à chaque instant la vie du malade, que cette médication paraît tenir du prodige : c'est dans cette circonstance surtout que le quinquina mérite le titre de *remède héroïque, de roi des médicamens toniques* **.

Le quinquina est encore un médicament le plus utilement employé dans le traitement des fièvres ataxiques continues, et des fièvres adynamiques ou putrides, surtout dans celles qui sont accompagnées de pétéchies : c'est peut-être ce qui a suggéré l'idée de faire usage de ce médicament dans les maladies exanthématiques (phlegmasies cutanées), accompagnées de faiblesse, de la prostration des forces ; soit pour favoriser l'éruption lorsqu'elle languit (variole confluente, rougeole maligne), soit pour soutenir les forces du

---

* La fièvre est-elle autre chose qu'un mouvement de réaction contre un agent nuisible ; non une cause de maladie, mais un effet de cette cause ; une affection secondaire, symptomatique, qui dure quelquefois très-long-temps, lors même que la cause est détruite, et qui se manifeste par des mouvemens réguliers, périodiques, dont la nature prend l'habitude ?

** Comme tous les remèdes fameux, le quinquina a eu ses partisans et ses adversaires outrés. Le célèbre Stahl et quelques autres médecins reprochent à cette substance de masquer les fièvres, au

malade pendant la suppuration, soit enfin pour prévenir la dégénérescence gangreneuse *. On l'emploie avec un pareil avantage dans toutes les phlegmasies cellulaires, musculaires, membraneuses ou parenchymateuses, qui tendent à cette terminaison funeste ; l'érysipèle et le phlegmon gangreneux, la pustule maligne, l'angine gangreneuse, les rhumatismes, et toutes les phlegmasies dans la période d'atonie ou de chronicité.

Les hémorrhagies passives dépendant évidemment de la diminution de la contractilité des organes circulatoires et du relâchement des vaisseaux capillaires exhalans, se traitent aussi par les mêmes moyens. C'est surtout dans cette circonstance que le quinquina, associé aux astringens et aux acides, produit de si bons et de si prompts effets, surtout dans les hémorrhagies scorbutiques : il ne réussit pas aussi constamment, quand il produit de l'irritation, il aggrave aucontraire les accidens.

---

lieu de les guérir, d'en changer le type, de produire des obstructions, l'hydropisie, la tympanite, d'exposer à des rechutes rebelles, de s'opposer aux crises, d'empêcher la coction : mais si le quinquina donne lieu à ces accidens, et s'il mérite ces reproches, c'est certainement quand il est mal administré. Ainsi le quinquina est un moyen constamment dangereux, quand il y a des signes d'irritation et de phlogose, que le pouls est tendu, que la face est rouge et *vultueuse*, que la peau est brûlante, que la langue est sèche, l'épigastre et l'abdomen douloureux, l'agitation extrême : et puis le quinquina ne réussit pas constamment quand il est administré à des individus différens par le sexe, l'âge, le pays, la susceptibilité. On a observé qu'il réussit mieux chez les enfans que chez les vieillards ; mieux chez les sujets robustes, que chez les sujets faibles ; mieux dans les pays chauds, que dans les pays froids et humides ; mieux en Espagne et en Italie, qu'en France et en Angleterre ; mieux dans ces derniers pays, qu'en Suède et en Russie.

* *V.* les ouvrages de Morton, Méad, Huxam, Vanswieten, Wahl, etc.

Le quinquina est très-convenable pour le traitement
des névroses occasionnées par la faiblesse ou par l'épuisement : on lui associe alors les antispasmodiques , et
l'usage des bains froids , celui d'une nourriture restaurante et tous les moyens analeptiques de l'hygiène.

Dans les affections organiques , le quinquina est
encore très-utilement recommandé : ce n'est point ce
médicament , comme l'ont pensé un grand nombre de
médecins , mais l'usage abusif des évacuans , et la maladie elle-même trop prolongée qui occasionnent les affections graves des viscères connues sous le nom d'empâtement , d'engorgement , d'obstrution , d'atrophie, etc.;
et d'autres maladies consécutives encore plus graves ,
telles que les affections organiques des viscères de l'abdomen , les affections squirreuses et les hydropisies de différens genres. Le quinquina guérit, ou contribue à la guérison de ces maux , loin de les aggraver. L'engorgement
de la rate , qui a si souvent lieu dans la prolongation des
fièvres intermittentes , se dissipe presque toujours par son
usage ; et rien ne réussit mieux , alors que les viscères sont
dans l'atonie, que cette substance combinée aux purgatifs.

Le quinquina appliqué sur les plaies , avive leurs
chairs, améliore leur suppuration, prévient la gangrène,
arrête ses progrès, et favorise la cicatrisation. La manière d'agir du quinquina , dans cette circonstance , la
fait regarder comme un des plus puissans antiseptiques ,
par tous les praticiens qui ont été partisans de la doctrine
de la putridité des humeurs.

Les recueils d'observations pratiques renferment plusieurs exemples de guérisons de la phtisie pulmonaire
au moyen du quinquina. Je n'ai jamais vu guérir la
phtisie par quelques moyens que ce soit ; mais j'ai vu
constamment les symptômes qui l'accompagnent , tels

que le crachement purulent, l'oppression, la diarrhée, la fièvre hectique, les sueurs nocturnes, diminuer par l'usage de ce médicament. On a des preuves plus certaines de la guérison obtenue par une sage administration du quinquina, de la phtisie laryngée et trachéale. L'auteur d'une très-bonne dissertation sur cette dernière maladie, M. CAYOL, en cite, d'après MORGAGNI, un exemple remarquable.

Le quinquina a été employé avec beaucoup de succès dans le traitement de la goutte : il y a long-temps qu'on lui connaît cette vertu antiarthritique. Voici comme s'explique un des plus anciens médecins qui l'ait constatée : « *Sine topicis tumor et dolores brevi remiserunt, febris in paroxysmo cum calore presens mitigata, et appetitus ciborum aliàs imminuuntur, vel planè abolitus, resuscitatus vel integer servatus, imò paroxysmus omnis brevi sublatus : uno verbo cortex peruvianus in podagrá divinum est remedium, quod multijugá experientiá edoctus sum, et firmissimè asseverare non nequeo.* — GOD. HELD, *Miscellaneæ Academiæ Natur. Cur.* — Le docteur GIANNINI a employé le quinquina avec les immersions froides, comme étant le seul médicament qui puisse bien seconder un moyen aussi puissant : il recommande le quinquina à grandes doses, et engage le médecin à ne point hésiter, lors même que la maladie est aiguë ou inflammatoire *.

Le mode d'administration du quinquina est relatif aux doses, au temps qu'il convient de les administrer, et aux préparations.

Avant de donner le quinquina, il est souvent né-

---

* *De la Goutte et du Rhumatisme*, par le docteur GIANNINI, traduit de l'Italien par JOUENNE, Paris, 1810.

cessaire d'y préparer le malade, par des boissons délayantes, par des purgatifs et la saignée. Ce médicament n'a presque point d'action sur les premières voies,
quand elles sont remplies de bile ou de saburre. Cet
état que l'on peut considérer tantôt comme cause de la
fièvre, tantôt comme complication, se manifeste surtout
avec les fièvres, intermittentes d'automne. L'émétique
et les purgatifs ont quelquefois suffi dans cette circonstance pour en opérer la guérison ; mais il ne faut pas, à
l'exemple des médecins humoristes, abuser de ces
moyens, dans l'intention d'évacuer ce qu'ils appellent
l'humeur peccante : cette méthode cause la débilité,
dispose aux obstructions, à la cachexie, à l'hydropisie,
et rend les fièvres plus opiniâtres.

Un état phlogistique accompagne les fièvres de presque tous les genres à leur début. surtout dans les jeunes
sujets. J'ai observé, même dans les fièvres adynamiques
et ataxiques, que cet état réclame l'emploi des boissons
délayantes et adoucissantes, de la saignée veineuse ou
capillaire, avant celui des toniques.

On donne le quinquina en substance, en poudre,
en infusum dans l'eau, le vin, l'alkool, en extrait
aqueux ou alkoolique : plus la poudre est fine, mieux
elle agit. * On la délaye dans un peu d'eau ou de vin ;

---

* C'est un avantage dont jouissent tous les médicamens : ce n'est
jamais que réduits à cet état de division extrême qu'ils agissent sur
nos organes. Quelques grains d'ipécacuanha réduits en poudre d'une
extrême division provoquent plus sûrement le vomissement qu'une
dose quatre fois plus forte grossièrement pulvérisée. Le musc en
morceaux n'exhale pas beaucoup d'odeur : un grain de musc tri-
turé dans un mortier d'agathe, exhale une odeur forte, pénétrante et
qui s'étend au loin. Les décoctions, les macérations, les infusions
les dissolutions, tiennent les molécules des médicamens divisées

on l'amalgame avec le miel, un sirop, un électuaire ; pour la réduire en bols on masque sa saveur avec du sucre, de la poudre de canelle ou d'autres aromates ; on prépare l'infusum ou le maceratum à l'eau ou au vin, et toujours à froid et à vase clos, mieux avec la poudre qu'avec l'écorce concassée. Le vin se prépare avec la teinture, d'après le procédé du code pharmaceutique ; et la teinture, en faisant macérer, au bain de sable, dans de l'alkool à vingt degrés, des écorces de quinquina, d'orange amère et d'angélique : c'est un médicament très-actif, qui contient la plupart des matériaux du quinquina.

On prépare les extraits du quinquina à l'eau ou à l'esprit de vin ; ces extraits ont le double avantage d'offrir aux malades un médicament moins répugnant que le quinquina, et de se conserver très-long-temps sans s'altérer. Cependant ils ne réunissent pas, à beaucoup près de vertus, en proportion de la quantité du quinquina employée à leur préparation, ni de vertus aussi énergiques. Il est probable que quelques principes essentiels se trouvent altérés par la chaleur ; il faut donner ces extraits à plus grande dose qu'on ne le fait ordinairement.

Le sirop dequinquina est un médicament fort doux ;

à l'infini : c'est un des points essentiels de leur utilité. Les substances minérales ne se dissolvent pas sans être préalablement oxydées : sans cette préparation de la nature ou de l'art, elles sont inertes, réfractaires, et n'agissent que par leur pesanteur, *corpora non agunt nisi sint soluta.* Il serait donc très-utile de réduire en poudres *impalpables*, les médicamens que l'on donne sans excipient : ils agiraient plus sûrement et à moindre dose. Les infusions préparées avec les médicamens pulvérisés sont aussi plus chargées et plus actives ; mais il faut apporter beaucoup de soin à la conservation de ces poudres : quand on les prépare long-temps d'avance, elles perdent continuellement, si l'on ne les tient bien enfermées en un lieu sec.

il en masque la saveur amère, et il est très-convenable
pour les enfans.

La dose du quinquina en poudre est depuis plusieurs
grains jusqu'à plusieurs onces en vingt - quatre heures.
Tant de circonstances la font varier, qu'il n'est pas possible de la déterminer. La dose la plus ordinaire, pour
prévenir les accès des fièvres intermittentes, est de deux
à trois gros jusqu'à une once : on divise cette dose par
fractions d'un demi-gros, que l'on donne à demi-heure
d'intervalle, en commençant six, huit ou dix heures
avant le moment de l'accès. Dans quelques circonstances
on administre ces doses à des intervalles plus éloignés ;
alors on a moins l'intention d'étouffer la fièvre, que de
l'éteindre lentement, en diminuant peu-à-peu la longueur et l'intensité des accès. On donne l'infusum ou le
decoctum aqueux par verrées ; l'infusum vineux et la
teinture, par onces ou par cuillerées ; l'extrait, par gros :
ces deux dernières préparations se donnent dans un
excipient vineux ou sirupeux.

On associe le quinquina ou ses préparations aux
toniques du même genre ; aux astringens, aux amers,
aux acides, aux émétiques, aux excitans, aux purgatifs, aux antipasmodiques. CULLEN a remarqué le premier, que les toniques produisent plus sûrement leur
effet, quand on les associe aux astringens. On empêche
le quinquina d'agir comme purgatif en l'unissant au
cachou et à la gomme kino. On associe les toniques aux
acides dans le traitement des fièvres adynamiques et du
scorbut : au muriate d'ammoniaque et à d'autres
médicamens excitans diffusibles, dans le traitement de
quelques fièvres intermittentes rebelles : uni au tartre
stibié, il forme un médicament composé très - favorable pour prévenir les accès des fièvres — quartes
rebelles. DESBOIS DE ROCHEFORT prescrit dans l'inter-

valle de deux accès , une once de quinquina pulvérisé, seize grains de tartre stibié , un gros de carbonate de potasse ou sel d'absynthe que l'on réduit en poudre : on fait des ces substances soixante bols avec le sirop d'absynthe : cette dose excessive d'émétique ne cause cependant aucun trouble ; unie au quinquina, celui-ci neutralise son effet trop actif.

Quand la fièvre est accompagnée d'un état saburral bien prononcé , et que le malade est trop affaibli pour pouvoir supporter l'effet des purgatifs seuls , on leur associe les toniques et les amers. On combine aux decoctum de quinquina, la casse, le tamarin , la manne, la rhubarbe , les sels neutres, la crème de tartre. Ces médicamens, connus sous le nom d'apozèmes , sont tous extrêmement répugnans et ne sont, heureusement pour les malades , prescrits que très - rarement.

Le quinquina combiné à la magnésie blanche (carbonate de magnésie) a été donné avec succès dans la fièvre-quarte. Salicetti , médecin italien du dernier siècle , et l'auteur de cette découverte , administraient ce mélange à la dose énorme de quinze à dix-huit gros dans l'intervalle de deux accès.

Associé aux antispasmodiques, le quinquina est très-convenable dans les névroses, surtout dans celles qui sont causées par la faiblesse ou l'épuisement. Quels effets bienfaisans n'a-t-on pas obtenu de l'association de l'opium au quinquina? Quelques médecins ont attribué à ce dernier des vertus antispasmodiques. Les fièvres ataxiques offrent des symptômes qui annoncent une atteinte profonde de la sensibilité , tels que l'altération des sens et des perceptions, les mouvemens irréguliers des muscles, les vertiges, les convulsions, le délire : ces symptômes qui cèdent difficilement au quinquina seul, disparaissent

quand on associe ce médicament aux antispasmodiques, aux calmans, et surtout à l'opium.

On donne le quinquina comme fébrifuge, seul ou
combiné de la manière que je viens de le dire, dans
l'intervalle des accès, et à doses d'autant plus fortes
et plus rapprochées, que les accès sont accompagnés de
plus de danger, et que leurs intervalles sont plus courts:
le moment de son administration ne doit en être ni trop
éloigné, ni trop rapproché. Dans la première circonstance, le quinquina resterait sans action; dans la seconde, il augmenterait le trouble fébrile. CULLEN fait
remarquer, qu'entre deux accès de fièvre tierce, une
dose double de quinquina, donnée dans les premières
vingt-quatre heures, opère moins d'effet que la moitié
de cette dose dans les secondes vingt-quatre heures.

Il ne faut pas discontinuer brusquement l'usage du
quinquina; mais peu-à-peu, en diminuant la dose et en
allongeant les intervalles. On a remarqué que, quand
les fièvres récidivent, les accès des tierces reparaissent
un des jours de la deuxième semaine, et ceux des quo-
tidiennes et des quartes un des jours de la quatrième
semaine: il faut, à ces différentes époques, remettre le
malade à l'usage du quinquina.

On administre le quinquina en frictions ou en applications topiques sur la peau et sur le trajet des vaisseaux
lymphatiques et absorbans, pour le faire agir par cette
voie, quand son introduction dans l'estomac est impossible, ou que le malade éprouve un dégoût insurmontable. On l'administre quelquefois en lavement, plutôt
dans l'intention de réveiller le ton du rectum, que pour
le faire agir par absorbtion.

On en saupoudre les plaies et les ulcères; on les
fomente avec le decoctum animé d'un peu de vin ou
d'alkool.

CHÊNE, *quercus-robur*. L. fam. des amentacée.

La nature a répandu le chêne avec profusion sur toutes les plages de l'ancien et du nouveau monde, qui s'étendent des tropiques aux cercles polaires. Les botanistes en connaissent aujourd'hui un grand nombre d'espèces ; mais on préfère toujours pour l'usage médicinal comme pour les constructions , celle qui croît dans nos forêts.

Le chêne (*quercus-robur*) est le géant des végétaux ligneux : son bois est dur et très-résistant. Il doit probablement sa longue durée et son inaltérabilité au principe astringent dont il est pénétré : c'est à ce principe qu'il faut attribuer les propriétés toniques qui sont répandues dans son écorce , dans ses feuilles , et jusque dans son fruit.

L'écorce du chêne est plus ou moins épaisse ; ordinairement couverte de lychens crustacés ou filamenteux ; son épiderme est brun, l'écorce est jaune et légèrement rosée ; elle est formée d'un tissu de fibres longitudinales ; sa saveur est amère, acerbe ; on la réduit facilement en poudre, à laquelle on donne le nom de *tan.* Le principe astringent est plus abondant dans les jeunes écorces : ce sont celles que l'on doit choisir. Il faut les recueillir au printemps, et n'employer que celles de l'année. Ces écorces contiennent une grande quantité de tanin et beaucoup d'extrait : leur decoctum précipite abondamment la colle animale ; aussi s'en sert-on généralement en France pour le tannage des cuirs.

L'écorce de chêne est un très-bon fébrifuge ; elle convient dans les fièvres intermittentes simples , et je

J'ai vue rarement manquer son effet, quand on avait soin de bien purger le malade, et de lui donner cette écorce par petites doses et souvent répétées. CULLEN a vanté ce médicament : il donne la préférence à la poudre des cupules ou de l'espèce de calice qui contient le gland : il unissait cette poudre à celle de la camomille romaine.

L'écorce de chêne a été recommandée dans toutes les maladies par faiblesse , dans les affections chroniques des membranes muqueuses, les flux immodérés, les leucorrhées et la blénhorragie chronique, les hémorragies passives, etc.

Le decoctum de l'écorce de chêne est encore très-utilement employé dans le gonflement léger de la membrane muqueuse de l'arrière-bouche, dans le relâchement de la luette et dans l'esquinancie tonsillaire, occasionnée par le froid et l'humidité, soit pour guérir cette maladie, soit pour la prévenir (CULLEN).

Les bains de tan sont très-utiles dans les affections scrophuleuses, dans l'engorgement des vaisseaux et des glandes lymphatiques , les dartres et les ulcères scrophuleux, l'anasarque, les varices, les échymoses, dans toutes les maladies chroniques de la peau; enfin, quand cet organe est relâché soit par suite de la maladie, soit par suite du traitement.

On fait, avec le decoctum du tan, des injections dans le vagin et dans l'urètre. On en applique des sachets sur le gouètre et sur les taches scorbutiques.

On donne l'écorce de chêne en poudre et finement pulvérisée, dans un peu d'eau ou de vin ; on l'incorpore dans du miel: la dose est d'un à deux gros. Le decoctum d'une à deux onces dans une pinte d'eau, que l'on prend par verrées. On en prépare un extrait aqueux qui

... très-amère, et une teinture vineuse. Les feuilles du chêne s'emploient utilement en gargarisme et en fomentation. On associe la poudre du chêne au quinquina, à l'alun, à la petite centaurée, à la camomille, à la poudre d'ammoniaque.

SAULE. — Saule des ruisseaux. — Saule blanc. — *Salix alba*, L. —Ecorce de saule, *cortex salicis*.— Fam. des amentacées.

L'écorce du saule blanc est plus ou moins épaisse, plus ou moins roulée : cela dépend de la grosseur des branches, sur lesquelles les fragmens ont été recueillis : l'épiderme est brun, celui des jeunes écorces est verdâtre ; le corps de l'écorce ou le *liber* est jaune, rougeâtre et fibreux ; la partie interne, exposée à l'air, a une teinte plus prononcée : la saveur de ces écorces est amère et astringente ; la poudre a une couleur de canelle. Le saule blanc est très-commun au bord des ruisseaux : on le reconnait à sa tige tronquée, à ses rameaux élancés, à ses feuilles lancéolées, blanches et argentées en dessous.

L'écorce de saule contient du tanin, de l'acide gallique et une matière résineuse ; elle précipite abondamment la colle forte et le sulfate de fer.

On s'est servi avec beaucoup de succès du saule, dans le traitement des fièvres intermittentes : quelques médecins, frappés de cette particularité, l'ont assimilé au quinquina; quelques-uns même lui ont donné la préférence sur cette écorce Dans l'analyse que M. VAUQUELIN a faite de l'écorce du saule, il a trouvé quelques rapports avec certaines espèces de quinquinas. M. MONIER, cité par M. ALIBERT, dit l'avoir administrée avec succès dans une fièvre intermittente pernicieuse. C'est une découverte merveilleuse, que celle d'un médicament qui peut remédier à un genre de fièvres dont jusqu'à présent le quinquina seul a été regardé comme le spécifique. J'ai employé l'infusum du saule, avec beaucoup de succès dans les faiblesses d'estomac et les douleurs rebelles : c'est la seule occasion que j'aie eue, d'en observer les effets.

On donne le saule en poudre, à la dose d'un à trois gros, en infusum aqueux et vineux : on se sert de la proportion d'une once par livre : on donne l'infusum par tasse, l'infusum vineux par cuillerées. Il faut choisir les écorces récentes, et sur des branches adultes. On emploie avec le même avantage les écorces de saule à feuilles d'amandier, *salix amygdalina*; du saule du vanier, *salix vitellina*; du saule jaune, *salix viminea*; du saule fragile, *salix fragilis*; du saule rouge, *salix pentandra*.

SAPIN. — *Pinus sylvestris*, L. — Fam. des conifères.

Les élémens chimiques qui entrent dans l'écorce du sapin, ont fait naître l'idée de l'employer en médecine. J'avais déjà obtenu de bons effets du decoctum de cette écorce, dans le traitement du scorbut et d'anciennes gonorrhées : lorsque j'en fis usage pour le traitement des fièvres intermittentes, j'eus beaucoup à me louer de ce médicament. Le tanin et la résine sont très-abondans dans l'écorce du sapin ; son decoctum est très-chargé de ces deux principes : dans les jeunes écorces, la résine à peine formée est en partie soluble à l'eau. Il résulte du mélange de ces deux principes, un médicament qui peut être employé avec avantage

...ns le traitement de toutes les maladies caractérisées
...r la faiblesse et le relâchement.

On emploie l'écorce de sapin en poudre, à la dose
...'à plusieurs gros; en decoctum aqueux, par verrées;
...infusum vineux, par cuillerées : cette dernière préparation est un puissant stomachique.

En Suisse et en Allemagne, j'ai vu employer l'écorce
du sapin avec autant d'avantage que l'écorce de chêne
au tannage des cuirs.

C'est de l'écorce du pin sauvage, *pinus sylvestris*, que
je me suis servi. L'écorce de toutes les autres espèces
qui croissent en Europe, est douée probablement de
vertus semblables.

BENOITE. — Recise. — Galliot. — *Caryophyllata.*
— *Geum urbanum,* L. — Fam. des rosacées.

La benoîte est une plante herbacée, vivace, très-
commune dans les bois découverts, les bosquets et les
pâturages, où elle fleurit à la fin du printemps.

C'est dans ses racines que résident ses propriétés : ces
racines sont formées d'un corps oblong, ligneux, d'où
sort un grand nombre de radicules simples. L'épiderme
est brun ; l'intérieur du corps de la racine présente
deux couches concentriques ; celle du centre d'une
couleur violette, celle de la circonférence blanchâtre :
elles sont formées d'un corps fibreux, dont les interstices
sont remplis d'une substance féculente ou farineuse ;
elles ont une saveur amère-astringente, une odeur

---

* G. *Floribus erectis, fructibus globosis, villosis, aristis uncinatis,
nudis, foliis lyratis.* — LINN. FLOR. DAN.

aromatique de gérofle (*caryophyllus*), surtout après
une legère dessication.

La saveur astringente de la benoite et son odeur
aromatique, indiquent la présence du tanin et d'une
substance résineuse que M. BOUILLON-LAGRANGE en
a extraits dans l'analyse qu'il a faite de cette racine :
il y a découvert encore de l'acide gallique et une
matière extractive colorante ; mais ces principes semblables à ceux du quinquina, ne prouvent point l'iden-
tité de ces deux substances. La benoite est cependant
de tous les médicamens indigènes, le plus propre à remplacer ce médicament exotique. On la donne avec un
pareil succès dans beaucoup de circonstances, et à pareilles doses : enfin on l'associe très-utilement au quinquina dans le traitement des fièvres nerveuses. La benoite
a encore été très-utilement administrée dans les affections
lymphatiques et muqueuses, les maladies scrophuleuses,
les diarrhées chroniques et les leucorrhées. Je l'ai
employée avec beaucoup de succès dans le traitement
des anciennes blénorhagies : CALLISEN l'a recommandée
dans les dysenteries chroniques, et quelques médecins
Allemands, pour prévenir les pollutions nocturnes.

On donne la benoite en poudre, depuis un jusqu'à
quatre gros, en infusum aqueux ou vineux (deux à
trois onces par pinte) ; en infusum alkoolique ou
en teinture (essence de benoite), deux onces par
livre.

La racine de la benoite des ruisseaux, (*geum rivale*, L.)
plante commune dans tous les pays de montagnes, a
des vertus fort analogues à celles de la première ; mais
elle ne possède ni son degré d'astringence, ni son
arome.

CÉRISIER MAHALEB. — Putier. — Cérisier de Ste.-Lucie.
Prunus mahaleb , L. — Fam. des rosacées.

Cet arbrisseau, originaire du midi, est d'un aspect agréable ; son écorce est lisse ; ses feuilles arrondies, d'un beau vert et agréablement dentées ; ses feuilles sont disposées en corymbe ; ses fruits ou ses baies sont d'un beau noir. Il croît bien dans notre climat, et on le rencontre dans tous nos bosquets.

Toutes les parties de ce végétal ont une saveur amère et *amandée*. Les habitans des Vosges remplissent de feuilles du putier, le corps des petits oiseaux avant de les mettre à la broche ; leur viande en acquiert un fumet agréable.

C'est l'écorce qu'on emploie en médecine : elle a une saveur amère et astringente ; sa couleur est rougeâtre quand elle est sèche ; son épiderme est brun et fort lisse. Elle se réduit difficilement en poudre : on en donne le decoctum dans les fièvres intermittentes, et souvent avec succès : c'est un des médicamens indigènes le plus sûr. On a préconisé d'autres espèces de cerisier ; tels que le cerisier à grappes. *P. pallus* , le cerisier commun etc. ; mais le putier est le seul que l'on conserve parmi les toniques. Sa dose est celle des autres écorces de ce genre.

MARONNIER D'INDE —Frêne. —Hêtre.—Tamarisc , etc.

Je pourrais désigner ici un grand nombre de végétaux indigènes, qui ont été employés comme toniques fébrifuges, et tour-à-tour préconisés et oubliés. De toutes les écorces indigènes, la plus vantée est celle du maronnier d'Inde (*œsculus hypocastanum*). Sa grande

analogie de ressemblance avec le quinquina jaune, a sans
doute contribué beaucoup à sa réputation. Son écorce
est amère, astringente, et chargée d'une matière tanino-
extractive ; mais de ces propriétés physiques fallait-il
conclure de ses vertus médicinales, et regarder le maronnier comme un des meilleurs succédanés du quinquina.
Il s'en faut bien que l'écorce de cet arbre ait soutenu
sa réputation, malgré les éloges que quelques praticiens,
tels que PONTEDERA, ZANICHELLI, COSTE et VELLEMET,
lui ont donnés. Je ne conteste pas ses vertus fébrifuges ;
mais sous ce rapport, elle sont bien au-dessous de celles
des écorces de chêne et de celles du saule.

Les écorces du frêne (*fraxinus exelsior*), du hêtre
(*fagus sylvatica*), du *tamarisc* (*tamariscus germanica
et gallica*), ont aussi été employées comme fébrifuges ;
mais seulement dans ces circonstances de maladies, où
peuvent suffire des médicamens aussi faiblement toniques. Leur administration est d'ailleurs soumise à-peu-
près aux mêmes règles que les médicamens précédens.

HOUX. — Grand houx. — *Agrifolium.* — *Ilex aquifo-
lium.*, L. — Fam. nat. des nerpruns.

M. DURANDE, médecin et membre de l'académie de
Dijon, est le premier qui ait fait mention des propriétés toniques et des vertus fébrifuges du houx [*].
Cet arbrisseau qui se trouve abondamment dans les forêts de la France, est cependant assez rare aux environs
de Paris : il s'élève de huit à dix pieds ; son écorce est
lisse et verte ; ses feuilles sont alternes, munies d'un pétiole court et très-ferme, ovales, sinuées sur les bords
et garnies de dents épineuses ; elles sont glabres, luisantes,

---

[*] Histoire de la société royale de médecine, tome I.

épaisses et persistantes ; les fleurs sont petites et verdâtres , pelotonnées ; le fruit est une baie sphérique ,
d'un beau rouge de corail.

C'est dans les feuilles que réside le principe fébrifuge
du houx : elles contiennent une matière extracto-
résineuse qui a quelqu'analogie avec celle des écorces
de quinquina ; cette matière est d'une odeur forte et
particulière , d'une saveur acerbe.

On donne ces feuilles réduites en poudre : on ne peut
en opérer facilement la pulvérisation, qu'après les avoir
fait sécher dans un four. La dose ordinaire est d'un
gros ; mais on peut aller jusqu'à quatre , sans occasionner de nausées au malade : on les administre dans les
mêmes circonstances, et de la même manière que le
quinquina : cette poudre est grise et la melleuse.

M. Millère, ancien conservateur du cabinet d'anatomie comparée , au jardin des plantes, homme recommandable par l'étendue de ses connaissances et par sa
continuelle bienfaisance, a donné pendant plus de vingt-
ans , la poudre de houx à tous les fiévreux qui venaient
de toute part se présenter chez lui : il a rarement vu ce
fébrifuge manquer son effet, lorsque la fièvre était surtout primitive et sans complication : J'ai vu plusieurs
de ces malades biens guéris, et chez lesquels les accès
n'avaient point reparu.

FER —Mars. — *Chalybs.* — *Ferrum.*

Ce métal , répandu sur la terre avec profusion, et
dans presque tous les climats, est aussi celui qui rend à
l'homme les plus grands services, soit pour les arts,
soit pour la médecine.

Tout le monde connaît le fer : ses mines sont nom-

breuses et variées ; elles le présentent constamment
à l'état d'oxyde, combiné au soufre dans les pyrites, au
charbon dans la plombagine, à l'état d'oxyde dans
l'aimant, de carbonate dans les mines de fer spathi-
que , de sulfate dans le vitriol vert. La facilité avec
laquelle ce métal s'oxyde à l'air , et se combine avec
les acides liquides ou gazeux, répandus dans la nature , peut faire douter encore de son état natif , dans
lequel quelques naturalistes prétendent l'avoir rencontré.

Le fer, dans son état métallique , est gris-bleuâtre;
sa texture est grenue et un peu lamelleuse. Il est dur,
malléable , élastique, étincelant sous le briquet, le
plus tenace des métaux après l'or, et un des plus
oxydables : il est doué éminemment de la propriété
magnétique. Les métaux qui partagent avec lui cette
propriété, tels que le cobalt , le platine , le manganèse ,
le chrome, le nickel , la manifestent à un degré beaucoup
plus faible. Le fer , indépendamment de cette propriété,
est un très-bon conducteur des fluides électrique , galvanique et du calorique. Quand on le frotte , il répand
une odeur particulière ; il manifeste au goût une saveur
un peu stiptique , qui n'appartient qu'à lui , et qui est
très-marquée dans ce métal oxydé.

Le fer paraît se former de toutes pièces dans les végétaux : les plantes aquatiques en contiennent abondamment, et donnent peut-être lieu à la formation du
fer limoneux et de plusieurs sources ferrugineuses.
Celles qui labourent le sol à sa superficie , en sont constamment chargées. On a aussi remarqué que les mous-
ses, les lichens, les lierres et d'autres plantes , qui
s'attachent par leurs racines aux murs et à l'écorce
des arbres, laissent partout des traces d'oxyde de fer ;

que le fer abonde dans les pays boisés, et l'Europe doit peut-être à ses forêts l'abondance de ses mines ; enfin, que la cendre des végétaux qui ont crû dans un sol privé de fer, contiennent cependant des particules de ce métal, en quantité appréciable. On ne connaît point les principes qui entrent dans la composition du fer. Ce métal, que la nature forme si promptement, et pour ainsi dire sous nos yeux, n'a point encore été décomposé par les chimistes. On a seulement remarqué que, dans sa combustion rapide au moyen de l'oxygène, il se dégage de l'hydrogène et de l'acide carbonique, et on a regardé ces principes comme composans, et cette combustion comme une véritable décomposition.

Le fer, ainsi que les autres métaux, n'exerce aucun effet sur l'économie, à l'état métallique. La limaille, qui n'est qu'un métal très-divisé, ne produit de médication, qu'après s'être combinée avec les humeurs ou les gaz acides des premières voies : elle acquiert alors la propriété de colorer les excrémens en brun ou en noir. Le fer, dans cet état de combinaison, jouit de la propriété commune aux toniques, d'augmenter la contractilité des organes, celle en particulier de l'estomac et des intestins, en produisant constamment la constipation. Les médications du fer n'ont pas d'autres signes sensibles : à trop forte dose, le fer et ses préparations irritent l'estomac, et y font naître un sentiment de malaise et d'anxiété.

Le fer doit être considéré comme un tonique très-puissant. Cette propriété se manifeste surtout dans ses combinaisons avec les acides ; il jouit encore d'une vertu astringente, très-énergique, et sensible par l'impression de ce métal sur la langue.

Le fer convient dans toutes les maladies locales ou générales, caractérisées par la faiblesse, la débilité des organes, telles que la langueur des digestions, des excrétions, de la circulation, la chlorose, l'aménorrhée, les hémorrhagies passives, les hydropisies, les scrophules, l'anœmie ou la décoloration de la peau, etc. Dans ces diverses circonstances, ce métal agit toujours par une propriété constante et uniforme, commune à tous les toniques de cet ordre.

Le fer surtout, lorsqu'il est très-divisé, et dissous dans un véhicule abondant, passe facilement dans la circulation. Je ne sais s'il faut attribuer sa propriété de rendre à la peau sa couleur rose et vermeille, à son mélange avec le sang ou à l'activité qu'il donne à la circulation, en augmentant les contractions du cœur et des artères. *

On a beaucoup multiplié les préparations du fer : on administre ce métal à tous les degrés d'oxydation, et ce n'est que dans cet état de combinaison, qu'il paraît agir sur l'économie.

Le fer et ses préparations sont souvent administrés avec avantage, dans les maladies fébriles ; lorsque l'estomac et les intestins sont affaiblis, que les digestions se font péniblement ; dans l'atonie du système lymphatique, avec pâleur et décoloration de la peau, bouffissure du tissu cellulaire, engorgement et tuméfaction des glandes, lenteur dans la circulation et dans les mouve-

---

* *Quippe si sanguini permiscetur, summum evadit coagulum ; serum supradicto regimine sumptus, optimè quidem agit et fibras roborat ; sicut hoc indè constat, quod, post ejus usum, color pallidus virginum, brevi mutetur in rutilum, et pulsus antea languidus, in febrilem ferè.* — BOERHAVE.

mens musculaires. L'observation prouve que, dans ces circonstances, les préparations martiales exercent une action tonique qui amène les résultats les plus satisfaisans. Ces préparations m'ont aussi paru fort utiles dans les convalescences prolongées des fièvres d'accès et des maladies aiguës qui ont laissé les malades dans l'épuisement.

On donne le fer en substance ; on le combine avec l'oxygène de l'air et de l'eau, avec l'acide carbonique, avec le vin (vin martial ou chalybé), avec les acides acétique, malique, sulfurique , muriatique , tartarique , avec l'acétate de potasse (teinture martiale de WOELFER), le carbonate de potasse (teinture martiale alkaline de STAHL), le muriate d'ammoniaque (fleurs de mars ammoniacales), etc.; mais plusieurs de ces médicamens sont oubliés : on en a conservé cependant un grand nombre qui diffèrent par leurs préparations et leurs propriétés.

On associe le fer aux toniques végétaux et aux amers, dans l'intention de diminuer son action stiptique.

On administre le fer et ses préparations , à doses modérées, et par fractions de doses que l'on augmente graduellement. Ce minéral excite la circulation, occasionne la tension du pouls, des hémorragies, un état fébrile et tous les symptômes de la pléthore, surtout chez les individus d'une complexion sèche et bilieuse, qui ont une surabondance de sang , et une grande irritabilité, ou qui sont affectés de maladies inflammatoires.

Limaille de fer ou d'acier. Les propriétés médicales de ces deux espèces de limaille sont absolument semblables. On porphyrise la limaille : le fer, dans cet état de simplicité , est un médicament très-énergique et un des meilleurs toniques : il est en même temps emménagogue , antiarthritique, astringent, et jouit communément de la propriété d'augmenter la coloration de la peau; mais il faut en faire long-temps usage , et l'employer à doses plus fortes qu'on ne le fait ordinairement.

Rouille de fer. Le fer , surtout quand il est divisé, exposé à l'air humide, à la pluie ou à la rosée , se couvre d'une croûte d'un jaune brun, véritable oxyde (sous-proto carbonate de fer), auquel on donne le nom de rouille, et celui de safran de mars aperitif, quand il est porphyrisé. Cette préparation diffère peu par ses propriétés de la limaille. M. CULLEN prétend qu'elle peut remplacer toutes les autres avec avantage, et que l'estomac en est moins fatigué. Des clous rouillés , mis dans l'eau ou le vin blanc, rempliraient la même indication. Cette espèce d'infusum est souvent recommandée aux filles chlorotiques et aux convalescens.

Safran de mars astringent. — Oxyde de fer rouge. —Tritoxyde de fer. On obtient cet oxyde en exposant au feu des battitures de fer * ; elles se convertissent en une poudre d'un brun rouge, qui a perdu la propriété d'être altérable à l'aimant.

OEthiops martial (oxyde noir de fer). On obtient cet oxyde en faisant rouiller de la limaille dans de l'eau légèrement acide , ou, d'après le procédé de M. le professeur VAUQUÉLIN, en faisant chauffer ensemble dans un creuset couvert , une partie d'oxyde rouge de fer et deux de limaille; l'oxyde, cédant de son oxigène,

---

* Oxyde qui se détache, par fragmens lamelleux des morceaux de fer chauffés au rouge et battus sur l'enclume.

change la limaille en oxyde noir au *minimum* (deutoxyde de fer).

Le malate de fer , est une nouvelle préparation que
l'on obtient facilement, en faisant dissoudre de la
limaille dans du suc de pommes. On a reconnu des
qualités précieuses à ce médicament. Dans le traitement des affections scrophuleuses ; des pommes, dans
lesquelles on a fiché des clous rouillés , et que l'on a
fait cuire ensuite, sont pour les enfans atteints de cette
maladie , un médicament très-commode et en même
temps un aliment sain.

Le sulfate de fer ou *vitriol vert*. — *Couperose verte*
(tritoxyde de fer) est un médicament très - énergique,
provenant de la combinaison naturelle ou factice du
fer avec l'acide sulfurique. On trouve la couperose du
commerce sous la forme de cristaux assez gros , verts,
diaphanes, crystalisés ou rhomboïdes', d'une saveur stiptique très-forte , fusibles , efflorescens à l'air , solubles
dans cinq à six fois leur poids d'eau froide. On donne
ce médicament en poudre ou dissous , à l'intérieur,
à la dose de cinq à dix grains, mélangé à une poudre
tonique , amère ou aromatique : on le fait dissoudre à
la dose de deux gros dans une pinte de liquide. Cette
solution doit être faite extemporairement ; car le sulfate
de fer se précipite très-promptement : on a prescrit ce
médicament avec quelqu'avantage dans les fièvres
d'accès.

Le colcothar ou *calcitis* est un oxyde de fer rouge
provenant de la calcination dans un creuset, et à l'air
libre du sulfate de fer ; on obtient ainsi une poudre
rouge, qui colore fortement les doigts : on en prépare un
onguent en la mêlant avec de l'axonge ; c'est un excel_
lent tonique qui convient à l'extérieur, en friction, pour

amener la résolution des tumeurs lymphatiques et des glandes scrophuleuses : on emploie aussi en lotions et en fermentations le solutum du sulfate de fer.

La combinaison du fer à la crême de tartre, a donné naissance à un grand nombre de préparations pharmaceutiques, dont la plupart sont aujourd'hui tout-à-fait tombées dans l'oubli , et qui jouissent d'ailleurs de propriétés à-peu-près semblables. Le tartre enlève au fer sa propriété constipante, et le rend moins excitant.

Les principales combinaisons de ce genre sont : *le tartre martial soluble* (tartrate de potasse et de fer), qui se prépare en faisant bouillir dans l'eau, de la crème de tartre et de la potasse , jusqu'à parfaite saturation. On filtre la liqueur ; on obtient par l'évaporation des cristaux grisâtres très-solubles , d'une saveur acidule et ferrugineuse ; la dose de ce médicament est de dix à vingt grains. Si au tartrate de potasse et de fer encoreliquide , on ajoute une certaine quantité d'alkcol, on forme la *teinture de mars tartarisée*, dont la dose est de trente à quarante gouttes sur trois à quatre onces de véhicule.

On forme avec un mélange des deux parties de crème de tartre , d'une partie de limaille de fer porphyrisée, et de l'alkool affaibli , une pâte liquide que l'on expose à l'air pour favoriser l'oxydation du métal , ou que l'on fait évaporer à un feu doux; on la réduit ensuite en morceaux sphériques, auxquels on donne le nom de *boules de Nanci , boules d'acier , boules vulnéraires*. On administre ce médicament en solutum dans de l'eau-de-vie ou du vin blanc , à la dose de un à deux gros : on l'emploie aussi à l'extérieur dans les contusions , les échymoses , les plaies atoniques , etc. D'ailleurs tous ces tartrates sont d'excellens toniques , que l'on emploie constamment avec succès dans l'atonie des voies digestives, des organes glanduleux et circulatoires.

Le fer combiné à l'ammoniaque, fournit à la médecine un médicament très-actif, qui participe en même temps de la tonicité du fer et de la vertu stimulante de l'ammoniaque. Ce sel, connu des pharmaciens sous le nom de *fleurs de sel ammoniaque martial*, *fer ammoniacal*, *ens martis*, se prépare en sublimant, dans une cornue, de la limaille de fer porphyrisée, que l'on a laissée rouiller en plein air, avec le double de son poids de muriate d'ammoniaque : ce médicament est recommandé comme tonique, incisif, excitant, vermifuge, à la dose de 5 à 15 grains.

On prépare aussi un *muriate de fer*, ou *sel liquide de Mars*, en versant sur de la limaille, de l'acide muriatique, mêlé d'un quart d'acide nitrique, le métal étant oxydé et dissous, on évapore jusqu'à siccité ; on expose le résidu dans une cave humide ; il se transforme en un liquide rouge brun, très-soluble dans l'alkool ou dans l'éther.

C'est avec ce muriate de fer , que l'on prépare en Allemagne, un médicament qui y était fort en vogue à l'époque où je voyageais dans ce pays , et qui y est connu sous le nom de *teinture nervino-tonique de Bestuchef*. On obtient cette teinture martiale en versant sur une once de nitro-muriate de fer, neuf onces d'éther sulfurique. L'éther, qui le dissout en partie, prend une belle couleur jaune d'or : cette teinture a une saveur forte et particulière ; il faut la conserver dans un flacon bien bouché, et à l'abri de la lumière qui la décompose. On la prend par gouttes sur du sucre ou dans un infusum tonique ou amer : c'est un puissant tonique qui calme presque subitement les douleurs goutteuses, rhumatismales, la migraine et tous les maux de nerfs. Ce médicament a remplacé les fameuses gouttes d'or ou teinture d'or du général Lamotte.

Le fer, associé aux terres alumineuses, constitue les *terres de Lemnos* , de *Mélize* , les *terres sigillées* , les *bols d'Arménie* , substances qui devaient peut-être moins leur réputation à l'oxyde de fer qu'elles contiennent assez abondamment, qu'au merveilleux que leur attribuaient les prêtres qui , dans l'antiquité, s'en réservaient exclusivement le débit.

La *boue de meule* est une limaille de fer très-divisée et oxydée, mêlée au sable ou à la silice qui se détache en même temps de la meule, sur laquelle on repasse les instrumens de fer ou d'acier. Cette boue a une couleur noire et une odeur d'hydrogène-carboné très-désagréable ; elle jaunit en se desséchant, et ressemble à de la rouille ; on l'emploie en topique sur les foulures, les gonflemens articulaires, les entorses, les échymoses, les bourses tuméfiées par l'accumulation de la sérosité lymphatique. Cette boue , appliquée très-froide , augmente beaucoup la tonicité de l'organe cutané, le resserre , favorise l'absorbtion de la lymphe et la résolution des tumeurs ; mais on ne doit la prescrire que dans l'absence de l'inflammation.

EAUX MINÉRALES.

On appelle eaux minérales , celles qui sont imprégnées de substances minérales ou inorganiques, liquides ou gazeuses, qui changent leur odeur , leur saveur et modifient leurs propriétés sur l'économie.

On trouve des eaux minérales dans presque tous les pays : la plupart sourdent des terrains secondaires, calcaires ou schisteux, de ceux surtout qui contiennent du soufre ; cependant les terrains primitifs fournissent aussi

les sources d'eaux minérales. On trouve de ces sources
en Allemagne, en Espagne et en Italie ; elles sortent
des rochers de gneiss et de granit, souvent imprégnées
des substances que ces rochers ne contiennent pas.

Quel que soit le nombre des substances minérales que
l'eau dissout, il est extrêmement rare que l'on y rencontre des substances nuisibles ; des particules cui-
vreuses, arsénicales, mercurielles : elles sont trop peu
solubles, ou s'y trouvent en trop faible quantité pour
que leur effet soit sensible. On trouve, par exemple,
du carbonate cuivreux dans quelques eaux qui sourdent des mines de cuivre, comme je l'ai remarqué
dans les eaux d'une cascade près du mont Cénis.
Selon BERGMANN, la baryte s'est rencontrée aussi dans
quelques-unes de ces eaux. On trouve dans quelques-
unes des nombreuses sources d'eaux minérales du voisinage des volcans, de l'acide sulfurique libre.

Les eaux minérales sont froides ou chaudes (thermales). La température des premières est de o à 28°.
T. R ; celle des eaux thermales de 20 à 80°. T. R. La
température de chaque source ne varie pas, quels que
soient d'ailleurs les changemens de la température de
l'air ; c'est pourquoi, comme l'eau de toutes les sources,
elles paraissent plus fraîches en été, et plus chaudes
en hiver. La constance de cette température est certainement ce qu'il y a de plus remarquable dans l'existence de ces eaux, et de plus embarrassant pour les
physiciens qui ont voulu expliquer leur formation.
Le célèbre M. RAMOND fait observer que les eaux de
Bagnières, connues depuis 2000 ans, coulent toujours
dans le même lieu et avec la même température.

Les eaux minérales contiennent des oxydes métalliques, des substances salines, du soufre à l'état d'hydro-

sulfure, ou de sulfure hydrogéné, des gaz ou fluides
élastiques qui les rendent écumeuses en se dégageant. Ces eaux ont été parfaitement analysées par
les chimistes, et ces analyses leur ont fourni les
moyens de les imiter : c'est à cette imitation parfaite
que l'établissement de MM. Triayre et Jurine doit
sa célébrité.

On a écrit un grand nombre d'ouvrages sur les eaux
minérales : celui qui réunit le plus grand nombre de
connaissances relatives à ces eaux, à leur nature et à
leur administration, est le Manuel des eaux minérales
de France, par M. Patissier, publié à Paris en 1818.
J'en recommande la lecture aux personnes qui dési-
rent avoir des notions plus étendues.

On divise les eaux minérales, en eaux *ferrugineuses*,
en eaux *acidules*, en eaux *sulfureuses* et en eaux *salines*.
On les soudivise en eaux minérales, *froides* et *thermales* : j'ai classé ces eaux d'après le caractère de leur
propriété dominante *. Voici un tableau qui rendra
facile leur connaissance, par la saveur et par l'odeur.

Saveur acidule. — Odeur nulle.
{ Dégageant des bulles d'air, perdant leur saveur à l'air. — *Eaux acidules carboniques*.
{ Ne dégageant pas de bulles d'air, ne perdant pas leur saveur à l'air. — *Eaux acidules sulfuriques*.

Saveur acerbe, stiptique, ferrugineuse, odeur nulle. — *Eaux
minérales ferrugineuses* :
Saveur et odeur d'œufs pourris. — *Eaux sulfureuses ou hépatiques*.
Saveur salée, odeur nulle. — *Eaux salines*.
Saveur et odeur fades, toucher savonneux. — *Eaux savonneuses,
animales*.
Saveur et odeur bitumineuses. — *Eaux bitumineuses*.
Saveur et odeur nulles. — *Eaux douces*.
Température de 0 à 30°., Ther. Reaum. — *Eaux froides*.
Température de 30°. à 80°., Therm. Réaum. — *Eaux thermales*.

---

* Les eaux ferrugineuses sont rangées parmi les toniques ; les

EAUX MINÉRALES FERRUGINEUSES.

Le fer est le métal que l'on trouve le plus communément dissous dans les eaux : il y est combiné, tantôt avec
l'acide carbonique (eaux ferrugineuses carbonatées) ;
tantôt avec l'acide sulfurique (eaux ferrugineuses
sulfatées). Ces eaux ont une saveur métallique de fer ou
de cuivre, et sont légèrement stiptiques : il se forme à
leur surface une pellicule bleuâtre et irisée ; elles laissent précipiter une poudre jaunâtre qui colore le fond
du canal où elles coulent. Mêlées à l'infusum de noix
de Galle, elles forment un précipité brun ou noirâtre.
Les eaux ferrugineuses, si faciles à reconnaître par ces
caractères, fournissent à l'analyse chimique, des carbonates et des sulfates de chaux, de magnésie, de fer
et de soude ; des muriates de chaux, de soude et de
magnésie ; du gaz acide carbonique ; de l'hydrogène
sulfuré ; ces principes y sont dissous à diverses proportions.

On administre les eaux ferrugineuses froides ou
thermales *, en boisson, en bains et en douches : on les
boit à jeun ou entre les repas ; on les mêle au vin, à la
bierre, au cidre, etc. ; elle sont toniques et apéritives.
on les emploie dans le traitement de l'empâtement et de
l'obstruction des glandes, dans l'atonie du système sanguin et lymphatique, dans les hémorrhagies passives,
la blénorrhagie, la leucorrhée, la chlorose, l'anasarque,

---

eaux acidules, parmi les acides ; les eaux sulfureuses, parmi les
excitans ; les eaux salines, parmi les purgatifs.

* Ces eaux sourdent constamment des terrains et des rochers
ferrugineux ou pyriteux. La chaleur met en expansion leurs principes médicamenteux, et augmente beaucoup leurs vertus.

l'hydropisie, le flux hémorrhoïdal, l'hystérie, l'hypochondrie, et pendant la convalescence de la plupart des maladies aiguës.

Les eaux ferrugineuses thermales les plus célèbres sont celles de Vichy, dont la température s'élève jusqu'à 40 degrés du thermomètre centigrade ; celles de Bourbon-l'Archambault dans le département de l'Allier, et celle de Rennes, dans l'ancien Languedoc.

Les eaux ferrugineuses froides et sulfatées, sont celles de Spa, de Rouen, de Bussang et de Contrexeville dans les Vosges ; de Tongres, de Ferrières, de Segray, de Sarmaise, de Provins, et de Passy, village près de Paris.

Les eaux ferrugineuses sont de toutes les eaux minérales les plus faciles à imiter. Il suffit de faire digérer, sur de la limaille de fer, de l'eau légèrement acidulée avec du suc de citron, du vinaigre, du vin blanc ou de l'acide carbonique, sulfurique ou muriatique. — Un demi-gros de sulfate de fer, dans une pinte d'eau, fait une très-bonne eau ferrugineuse artificielle. On imite l'eau de Vichy *, en suivant la formule et les proportions suivantes, tirées du nouveau codex. Pour vingt onces d'eau chargée d'acide carbonique, prenez trente-deux grains de sous-carbonate de soude ; seize grains de sulfate de soude ; quatre grains de muriate de soude ; un demi-grain de sous-carbonate de magnésie, un quart de grain de muriate de fer.

Voici la composition des eaux de Spa, d'après le

---

* L'eau de Vichy serait mieux rangée parmi les eaux salines thermales : MM. Swilgué et Alibert la placent parmi les eaux ferrugineuses, et j'ai suivi leur exemple.

même formulaire : Pour vingt onces d'eau chargée d'a-
cide carbonique, prenez deux grains de sous-carbonate
de soude , un grain de muriate de soude , quatre
grains de sous-carbonate de magnésie , un grain
de sous-carbonate de fer.

EAU. — *Aqua.*

L'eau est un liquide sans couleur, sans saveur,
sans odeur, transparent, limpide, frais, plus pesant
que l'huile, le vin et l'alkohol , variant de température comme l'air, et s'accordant à celle de l'atmosphère, ayant ordinairement l'été, celle de 10 à 20° T. R.
bouillant à 80°, s'évaporant à 85° , se congelant au dessous de 0 , et se cristalisant en étoiles à six rayons , et
sous des angles de 60° ; formant ainsi dans l'atmosphère, la neige , le grésil, la grêle , et sur la terre ,
la glace et le verglas.

L'eau regardée long-temps comme un élément, est
composée de 0, 88 d'oxygène, et de 0, 12 d'hydrogène.
Ce liquide à l'état d'eau coulante, de vapeur et de glace,
est répandu avec une extrême abondance sur toute la
surface du globe, comme un aliment nécessaire, indispensable à tous les êtres organisés : l'eau est la base des
boissons de l'homme et des animaux ; elle est le principal véhicule des médicamens ; elle est par elle-même
un médicament très-utile ; et le médecin peut guérir, par
son seul usage , un grand nombre de maux. Ses
diverses températures , lui donnent autant de propriétés différentes : tiède , elle est émolliente, diurétique , diaphorétique et laxative ; chaude, elle est rubéfiante et vésicante ; froide ou gelée, elle est un des
meilleurs toniques : c'est sous ce dernier rapport que
nous allons la considérer.

On doit, pour l'usage médicinal, choisir l'eau la plus pure et débarrassée de toutes les parties hétérogènes. On préfère, celle qui coule librement, l'eau de sources, celle des ruisseaux, des rivières et des lacs. L'eau stagnante des puits, des citernes, des marais; celle des pluies, sont toujours impures et chargées de sels calcaires ou alkalins qui les rendent crues. Les eaux minérales et l'eau de mer ne s'emploient que dans les maladies qui en réclament l'usage.

L'eau est sans contredit un excellent moyen de guérison; elle calme, rafraîchit, prévient les douleurs et les inflammations. Les médecins de tous les temps en ont parlé avec éloge, et ont obtenu, par son usage, des effets salutaires; ce n'est que par une mauvaise administration, qu'elle a pu nuire quelquefois.

L'eau prise à l'intérieur, favorise la digestion des alimens, la secrétion du chyle, du lait, de l'urine, la circulation du sang et de la lymphe, et la transpiration : c'est le meilleur de tous les délayans *. Hippocrate a recommandé l'usage de l'eau, comme moyen hygiénique et comme moyen curatif. Galien faisait appliquer beaucoup d'eau froide dans les fièvres ardentes. Celse usait du même moyen et faisait frotter les malades, même pendant l'accès, d'un mélange d'eau et d'huile, et les exposait au grand air, en leur faisant appliquer sur la région de l'estomac des feuilles de vigne trempées dans l'eau froide. ** Antonius-Musa guérit l'empereur Auguste d'une maladie grave, avec l'eau

---

* *Aqua omnium optimè diluit...... porrò unicum duntaxat novimus diluens, nimirùm aquam ; cætera quippè quæ diluunt faciunt quatenùs aquàm admixtam habent.* Boerhaave.

** Suétone, *in vitâ* Oct. Cæs. Aug.

froide en boissons et [en fomentation. Enfin l'opinion de la plupart des grands médecins de l'antiquité , est toute en faveur de l'eau froide.

FRÉDÉRIC HOFFMANN est un des premiers médecins méthodistes, qui ait proclamé l'eau comme un médicament : il affirme dans sa dissertation *de aquâ medicinâ universali* , que l'eau satisfait à toutes les indications de la médecine , et qu'elle est le meilleur préservatif des maladies. Le sentiment de cet homme célèbre fit des enthousiastes qui en abusèrent et la discréditèrent , mais LE SAGE les couvrit de ridicule dans son roman de Gil-Blas. Ce ne fut que bien long-temps après cette époque, que parut la fameuse thèse de GEOFFROY en faveur de l'eau : il proposa cette boisson , comme un moyen sûr, pour guérir la peste ; maladie qui désolait alors Marseille ; cette thèse est intitulée: *An aqua, sæviente peste eximium prophylacticum ?* L'ouvrage si original de J. HANCOCK , ecclésiastique Anglais (*febrifugum magnum*), rempli de beaux raisonnemens et de faits pratiques en faveur de l'eau : les traités de SMITH et de GEOFFROY, rendirent à l'eau son ancienne réputation, et la firent employer avec plus de discernement.

Dans toutes les maladies aiguës et dans un grand nombre de maladies chroniques, l'eau paraît avoir produit des effets utiles , et même quelquefois des effets qui ont paru merveilleux. On a guéri par cet unique moyen, des fièvres pernicieuses , et des fièvres intermittentes les plus opiniâtres, des phlegmasies de la peau qui menaçaient de délitescence , et de gangrène; des érysipèles phlegmoneux , des varioles confluentes , des rougeoles adynamiques , des hémorrhagies passives , des diarrhées permanentes , des céphalalgies violentes , et opiniâtre , des palpitations de cœur, des tumeurs squirreuses, des hydropysies, des rhumatismes, des névralgies, la sciatique, la goutte, etc.

Ce n'est ni le hasard, ni la réflexion qui ont amené l'usage d'un pareil remède : la nature l'a souvent indiqué aux malades désespérés ; et quand ils ont pu l'employer, elle n'a point trompé leur espérance.

Un malade atteint d'une fièvre ataxique, du plus mauvais caractère, se précipite au milieu d'un accès de frénésie, dans une rivière ; on le ramène saisi de froid ; on le met au lit ; on le réchauffe, et dès ce moment il entre en convalescence. — Journal de médecine, Tome XXV.

Un autre malade, attaqué d'une synoque simple, avait été envain saigné et purgé : dans un moment de délire, il se jette dans un puits ; on le retire, on le met au lit ; il transpire abondamment, et la fièvre disparaît. Journal de médecine, Tome XXX.

Lors de l'expédition de Sirie, un sapeur attaqué de la peste, se sauve au moment d'un violent délire, dans le désert ; il y fut pendant trois semaines, exposé à toutes les intempéries, et ne vivant que d'herbes : il avait deux bubons qui s'ouvrirent et se cicatrisèrent d'eux-mêmes, et il revint bien guéri. — DESGENETTES, Histoire médicale de l'armée d'Orient.

Lorsque l'armée d'Orient était devant St.-Jean-d'Acre, plusieurs pestiférés devinrent furieux ; ils s'échappaient en courant les champs, entraient dans la mer jusqu'à mi-corps, et après des mouvemens et des exercices violens la plupart revenaient au lieu de leur départ, et guérissaient—LARREY, Relation historique et chirurgicale de l'expédition de l'armée d'Orient.

Une demoiselle était affectée d'un typhus comateux :

après avoir été saignée trois fois, elle se refusa à tout remède, et ne voulut que de l'eau froide : elle se guérit avec ce seul remède.—SAUVAGE, Nosologie méthodique.

. Une jeune fille était affectée d'une fièvre adynamique avec un assoupissement et un délire continuels : l'application de la glace sur la tête fit disparaître ces accidens en quelques heures. Cette observation m'est particulière. J'ai vu souvent M. le docteur RECAMIER, employer la glace et les affusions d'eau froide sur la tête, dans les mêmes cas, et avec un égal succès.

Dans toutes ces circonstances, l'eau agit par une vertu tonique, en excitant, comme tous les corps froids, une forte réaction, en réveillant l'énergie vitale. Cette force réagissante contre le froid *, agent dont l'action immédiate est toujours débilitante et directement asthénique, est, suivant le langage de BROWN, une *sthénie indirecte.*

Quand on se plonge dans un bain froid, on sent sur la peau une impression extrêmement désagréable, de

---

* Le froid n'est autre chose que la soustraction du calorique des corps ; d'où résulte une sensation particulière à laquelle on donne le nom de *froid.* Le premier n'est donc qu'un effet du second ; car il n'est pas raisonnable de penser, avec quelques physiciens, que le froid dépend, comme le calorique, d'un fluide particulier (fluide *frigorique.*) L'absence du soleil sur l'horison, l'obliquité de ses rayons, l'absence du feu dans nos appartemens, privent l'air du calorique suffisant pour entretenir cette chaleur douce et agréable, qui paraît être une des conditions essentielles de la vie et de la santé de l'homme et des animaux. La sensation du froid est produite par tous les corps solides, liquides ou aériformes, privés du calorique. Cet abaissement de température peut s'étendre bien loin dans l'atmosphère; depuis la plus forte chaleur', qui est de 30°. environ du thermomètre réaumurien, jusqu'au plus grand froid observé au nord, de 60°. à 70°. du même thermomètre.

saisissement ou de resserrement spasmodique. Cet organe
pâlit, et présente partout un grand nombre de ces points
saillans, que l'on désigne sous le nom de *chair de poule*;
le pouls et la respiration se ralentissent, les lèvres pâlissent, les membres s'engourdissent, les sens deviennent
obtus et la démarche vacillante : mais bientôt le pouls
et la respiration deviennent grands et faciles, l'engourdissement cesse, la tête se dégage, la peau rougit,
devient brûlante, les forces musculaires augmentent,
et les fonctions reviennent dans leur intégrité, avec un
surcroît d'agilité et d'énergie.

Ces effets varient d'intensité, selon la constitution
et la température de l'eau, etc. Ce qu'il y a de plus remarquable dans les effets de l'impression du froid sur la
peau, c'est son état spasmodique : on dirait que le sang,
après avoir quitté les capillaires, et avoir reflué vers le
cœur, est repoussé loin du centre avec la force réagissante
d'un ressort tendu. Il n'est personne qui n'ait éprouvé
ces effets, en se baignant l'été dans l'eau froide, ou en
s'exposant à un vent frais, pendant un jour chaud.
Cette impression subite, quand l'air est chargé de chaleur
humide, rend promptement le courage et les forces.
Quelle souplesse dans les muscles, après un bain froid!
quelle fermeté dans la peau, dans celle du scrotum
presque toujours relâchée dans les temps de chaleur. J'ai souvent senti, en nageant en pleine eau,
les testicules si rapprochés de l'anneau qu'ils génaient
mes mouvemens. Il m'est arrivé aussi fréquemment
de sentir mes forces se rétablir, lorsqu'épuisé de fatigues, après avoir voyagé par la plus forte chaleur, dans
les vallées des Alpes, je m'élevais sur leurs sommets
neigeux. Il est facile d'expliquer, par la cause du froid,
sans cesse agissante, la force et la vigueur des habitans

des climats du nord. Ils sont forcés à un exercice continuel; tandis que ceux des pays chauds, s'abandonnent nonchalamment au repos et à une oisiveté qui les
énerve.

Il faut être doué d'assez de force, pour résister à
l'impression du froid. Les personnes faibles éprouvent
une impression pénible, quand l'eau du bain touche
l'épigastre; leur respiration devient pénible; elles sentent sur la poitrine un poids insupportable; leur pouls
se resserre; leur face palit; elles tombent en syncope; et
si l'on continuait pendant long-temps l'immersion, elles
y succomberaient. Il y a des personnes faibles qui n'ont
jamais pu supporter les bains froids : il faut donc bien
se garder, à l'exemple de quelques peuples du nord,
d'administrer, comme une chose utile et salutaire, les
bains froids aux enfans nouveau-nés : en généralisant
un tel précepte, on causerait la mort à un grand nombre.
Il faut aussi en interdire l'usage aux personnes pléthoriques, à celles qui sont affectées d'inflammations, et d'hémorrhagies actives. Le bain froid, trop prolongé et trop
souvent répété, affaiblit les forces musculaires, augmente
la transpiration et dispose aux pollutions nocturnes.

On a beaucoup écrit, depuis vingt ans, sur les avantages de l'emploi thérapeutique, des lotions, des
affusions *, des immersions et des bains d'eau froide.
Il y a environ un siècle que, dans une épidémie de fièvre
ataxico-adynamique qui régnait à Breslau, le docteur
HAHN, employa, avec un grand succès, l'eau froide à
l'extérieur, dont il faisait fomenter ses malades : il exci-
tait ainsi une douce moiteur, et les symptômes s'amé-

---

* Action par laquelle on répand un liquide sur un corps.

lioraient : *Tum ad externas illas humectationes confu-*
giebamus ; indefessâ operâ spongiis omnem corporis
ambitum demulcentes , hoc consequebamur , ut felicius
procederet blandus mador, ut resipisceret , hactènùs
vel loquax nimiùm , vel taciturnus ex delirio œger.

Depuis long-temps le docteur GRÉGORY, médecin de
l'hôpital d'Edimbourg , traite avec le plus heureux
succès, le typhus contagieux, au moyen de lotions
faites avec de l'eau froide et du vinaigre. Les symptômes les plus alarmans, tels que le délire, les pétéchies
cèdent subitement à l'application de ce moyen. La
pratique des docteurs BRANDRETH, GERARD, WRIGHT
et CURRIE en Angleterre ; celle du docteur GIANNINI, en
Italie, du docteur RÉCAMIER, en France, ont confirmé
et confirment encore tous les jours ces heureux succès.
Il faut rendre grâce aux auteurs d'une découverte qui
est toute dans l'intérêt de l'humanité, la proclamer
avec enthousiasme, et rester sourd aux cris de l'ignorance et du préjugé.

Le docteur GIANNINI, médecin du grand hopital de
Milan, donne la préférence aux immersions dans le
traitement des fièvres *. Ce moyen consiste en un bain
ordinaire d'eau froide, dans lequel on plonge subitement le malade, et d'où on le retire pour le mettre dans
son lit après l'avoir négligemment essuyé. On le laisse
plongé dans le bain plus ou moins de temps ; depuis
une minute jusqu'à un quart d'heure, suivant sa force
et qu'il est en état de le supporter , ou qu'il sent plus
ou moins de soulagement. Si le malade éprouve une

---

* De la Nature des fièvres et de la meilleure manière de les
traiter, par le docteur GIANNINI ; traduction française , Paris 1808.

violente céphalalgie, s'il est dans un état comateux, on lui verse de l'eau froide sur la tête : on discontinue le bain, dès que le frisson se manifeste; le malade doit ensuite être mis dans un lit bien couvert; alors une transpiration abondante s'établit.

Les affusions se pratiquent en répandant l'eau froide sur le corps des malades, avec des sceaux, ou en la faisant tomber en pluie à travers une planche trouée, ou au moyen d'un récipient à bascule placé au-dessus du malade : on rend l'impression de l'eau plus froide, en y ajoutant un peu de vinaigre ou de sel marin. Dans les maladies les plus graves, on produit une réaction beaucoup plus puissante, par l'interposition de l'eau chaude, dont l'application momentanée sur la peau est suivie d'une aspersion brusque d'eau froide. On rend ces applications locales, en les dirigeant sur la seule partie malade; on applique l'eau au moyen de compresses, que l'on renouvelle fréquemment : la neige et la glace, au moyen d'une vessie de porc, dont l'interposition des parois extrêmement minces, n'est point un obstacle à l'impression du froid. On élève la température de l'eau de 15 a 20°. pour les personnes qui ne peuvent la supporter plus froide, et on la diminue graduellement. Je ne prends jamais de bain chaud en hiver, sans le refroidir jusqu'à 6°. avant d'en sortir. J'ai ressenti une impression très-vive et très-tonique en m'exposant nud à un courant d'air, après m'être épongé tout le corps avec de l'eau très-chaude.

Le docteur CURRIE, a remarqué le premier, que le bain ou l'affusion employés pendant la période de froid, ou lorsque la chaleur n'est pas entièrement rétablie, et que la sueur est abondante, sont également dangereux. Ce célèbre praticien conseille aussi de ne jamais employer un pareil moyen, lorsque les forces vitales sont trop faibles pour supporter le stimulant si puissant de l'affusion. Le moment le plus favorable est celui de la chaleur, quand le frisson a cessé depuis long-temps, que le pouls est plein et élevé, la peau rouge, gonflée et brûlante, la bouche et la langue sèches ; le malade plongé alors dans un bain d'eau froide ou soumis à l'affusion, s'en trouve bientôt soulagé ; la chaleur diminue, le pouls reprend son état ordinaire, et le paroxysme cesse ; il arrive souvent même que le malade en demande la réitération.

Les affusions ou les immersions peuvent être employées à toutes les périodes des fièvres ; mais si ces fièvres sont récentes, ces moyens sont plus salutaires. Leur effet a besoin d'être secondé par l'action des médicamens toniques pris à l'intérieur : il est rare que l'on puisse se passer de ces moyens secondaires. On a observé que le bain froid, réitéré sans le concours du quinquina ou des autres moyens toniques, augmente la gravité des symptômes. « L'usage du quinquina immé-
» diatement après l'immersion, rend les effets de celle-ci
« durables et permanens ; l'immersion froide est le re-
» mède du paroxysme, le quinquina celui de l'intermit-
» tence : celui-là arrête l'accès ; celui-ci en prévient
» le retour. » — GIANNINI, ouvrage cité.

L'expérience a fait connaître aussi, que toutes les fièvres intermittentes ou rémittentes, de quelque nature qu'elles soient, pouvaient être soumises au même moyen de traitement ; que ce moyen est également utile pour arrêter les ravages des fièvres épidémiques et contagieuses. Pendant la peste de Moscow, SAMOILOWITS employa, avec le plus grand avantage, les frictions à la glace. Des praticiens Anglais ont fait usage d'un pareil moyen, dans le traitement du typhus d'Amérique ou fièvre jaune, et l'ont souvent trouvé salutaire. Quel moyen plus efficace pour arrêter brusquement les paroxysmes des fièvres pernicieuses, lorsque les accès sont tellement rapprochés que le quinquina ne peut agir suffisamment pendant leurs intervalles, (fièvres rémittentes subintrantes) et que la vie du malade est à chaque instant menacée !

Les bains froids ne sont pas seulement utiles dans le traitement des fièvres : un grand nombre de maladies par faiblesse générale, ou par faiblesse locale, réclament l'emploi de ce puissant moyen thérapeutique. On emploie les bains et les lotions d'eau froide, dans le gonflement œdémateux du tissu cellulaire, l'anasarque, et même l'hydropysie, les gonflemens articulaires, les scrophules, le rachitisme, les engorgemens glandulaires ; enfin dans toutes les maladies du système lymphatique, causées par la faiblesse. Le froid produit dans la plupart de ces circonstances, une réaction salutaire, qui ressemble beaucoup à la réaction provoquée par le feu. On emploie également l'immersion froide dans l'entorse et les luxations réduites. L'eau froide répandue sur la tête a quelquefois prévenu une attaque d'apoplexie : et de quelle utilité ne sont pas ces applications répressives, dans la manie et dans les fièvres nerveuses, accompagnées d'un état comateux? Les frictions glacées et les bains froids pourraient être employés, d'après le sentiment de M. le docteur ALIBERT, dans le traitement de quelques maladies de peau excessivement rebelles. Ces frictions sont un des meilleurs moyens pour ranimer la sensibilité éteinte par le froid excessif et la congélation *. On emploie

---

* Quand le froid est excessif et prolongé, le corps et les membres s'engourdissent, leurs mouvemens cessent, les battemens du cœur diminuent, la figure et les lèvres pâlissent, la sensibilité s'éteint,

encore le bain froid avec un grand succès dans la plupart des maladies nerveuses, l'hystérie, l'hypochondrie, les nevralgies, les spasmes, les convulsions, la céphalée, etc. Mais la répugnance des personnes nerveuses pour les bains froids est presqu'invincible ; il ne faut en user, à leur égard, qu'avec les plus grandes précautions. On a quelquefois recommandé l'usage de l'eau froide et glacée, soit en boisson, soit en lavement dans l'atonie et la torpeur des voies intestinales, dans les maladies venteuses ou pneumatoses, dans le traitement des maladies vermineuses, et particulièrement dans celui du ténia.

J'ai quelquefois employé l'eau froide pour réprimer, à leur naissance, les inflammations locales : ce moyen, qui paraît d'abord dangereux, calme à l'instant les douleurs du malade, engourdit la sensibilité, et arrête, pour ainsi dire, le mal à sa source. J'ai fait usage de ces applications sur des phlegmons, des érysipèles *, des brûlures : dans le traitement d'une dartre dévorante, qui avait son siége au scrotum et au périnée ; dans la blennorrhagie, quand l'inflammation, arrivée à son plus haut degré, frappe l'urèthre d'un resserrement spasmodique.

L'eau froide a souvent servi à réprimer les hémorra-

---

la respiration devient lente, difficile, et l'on sent une extrême propension au sommeil ; on s'endort, on se refroidit et l'on meurt. J'ai vu, dans mes voyages sur les Alpes, bien des victimes de cette espèce d'asphyxie. J'ai senti moi-même ce besoin perfide et presqu'invincible du sommeil, contre lequel on ne saurait trop prévenir les voyageurs inexpérimentés.

* Cotunni, *de sedibus variolarum* σύνταγμα — *Neapoli* 1789, recommande des lotions fréquentes d'eau tiède sur le visage, pour empêcher l'éruption varioleuse d'avoir lieu.

des capillaires les plus formidables ; on supprime très-promptement un épistaxis, par l'application d'une compresse imbibée d'eau froide sur le scrotum, en plongeant ses mains dans l'eau froide, et même en mettant une clef ou un autre corps froid dans le dos. On arrête assez constamment les pertes utérines par l'application du même moyen sur le bas-ventre, sur les hypochondres, sur les cuisses ; moyen hardi, mais dont on a beaucoup trop exagéré le danger.

La neige ou la glace pilée, appliquée sur les tumeurs anévrismales, arrête long-temps leurs développemens, et seconde énergiquement tous les moyens mis en usage pour le traitement de ces sortes de maladies, d'après la méthode de Vasalva.

M. le docteur Giannini a employé avec beaucoup de succès les immersions d'eau froide, dans le traitement de la goutte et des rhumatismes ; mais l'expérience particulière ne m'a rien appris encore de l'usage bien ou malfaisant d'un remède qui paraît au premier abord bien extraordinaire *. Je conseille aux jeunes praticiens qui demandent des faits péremptoires, de lire avec soin l'ouvrage intitulé : *De la goutte et du rhumatisme*,

---

* J'ai fait à peine mention de l'usage interne de l'eau, considérée comme tonique, parce qu'elle est rarement employée dans cette intention. L'eau froide peut cependant par son impression corroborante sur les organes gastriques, diminuer et chasser les accès fébriles, comme le quinquina et tous les autres toniques : cette vertu fébrifuge fait toute la vertu miraculeuse des fontaines qui, sous la protection d'un saint, jouissent de la réputation de guérir les fièvres.

L'eau froide et l'eau tiède ont été tour-à-tour proclamées pour la guérison de la goutte. Je connais un homme, à Paris, qui, fatigué de tous les remèdes, prit, tous les matins à jeun et pendant deux mois, un infusum très-léger de graine de lin, et qui vit ses accès disparaître entièrement.

par le docteur Giannini , traduit de l'italien par Jouenne.

L'usage intérieur de l'eau , est encore d'une très-grande utilité dans le pansement des plaies, faites avec un instrument tranchant, ou des plaies d'armes à feu. M. le professeur Percy a donné d'excellens préceptes sur l'emploi de l'eau dans ces circonstances. Il appartenait sans doute à ce célèbre chirurgien , de traiter avec le même intérêt des deux agens thérapeutiques avec lesquels on peut faire les cures les plus extraordinaires, l'eau et le feu *. « J'ai fait aux armées, dit ce célèbre praticien , un grand usage de l'eau de source, de puits, de ruisseau, de rivière, comme je pouvais me la procurer. Après avoir fait laver les plaies, je mouillais la charpie et les compresses ; et, dans bien des cas, ce pansement durait jusqu'à la guérison. Au commencement de la guerre , je craignis que les blessés , en me voyant n'employer que de l'eau pour les panser, ne murmurassent, et ne conçussent des inquiétudes sur ma capacité, ainsi que sur leur sort. C'est ce qui me fit, pendant les premières campagnes , blanchir légèrement l'eau avec très-peu de gouttes d'acétate de plomb, qui ne pouvaient lui faire subir aucune altération. Mais, dans les suivantes , ne me gênant plus, je me servis de l'eau toute pure , et la plupart de mes colaborateurs en firent autant.

« La bonne eau est préférable à toute autre liqueur pour absterger une plaie récente, et nétoyer la partie. On sent bien qu'il ne faut en user que sobrement dans la saison froide, et qu'il y aurait de l'imprudence sur-

---

* M. le professeur Percy est l'auteur de la Pyrotechnie chirurgicale.

tout à imbiber d'eau l'appareil d'un blessé, qui, pendant un hiver rigoureux, doit être évacué au loin.

« SYDENHAM disait qu'il renoncerait à la médecine, si on lui ôtoit l'opium. Pour moi, j'aurais abandonné la chirurgie des armées, si on m'eût interdit l'usage de l'eau. Comment, d'ailleurs, ayant quelquefois six ou huit mille blessés à panser, aurait-on pu suffire à la consommation des eaux d'arquebusade, d'Alibour, de Théden, de Plenck, etc., dont quelques auteurs vantent encore l'utilité, et conseillent aux administrations de s'approvisionner en temps de guerre. Je dirai comme PARÉ, réfutant GOURMELEN, qui l'avait blâmé de ce qu'il n'employait ni baumes vulnéraires, ni teintures antiputrides : *Quels sont les fabricans de ces drogues, quels sont les extracteurs de ces quintessences, en état d'en fournir autant qu'il en faudrait pour panser les soldats qui seraient blessés en une rencontre ou bataille, ou en quelque assaut de ville ?* (*Plaies d'arqueb.,* liv. XI, chap. XV.) Presque toujours l'eau dispense de ces moyens compliqués, dispendieux et embarrassans, qui souvent encore se trouvent contre – indiqués par la nature de la plaie.

« Combien de fois les eaux de la Moselle, du Rhin, du Danube, du Lech, du Limat, de l'Oder, de l'Elbe, du Bug, de la Vistule, du Niémen, de l'Ebre, du Tage, du Guadalquivir, etc., n'ont-elles pas, seules, fait les frais des pansemens de nos nombreux blessés ? et l'on voit que la préférence réclamée en faveur de l'eau, remonte, pour nous, au commencement de la guerre dont nous venons de voir l'heureuse fin. »

L'eau est encore un excellent topique dans le traitement des ulcères atoniques. Un de mes parens, avait un ulcère à chaque jambe : il pansait l'un avec des ongueus de son chirurgien ; et l'autre , avec de l'eau simple : et ce fut celui-ci qui guérit le premier , et long-temps avant l'autre.

ARSENIC.

L'arsenic est un métal gris , noirâtre , pesant , fragile , volatile , répandant , quand on l'expose à une forte chaleur , une flamme bleue et une fumée blanche , qui s'attache aux lames de cuivre qu'on y expose , et une odeur d'ail très-prononcée , âcre et caustique. L'arsenic est susceptible de s'oxyder jusqu'à l'acidification ; il forme , dans cet état , l'arsenic blanc ou oxyde blanc d'arsenic, l'acide arsénieux. Combiné au soufre (*arsenic sulfuré jaune*) , il forme l'orpiment *auripigmentum* et le réalgar (*arsenic sulfuré rouge , rubine d'arsenic.*)

On trouve l'arsenic dans la nature , combiné au fer , au cobalt , à l'étain , etc. : ses mines , assez communes en Allemagne et en Hongrie , sont très-rares en France.

L'acide arsénieux est d'un beau blanc , en masse ou pulvérulent : sous cette dernière forme , il ressemble assez bien au sel blanc de nos cuisines , ou à la crème de tartre , ce qui a occasionné de funestes méprises. C'est un des plus violents poisons que l'on connaisse , et un des plus perfides. Malgré les dangers de cette substance , quelques médecins ont été assez hardis pour l'administrer comme médicament. L'usage , où sont quelques peuples orientaux , de se purger en buvant des liqueurs acides qui ont séjourné quelque temps dans des vases de réalgar , a pu leur donner l'idée d'une semblable tentative. C'est aux médecins anglais que l'on doit , en Europe , les premiers essais de ce genre. Les médecins français les ont ensuite imités ; mais ni les uns ni les autres n'ont obtenu , de son administration , de succès bien satisfaisans : il s'en est suivi presque constamment des accidens graves , tels que l'émaciation , le marasme , la phtisie , des inflammations sourdes et chroniques , la destruction de la membrane muqueuse de l'estomac et des intestins. Rien ne peut donc militer en faveur d'un médicament aussi dangereux ; il convient de s'en abstenir, dans les circonstances mêmes où tous les autres auraient échoué.

L'arsenic a été préconisé pour la guérison des fièvres intermittentes rebelles. FOWLER , un des premiers en Angleterre , qui l'ait prescrit dans ces circonstances, faisait dissoudre dans quatre onces d'eau, mêlée à une once d'alkool ou de teinture de lavande, soixante-quatre grains d'oxyde blanc d'arsenic, et soixante-quatre grains de sous-carbonate de potasse très-épurée ; il faisait dissoudre un gros de ce composé dans cinq onces d'eau , qu'il divisait ensuite en quatre prises : ce médicament , bien qu'affaibli, produisait encore de l'enrouement et de l'anxiété. FOWLER lui a donné le nom de *solution minérale* : il le combinait au quinquina , et parvenait quelquefois à détruire les accès de fièvre les plus rebelles aux autres moyens pharmaceutiques.

On préfère, en France , la préparation du docteur FŒDÉRÉ : elle consiste à saturer , avec du carbonate de soude bien pur , l'acide - arsenique dissous dans l'eau bouillante, au point de verdir plutôt que de rougir la teinture de tournesol. On fait évaporer et on obtient un sel ou un arseniate de soude ; on fait fondre un grain de ce sel dans une once d'eau pure , dont on prend , un ou deux gros par jour , dans un verre de tisane : chaque gros de cette préparation contient à peine un vingtième de grain d'acide arsenic. Cependant , il est encore d'un usage dangereux ; ce qui devrait engager les médecins , à bannir cette substance de la matière médicale , et à la laisser parmi les poisons.

L'arsenic a encore été employé pour le traitement des maladies de la peau les plus rebelles , du tœnia et des autres vers intestinaux , du scorbut , etc. Mais rarement le succès est venu couronner ces tentatives souvent plus empyriques que rationnelles.

Dans le cas d'empoisonnement par l'arsenic ou par ses préparations , on fait prendre abondamment au malade , de l'eau sucrée , de l'eau tiède , des decoctum mucilagineux , un mélange d'eau de chaux et d'eau sucrée , etc. Voyez le *Toxicologie* de M. ORFILA.

ASTRINGENS *.

Les nombreux rapports qui lient les astringens aux toniques, m'ont déterminé à placer ces deux classes à la suite l'une de l'autre. Les amers qui se rapprochent des toniques, sous plusieurs rapports, ont avec ces derniers médicamens une analogie moins marquée. Ces deux classes (les toniques et les astringens) se lient par des nuances graduées, et si légères, pour quelques espèces, que l'on est embarrassé sur la véritable place qu'on doit leur assigner ; mais ces transitions sont d'ailleurs très-avantageuses dans la méthode. C'est par les nombreux rapports qui lient ces espèces entre elles, que beaucoup d'auteurs les ont confondues et leur ont donné indifféremment le nom de toniques, d'amers et d'astringens.

On donne particulièrement le nom d'*astringens*, aux substances ou médicamens qui, lorsqu'on les applique sur un organe, produisent le resserrement des fibres qui le composent, et en augmentent par conséquent la densité, la cohésion et la force tonique. Cet effet s'appelle *astriction* : il devient très-sensible, quand on met sur la langue une matière astringente, comme une goutte d'acétate de plomb. On pense que cette même action des médicamens astringens diminue la longueur des fibres

---

* D'*astringere*, serrer, lier. — Sinonym. astringens (*astringentia*), —stiptiques (*stiptica*), — toniques, — fortifians, — corroborans, — inviscans.

composant les tissus organiques, quelle que soit d'ailleurs la direction de ces fibres , et que par conséquent ils diminuent le diamètre des vaisseaux dont les fibres sont circulaires , et la longueur des muscles , organes composés de fibres longitudinales. Les astringens produisent cet effet sur le tissu privé de vie comme sur le tissu vivant; en sorte que l'on pourrait dire, avec raison, que cet effet est plus physique que vital. Des caractères aussi tranchés appartiennent exclusivement aux astringens, et les distinguent essentiellement des toniques ; car l'effet qui résulte de leur application dans les maladies , est souvent le même, et semble les confondre en une seule et même classe. On sait que, pour arrêter le paroxysme des fièvres , que pour remédier à l'atonie générale du corps ou de quelque système en particulier : on a souvent employé , avec un égal succès, les médicamens de l'une ou de l'autre classes , et qu'il en est résulté des changemens également favorables.

On a fait diverses tentatives pour calculer la force tonique des astringens. HALLÈS, pour évaluer le degré de la force astrictive dans les quinquinas , injectait un décoctum, très-chargé de cette substance , dans les artères d'un animal, et jugeait du degré d'énergie de ce médicament par celui de leur contraction ou resserrement dans le sens de leur diamètre. M. IRVING , autre médecin anglais, a fait également, sur les quinquinas, des épreuves comparatives, et a prétendu avoir déterminé leur degré d'astringence, par la diminution en longueur d'une tresse de cheveux plongée dans un décoctum de ces substances. Ces deux physiciens eurent des résultats à-peu-près semblables, mais d'ailleurs très-inexacts et d'une application peu utile à la médecine. D'autres

physiciens ont observé une contraction ou un épaississement très-remarquable des parois de l'estomac et des
intestins des animaux, à qui l'on avait donné, pendant plusieurs jours, pour toute nourriture, des écorces
astringentes.

On ne peut raisonnablement donner une explication
de la vertu astringente, d'après la propriété qu'ont ces
substances de tanner le cuir, car cet effet est purement
chimique; il y a, dans cette circonstance, une véritable
transformation de la gélatine, matière très - abondante
dans la peau, en une substance insoluble, bien différente de la première. Cette transformation ne peut
avoir lieu d'ailleurs, que dans les organes privés de vie.

Les astringens, dans leur médication, produisent une
contraction prompte de la fibre, un resserrement
soudain, soit en faisant naître un genre d'irritation qui
est propre à leur manière d'agir, soit, comme le pense
CULLEN, en absorbant les parties fluides de nos organes :
et dans ce sens l'astriction aurait lieu par un véritable
desséchement ; ces effets n'ont jamais lieu dans la
médication des véritables toniques.

La médication des astringens se manifeste d'abord
d'une manière remarquable sur l'organe du goût, sur la
gorge, et l'œsophage. Ils produisent, en traversant ces
organes, un état de sécheresse ou de resserrement qui
rend la déglutition difficile. Dans l'estomac, les astringens
produisent une sensation pénible, une espèce de douleur sourde, de resserrement, de pesanteur, de froisse-
ment; et dans les intestins, des coliques et des tran-
chées : les excrémens deviennent durs, se glomèrent et
sont rendus avec difficulté. Il est probable que les astringens agissent dans cette circonstance sur cette matière
inerte, ou diminuent considérablement la secrétion du

mucus qui la lubréfie. Tout le monde a éprouvé cette constipation produite par l'usage des fruits verts ou acerbes, des coings , des sorbes , des néfles , etc., etc.

Il est probable que les astringens très-forts, très-concentrés , et que l'on a appelés *stiptiques* , ne portent pas leur action médicamenteuse au-delà des organes sur lesquels on les applique ; que leur vertu resserre , ou leur mode particulier d'excitation crispe les vais-seaux , et empêche totalement que l'absorbtion puisse avoir lieu dans cette circonstance : ils n'agissent sur les organes plus éloignés , que par la sympathie qu'entre-tiennent avec eux , ceux qui reçoivent leur action immé-diate : alors , leur action est prompte comme celle des stimulans.

Il n'en est pas ainsi des astringens doux, dont l'as-triction est si peu marquée, que leurs molécules peuvent être facilement pompées par les vaisseaux absorbans, agir par circulation et être transportées jusqu'aux extré-mités capillaires. L'usage de ces astringens est toujours indiqué, quand on veut agir sur des organes éloignés et produire un effet diurétique , médiat ou secondaire , ou agir sur la peau.

On a porté différens jugemens sur la composition des astringens. Les anciens chimistes ont supposé qu'il entrait dans cette composition des parties grossières et terreuses, d'où dépendait, disaient-ils, leur âpreté : d'autres ont pensé que l'astringence était due à une matière saline résultant de la combinaison d'un acide et de cette matière terreuse ; mais c'est encore à la nou-velle chimie que l'on doit les connaissances les plus pré-cises sur la composition de ces substances. Le *tanin* *

---

* Ce produit des végétaux existe abondamment dans la noix de

et *l'acide gallique* * en constituent les parties essentiellement médicamenteuses. Le caractère du tanin est de
précipiter la gélatine ou la colle animale, et de la trans-
former en une matière insoluble et imputréfiable. La
propriété la plus constante de l'acide gallique, est de
précipiter le solutum aqueux du sulfate de fer, en formant, avec lui, un sel métallique de couleur noire.
Ces deux principes se trouvent toujours ensemble dans
les substances végétales astringentes; ils en forment, avec
d'autres principes moins essentiels, les parties constituantes ** ; mais aucun, en particulier, ne réunit les vertus
ou qualités de ces médicamens. Ici encore, comme dans la
classe des toniques, la force médicamenteuse n'appar-

---

galle, le cachou, la gomme kino, le sumac, le thé, dans la
plupart des écorces et des fruits ; et sans exception, dans tous ceux
de la famille des rosacées. Le tanin est très-astringent, soluble
dans l'eau, insoluble dans l'alkool (celui du cachou excepté); il
forme avec les dissolutions de cuivre, d'étain, de plomb, de
titane, de fer, etc., des précipités olivâtres, jaunes, rouges, bleus,
noirs, etc., etc. La grande chaleur décompose cette substance.
On n'emploie point en médecine le tanin pur, mais bien les snbs-
tances qui le contiennent.

* Acide d'une saveur astringente, cristallisant en aiguilles fines,
blanches et brillantes, susceptible de se combiner avec toutes les
bases salifiables, formant avec les oxydes de fer, des précipités
blcus ou noirs. L'acide gallique abonde dans les galles des végétaux,
et surtout dans celles du chêne, dans les racines des polygonées
(*polygonum bistorta*), les racines des écorces des rubiacées (*rubia
tinctorum*, *cinchona*), les sumacs, les amentacées, les fruits du
myrthe, les fleurs et les fruits du grenadier, les sucs des rosacées :
il est toujours uni au tanin.

** Des principes résineux, aromatiques, odorans, des acides,
des sels de diverses espèces, à diverses proportions, mais communs
à toutes les classes des végétaux, et qui ne constituent pas le principe astringent proprement dit.

tient à aucun principe isolé, mais à l'ensemble, à la combinaison, à l'union de ces principes entre eux.

Le principe astringent est très-soluble dans l'eau : l'extrait que l'on obtient au moyen de ce menstrue, est plus abondant que celui que l'on obtient par les menstrues spiritueux. Ce principe est d'une nature fixe : l'eau distillée sur les substances les plus énergiques de cette classe n'emporte rien de leurs qualités médicamenteuses, rien de leur saveur acerbe ; les seules parties balsamiques ou odorantes qui s'y trouvent quelquefois combinées, la pénètrent de leur arome. Les eaux distillées de plantain, de quinte-feuille, de mille-pertuis, de fraisier, d'aigremoine, etc., etc., que l'on prépare encore dans quelques pharmacies, n'ont aucune des vertus médicinales des astringens, même lorsqu'elles ont été recohobées plusieurs fois.

Les astringens précipitent avec plus ou moins de promptitude, ou plus ou moins abondamment, le sulfate de fer et d'autres sels métalliques, de leur solutum aqueux. On a cru pouvoir en conclure de l'énergie de ces médicamens et de la promptitude de leur action sur l'économie. Tel est le sentiment de Bergius et de Cullen. Mais combien de substances, qui agissent comme astringens sur l'économie, et qui manifestent très-faiblement à l'épreuve chimique, la présence de ce principe ? D'autres substances, qui n'ont en apparence rien d'astringent et qui agissent par une vertu contraire, précipitent en noir le solutum du sulfate de fer : telle que la mauve.

Doit-on s'en rapporter davantage, pour calculer la force de ces médicamens, au sentiment d'astriction plus ou moins marqué qu'ils impriment sur la langue et sur l'organe du goût ? mais quelques substances dévelop-

pa...nt, avec force, cette saveur et ont peu de vertu ; d'autres ont peu de saveur, et manifestent au plus haut dégré
leur puissance astringente sur l'estomac, les intestins et
sur le reste de l'économie.

La matière astringente abonde dans le règne végétal:
toutes les parties organiques la contiennent ; elle se
trouve plus souvent dans l'écorce, les fleurs et les fruits,
que dans les autres parties. Quelques végétaux ont ce
principe uniformément répandu dans tous leurs organes,
tels que les végétaux herbacés de la famille des rosacées
(icosandriques). Il est toujours plus énergique dans les
espèces vivaces et ligneuses, que dans les espèces annuelles et herbacées ; dans les parties ligneuses d'ancienne production, que dans les nouvelles ; plus dans
les fruits verts, que dans les fruits parvenus à leur maturité. Les sucs exprimés de ces végétaux sont eux-mêmes
très-acerbes, surtout quand ils sont réduits en extraits :
Je les ai compris dans mon tableau des espèces astringentes, sous le nom de sucs épaissis. Les papilionacées,
les amentacées et les rubiacées sont, après les rosacées,
les familles les plus abondantes en végétaux astringens.

La couleur verte est celle du principe astringent dans
les végétaux. Comme l'avait remarqué LINNÉE : la couleur verte des fruits devient rouge à leur maturité, la
saveur acerbe est alors remplacée par la saveur acide
et sucrée. Cette transformation, ou *succession*, est commune à la plupart des fruits icosandriques ; il semble
que l'astringence et l'acidité ne soient que le même principe modifié par les progrès de la végétation et de la maturité, modification que présentent quelques acides minéraux dans leur saveur : tels que l'acide sulfurique, lorsqu'il est concentré ou étendu. Je ferai remarquer combien

il existe d'analogie entre ces deux principes, en traitant des généralités des acides.

Les astringens minéraux si forts, si énergiques, que la plupart peuvent agir à la manière des poisons, sont le résultat de la combinaison de l'oxygène à une base terreuse, alkaline ou métallique. L'oxygène concourt probablement à la formation du principe astringent, puisque les plus forts acides minéraux sont de véritables astringens ; que l'acétate de plomb, que le sulfate de zinc, que l'alun, astringens les plus forts, ne doivent cette propriété qu'à l'oxygène de l'acide avec lequel ils sont combinés. Dans les végétaux, la couleur verte des fruits et leur saveur acerbe, arrivent, par un grand nombre de nuances insensibles, et probablement par une combinaison semblable, à la couleur rouge et à la saveur acide.

La propriété des astringens de resserrer les fibres des organes, d'augmenter la contractilité, la cohésion des solides, d'accroître la force et l'énergie de presque tous les systèmes de l'économie, les rend très-utiles en thérapeutique : ils sont spécialement indiqués toutes les fois que l'on veut déterminer une astriction générale, ou seulement celle de quelques organes, pour diminuer ou supprimer l'excrétion trop abondante d'une humeur nécessaire à l'entretien de l'économie. C'est dans cette intention qu'on les emploie pour relever le ton de l'estomac, pour remédier à l'excrétion muqueuse trop abondante des intestins, des bronches, de la vessie, de l'urèthre et du vagin, dans les catarrhes chroniques de ces organes. Ainsi, on donne les astringens pour produire un effet local, pour agir sur les tissus contigus ou sur des organes éloignés.

L'application immédiate des astringens est beaucoup

plus sûre que lorsque leur transport, sur des organes éloignés, ne peut avoir lieu que par l'intermède d'autres organes : ces médicamens conviennent parfaitement pour réprimer les évacuations sanguines ou séreuses qui dépendent de l'atonie des premières voies. Leur efficacité est bien reconnue dans les hémorrhagies passives de ces organes, dans la cachéxie, la dypsepsie muqueuse et les diarrhées excessives ; c'est sans doute en dissipant la faiblesse générale du système digestif, que les astringens préviennent, diminuent, changent oü suppriment, à la manière des remèdes toniques, les paroxysmes des fièvres bilieuses, muqueuses, adynamiques, etc., etc.

Les astringens ont été vantés dans le traitement de la leucorrhée et de la blennorrhagie chroniques : ces médicamens ne réussissent pas toujours dans cette première affection si commune chez les femmes, et à laquelle on a donné le nom de *flueurs blanches*. Cet écoulement, si désagréable, est plus abondant et plus opiniâtre, après la cessation absolue des règles, au sein des grandes villes qu'à la campagne ; à Paris, surtout où l'atmosphère est presque toujours humide, où l'on vit dans l'oisiveté, où l'on fait usage d'alimens mal-sains et relâchans, les leucorrhées sont difficiles à guérir. J'ai souvent pensé que la nature cherche à se débarrasser, par cette évacuation, d'une humeur sur abondante et nuisible, puisque toutes les fois qu'elle est habituelle, régulière ou intermittente, surtout lorsqu'elle précède ou suit le flux menstruel, il est dangereux d'en arrêter le cours, car il en résulterait alors des malaises, des suffocations, des coliques insupportables. Nous devons à de célèbres praticiens, tels que Baillou, Sennert, Hoffmann, des observations qui constatent les dangereux effets des remèdes appliqués dans l'intention d'arrêter ces écoulemens. Il est pourtant des circonstances qui nécessitent l'emploi des moyens palliatifs : toutes les fois que cette maladie si désagréable par elle-même, produit la faiblesse, la pâleur, l'inappétence, la diarrhée, la cachexie, le dépérissement, la stérilité, etc. *. Dans tous les cas, il faut avoir égard à la vraie cause de cet écoulement, et reconnaître s'il ne dépend pas d'une ancienne gonorrhée dont on a négligé le traitement, d'accouchemens multipliés et laborieux, de coups ou meurtrissures reçus à la matrice, d'ulcérations, etc. Les suites si fâcheuses de ces écoulemens chroniques n'ont presque jamais lieu chez les hommes, qui sont d'une constitution plus sèche, plus robuste et dont la membrane, siége du mal, a beaucoup moins d'étendue.

Les astringens ont été constamment employés, avec succès, pour arrêter les hémorrhagies ; ces médicamens agissent par cette propriété qui les caractérise, de resserrer les vaisseaux et d'en augmenter le ton : mais il est de la plus grande importance de constater d'abord la nature de l'hémorrhagie. Si elle dépend de la tonicité augmentée des vaisseaux (hémorrhagie active), ou de leur défaut de ton (hémorrhagie passive) : dans le premier cas, les astringens sont toujours nuisibles, et bien plus encore quand l'hémorrhagie est l'effet d'un mouvement salutaire ou critique ; mais ils conviennent constamment pour réprimer les hémorrhagies passives, comme toutes les évacuations qui dépendent du relâchement ou de l'atonie de quelque système.

Le célèbre médecin Zimmermann a donné d'excel-

---

* Une jeune femme, mariée depuis un an, ne devint enceinte qu'après la cessation d'une leucorrhée, que je guerris au moyen des remèdes astringens et toniques pris en injection.

des préceptes sur l'emploi des astringens dans la dysenterie. Il fait remarquer qu'au début de cette maladie
tout prend un caractère aigu ; que les astringens donnés
à cette première époque, occasionnent des troubles d'entrailles, des anxiétés, des fièvres intermittentes opiniâtres, l'anasarque, l'hydropisie et d'autres accidens
qui conduisent le malade au tombeau. Ce médecin, qui
a le mieux observé sans doute cette affection grave, et
qui le premier a su en diriger le traitement, fait très-
justement remarquer, que les gens bornés ne sont point
faits pour distinguer les différens degrés des maladies,
non plus que pour distinguer une maladie d'une autre *.

Les astringens ne conviennent que dans l'état de chronicité ou de prolongation de la dysenterie, surtout
quand elle est compliquée d'adynamie ou de putridité ;
ils agissent alors comme de puissans toniques et doivent
même être préférés aux toniques.

En parlant de l'utilité des astringens, j'ai fait
mention de quelques-uns des effets dangereux produits
par ces médicamens donnés inconsidérément. On ne
saurait être trop sur ses gardes pour prévenir les abus
causés par leur administration peu réfléchie. Les astringens sont toujours contraires dans les maladies accompagnées d'inflammation, de tension, de spasme, d'éréthisme,
de pléthore, etc. Au début des maladies aiguës, dans la
première période des blennorrhagies, et dans toutes les
évacuations séreuses ou sanguines accompagnées d'irritation, à moins que l'on ne craigne que ces évacuations
ne deviennent excessives et ne jettent le malade dans un
état de faiblesse dangereux, comme dans quelque cas

---

* *Traité de la dysenterie*, par ZIMMERMANN, traduction française.

d'hémoptysie, de ménorrhagie, de scorbut, etc. , etc.
Il est dangereux de supprimer les évacuations qui sont
produites par une irritation locale , lorsqu'elles sont
devenues habituelles ou qu'elles sont critiques , telles
que les hémorrhagies qui surviennent à certaines périodes des maladies , la diarrhée qui accompagne la première dentition , toutes les fois enfin que ces évacuations ont un but utile.

On retire un grand avantage de l'application des astringens à l'extérieur; ils relèvent le ton de la peau *,
favorisent l'action de ses vaisseaux absorbans, la circulation de la lymphe , et déterminent la résolution des tumeurs occasionnées par l'accumulation de ce fluide, la
disparition des échymoses occasionnées par le sang extra-
vasé dans les mailles du tissu cellulaire : c'est encore par
la même force tonique que les astringens font disparaître
les éruptions cutanées, de quelque nature qu'elles soient,
dartreuses , psoriques , érysipélateuses , etc. , etc. L'ap-

---

* Les astringens bornent leur action à cet organe , et n'ont
qu'une action secondaire sur les organes que la peau recouvre.
Les bains de tan resserrent la peau , l'a rendent rude au toucher ,
en érigeant ses papilles ; mais n'ont aucun effet diurétique ,
comme je l'ai observé sur moi-même plusieurs fois ; mais le ton
imprimé à la peau peut être communiqué aux parties tendineuses,
cellulaires et charnues, qu'elle recouvre immédiatement : voilà
comment l'emploi des plus forts toniques peut-être utile pour
remédier au relâchement des organes , au gonflement scrophuleux ,
aux entorses , aux hernies, au goître, etc. , etc. Les vertus antiseptiques des astringens dépendent de cette même propriété de resserrer
la fibre, de s'opposer à la putridité, à la gangrène ; ils peuvent
remplacer les toniques dans le pansement des plaies gangreneuses.
Quel avantage ne retire-t-on pas de leur emploi pour remédier aux
maux de gorge gangreneux, et favoriser , dans cette maladie si dangereuse , la formation de l'escarre et la réaction de la nature? On
doit avoir alors recours aux astringens les plus concentrés , que
l'on emploie en gargarisme ou que l'on applique avec un pinceau.

plication de ces remèdes, dans ces diverses circonstances, est souvent accompagnée de dangers, si l'on n'y apporte la plus grande prudence, et si l'éruption est étendue ou ancienne *. On a donné le nom de *ré-percussifs* aux médicamens de ce genre.

Les astringens appliqués sur la peau, diminuent beaucoup sa sensibilité ; ils produisent un grand soulagement appliqués en lotion sur cet organe depouillé de son épiderme, par l'effet d'une brûlure ou d'un vésicatoire : l'eau et le cérat de GOULARD, la dissolution de sulfate de fer, l'encre qui contient cette dernière substance dissoute, sont des remèdes vulgairement employés dans la brûlure, et que le temps, l'habitude et l'expérience ont consacrés.

Les anciens ont attribué aux astringens des vertus vulnéraires ou cicatrisantes. Ces médicamens appliqués en poudre ou en fomentation, sur les plaies ou les ulcères atoniques, en raniment la vitalité et en favorisent la cicatrisation ; mais cette prétendue vertu vulnéraire n'est autre chose que la vertu tonique ou astringente.

Je ne dois pas oublier de parler ici de la vertu singulière reconnue aux astringens, de calmer les douleurs causées par la présence du calcul dans la vessie. L'explication que divers auteurs ont donnée de ce phénomène de médication ** n'est point satisfaisante ; mais le phénomène n'en existe pas moins : il est toujours très-avantageux et très-consolant pour les malades de

---

* Leur emploi est même dangereux, si la maladie est locale et bornée : voyez RAYMOND, *des Maladies qu'il est dangereux de guérir.*

** HEUCHER, *Calculus per adstringentia pellendus.* — CULLEN, *Mat. méd.*

pouvoir diminuer les douleurs atroces, auxquelles donne lieu la présence de la pierre, en attendant qu'on les en délivre par l'opération, seule ressource contre un pareil mal.

Les astringens ont différens degrés de force médicamenteuse ; les uns d'une saveur très-austère, et doués de vertus très-prononcées, sont désignés par les anciens auteurs sous le nom de *pycnotiques* ou *condensans*, de *stegno tiques* ou *resserrans*, de *stiptiques*, etc., etc. D'autres manifestent très-peu la saveur astringente, et ne jouissent qu'à un faible degré des propriétés communes à cette classe. J'ai rangé, dans mon tableau, les astringens d'après ces différens degrés de force astringente, en suivant la méthode dont j'ai donné le développement dans mes généralités.

Les règnes végétal et minéral fournissent à la matière médicale des remèdes astringens : ces remèdes si différens, quant à leur degré d'énergie, varient aussi beaucoup selon leur degré de concentration et les diverses préparations qu'on leur fait subir.

On donne les astringens en substance, en poudre, en infusum, en decoctum et en extrait : on donne la poudre seule ; on la mêle à un véhicule, ou on la réduit en pilules. L'eau est plus convenable que tout autre menstrue pour extraire les principes médicamenteux de ces médicamens : on doit préférer l'eau froide à l'eau chaude, l'infusion à la décoction ; cette dernière préparation a le double inconvénient de produire un médicament désagréable, et de lui faire subir une sorte de décomposition. On emploie rarement les menstrues spiritueux pour extraire les principes astringens ; ils ne s'en chargent pas davantage que l'eau, et en altèrent d'ailleurs les propriétés.

On obtient l'extrait de ces substances par l'infusion, la décoction et l'évaporation ; la chaleur développe leur astringence, comme elle développe la saveur des substances amères.

On associe aux poudres astringentes le sucre et le miel, pour en masquer la saveur et pour les conserver : on en prépare des conserves, des sirops, des électuaires, etc. ; on les combine à d'autres médicamens, pour en modifier la médication. Unis aux aromatiques, les astringens fatiguent moins l'estomac ; combinés aux amers, ils produisent plus souvent leurs effets médicamenteux, d'après la remarque de CULLEN, à qui l'expérience a montré l'avantage de cette association dans le traitement des fièvres. Dans quelques circonstances, on combine encore les astringens aux acides, aux toniques, aux antispasmodiques, aux narcotiques, aux absorbans, etc.

Les doses auxquelles on donne les astringens, varient selon les circonstances maladives, selon leur degré d'énergie, et enfin selon les préparations qu'on leur a fait subir. En substance ou réduits en poudre, la dose des astringens est de 10 grains à un gros, dose que l'on répète plusieurs fois dans la journée ; en infusum, depuis un gros jusqu'à une once, dans une ou deux livres d'eau. Les sucs épaissis ou extraits se donnent depuis 10 grains jusqu'à un gros.

Il faut être très-réservé sur les doses des substances minérales : la plupart sont douées de la plus grande force astringente, et sont de puissans moyens de la médecine agissante, qui ne doivent être employés que par une main habile et exercée.

ASTRINGENS.

---

* VÉGÉTAUX.

Tormentille.	Plantain.
Raisin d'ours.	Garance.
Bistorte.	Caille-lait.
Fleurs de grenadier.	Aspérule.
Roses de Provins.	Fleurs de Sumac.
Potentille.	Riz.
Fraisier.	Salicaire.
Aigremoine.	Millepertuis.
Alchimille.	Agrostemme.
Ortie.	Œillets rouges.
Osmonde.	Bugle.
Scolopendre.	Anthillis.
Pezize-auricule.	Dryade.
Patience.	Spirée.
Rhapontic.	Turquette.
Feuilles de ronce.	Sanicle.
Herbe-à-Robert.	Euphraise.

FRUITS ASTRINGENS.

Pommes.	Grenades.
Poires.	Fruits de myrthe.
Sorbes.	Noix de Galle.
Nèfles.	Noix de Cyprès.
Coingts.	Brou de noix.
Cynorrhodon.	

SUCS ÉPAISSIS ASTRINGENS.

Cachou.	Suc d'hypociste.
Gomme-kino.	Sang-dragon.
Acacia nostras.	Colophane.
Acacia d'Egypte.	

** MINÉRAUX.

Acide sulfurique.	Zinc.
Alun.	Chaux.
Plomb.	

I **Tormentille**, *Tormentilla erecta.*, L. —Rosacées, Juss.

La tormentille est une petite plante herbacée , dont la tige annuelle, grêle, traînante, porte des feuilles digitées, composée de sept folioles sessiles, dont les latérales sont plus courtes, et des fleurs terminales composées d'un calice à huit divisions et d'une corole à quatre pétales jaunes. Sa racine, la seule partie usitée, est vivace, grosse, alongée ou arrondie, tuberculeuse, et couverte de fibres ; d'un tissu compact, brune extérieurement, d'un brun pâle intérieurement : on y voit souvent des lignes rougeâtres disposées en rayons ; elle n'a point d'odeur : sa saveur est astringente ; elle se réduit facilement en poudre : cette plante croit dans les bois découverts et sur les collines sèches.

La tormentille contient beaucoup de principe astringent. Les habitans des Iles Orcades l'emploient pour tanner leurs cuirs ; elle contient de la fécule et beaucoup d'extractif oxygéné : son eau distillée a l'odeur de roses ; propriété qui est commune à beaucoup de plantes de cette famille.

La tormentille excelle par dessus toutes les plantes et toutes les substances végétales astringentes · elle convient aussi dans les maladies atoniques, et avec relâchement des solides, qui réclament les plus forts astringens ; dans les hémorrhagies passives, la dysenterie chronique *, l'hématurie, le scorbut, l'angine muqueuse, les fièvres intermittentes, etc., etc.

---

* Quarin, célèbre médecin de Vienne, faisait prendre aux malades affectés de dysenteries chroniques, accompagnées de la faiblesse du pouls et d'une extrême prostration des forces, un opiat composé

Le decoctum de la tormentille ou l'infusum de sa racine dans le vin ou le vinaigre , sont de très-bons gargarismes pour rafermir les gencives : on emploie cette plante avec le même succès en lotion dans le traitement des ulcères atoniques.

On donne la tormentille en poudre ; on en prépare une décoction aqueuse , une infusion vineuse et alkoolique : son extrait est très-astringent et conserve long-temps sa vertu.

RAISIN D'OURS , BUSSEROLE , *Arbutus uva-ursi* , L.
Famille des Bruyères , JUSS.

La busserole est un sous-arbrisseau, à tiges traînantes, tuberculées , recouvertes d'un épiderme lisse et rougeâtre , à feuilles oblongues , obtuses , spatulées , épaisses , coriaces , lisses , un peu renversées sur les bords , marquées d'une nervure longitudinale : d'une saveur acerbe et un peu amère. Ce sous-arbrisseau croît sur les Alpes et les montagnes élevées , au milieu des rochers et des gazons.

Le principe amer-astringent de cette plante existe abondamment dans son decoctum, son infusum aqueux ou vineux , et son extrait qui a une odeur balsamique.

La busserole jouit de la vertu astringente commune à tous les médicamens de ce genre : c'est un de ceux que l'on a le plus vantés dans le traitement des maladies des voies urinaires , comme dissolvant de la pierre et de la gravelle , ou comme *lithontriptique* ; mais on doit regarder comme une exagération , ce que DEHAEN

---

de conserve de roses , de poudre de tormentille , d'ipécacuanha et d'un peu d'opium. Voyez *ses Observations pratiques* , traduction française , page 245.

et MURRAY ont dit de cette vertu. Il est néanmoins assez constant que ce médicament calme les douleurs insupportables causées par le calcul et la gravelle; qu'il stimule immédiatement les reins et la vessie ; qu'il provoque la sécrétion urinaire ; qu'il augmente la contractilité et la tonicité de la vessie ; qu'il modifie la sécrétion de sa membrane muqueuse ; et il n'y a pas de doute qu'il ne soit un médicament très-utile dans le traitement de la néphrite, du catarrhe vésical et de l'hématurie passive ou chronique.

On prescrit la poudre de busserole à la dose d'un demi-gros à un gros : l'infusum vineux et le decoctum , en employant une livre de liquide pour deux gros de feuilles, se donnent par cuillerées et par tasses.

BISTORTE , *Polygonum bistorta* * , L. — Polygonées , JUSS.

La bistorte est une plante annuelle, à racines vivaces, qui croît dans les pâturages des montagnes et dans toutes les parties tempérées de l'Europe. La racine , la seule partie employée, est de la grosseur du doigt, flexueuse, souvent contournée en deux sens opposés, en manière d'S (*bistorte*). Son épiderme est brun et sillonné transversalement ; le tissu intérieur est rosé , pulvérulent , d'une couleur beaucoup plus prononcée dans les vieilles racines , d'une odeur nulle , d'une saveur astringente.

Les racines de la bistorte contiennent une quantité très — considérable de fécule amilacée , imprégnée d'un principe astringent et amer. Cette fécule est très-

---

* *Polygonum caule simplicissimo , monostachyo, foliis ovatis , in petiolum decurrentibus.* LINN.

convenable pour remédier aux diarrhées muqueuses et dysentériques : son decoctum jouit éminemment de cette propriété tonique et resserrante, quand on l'administre en lavemens. On a loué les vertus astringentes de la bistorte dans la blennorrhagie chronique et la leucorrhée : les effets de ce médicament sont prompts ; mais ils peuvent être suivis d'accidens graves, par la répercussion subite d'une humeur dont l'écoulement est habituel. CULLEN a donné, avec succès dans le traitement des fièvres intermittentes, la bistorte unie à la gentiane. La poudre de bistorte est un très-bon dentifrice : son infusum vineux raffermit les gencives. On administre la poudre de bistorte depuis quinze grains jusqu'à trois gros en un jour ; son decoctum aqueux par verres, son infusum vineux par cuillerées.

FLEURS DE GRENADIER. — Balauste, *Punica granatum*, L. *. — Myrtes, JUSS.

Le grenadier contient, comme tous les arbres de la famille des rosacées, un principe acerbe, astringent, dans son écorce, dans sa fleur et dans l'enveloppe de son fruit (*malicorium*), qui renferme des graines acides et pulpeuses. Cet arbre est originaire de l'Afrique, et croît naturellement dans le midi de l'Europe. On le cultive dans nos jardins pour la beauté de ses fleurs qui sont doubles, d'un beau rouge, disposées en rose, enveloppées dans un calice d'une seule pièce à cinq divisions, épais, coloré et charnu.

Le decoctum des fleurs est rouge, brun, a une saveur acerbe, et précipite en noir la dissolution de sulfate de fer. On emploie les fleurs de grenadier au

---

* *Punica, foliis lanceolatis, floribus sessilibus, caule arboreo.*

même usage que les autres astringens végétaux ; on en donne, à l'intérieur, en poudre et en infusum, dans l'hémoptysie, la dysenterie chronique et la diarrhée, en gargarismes, en injections, en fomentations, dans les angines muqueuses, le scorbut des gencives, la leucorrhée, la blennorragie chronique, le relâchement de la matrice, les ulcères atoniques, etc.

ROSE DE PROVINS. — Rose rouge, *Rosa gallica*, L. — Rosacées, JUSS.

On cultive en grand, aux environs de Paris, la rose de Provins : ses fleurs semi-doubles qui paraissent au mois de mai, sont grandes, d'un beau rouge cramoisi, et ont une odeur forte ; leurs pétales sont en cœur, et leurs onglets d'une couleur jaune ; leur saveur est acerbe, et le principe astringent qu'ils contiennent, paraît augmenter d'intensité, quand on opère leur dessication par une forte chaleur.

La vertu astringente des roses de Provins est franche et bien prononcée. Ce médicament est devenu célèbre en Allemagne par les essais de KRUGER, qui l'a employé avec succès dans le traitement de la phtisie pulmonaire, et surtout de cette espèce de phtisie que les médecins appellent *scrophuleuse* ou *tuberculeuse*, accompagnée de la faiblesse des vaisseaux et des glandes lymphatiques. Il donnait la rose de Provins dans la première période de la phtisie, sous forme de conserve ; il en augmentait successivement la dose.

La rose de Provins est encore un médicament très-

---

* *Rosa germinibus ovatis, pedunculis que hispidis, caule hispido aculeato.* LINN.

utile dans l'atonie de l'estomac et des intestins , l'anorexie, la diarrhée , dans les hémorrhagies et les sueurs passives , la blennorrhagie , les plaies et les ulcères atoniques, etc. J'en ai prescrit souvent l'infusum dans les affections catarrhales du poumon , et dans la plupart des maladies du système lymphatique.

On donne la rose de Provins en poudre , incorporée dans du miel ou dans tout autre excipient mou ; en infusum aqueux ou vineux ; en decoctum : on l'emploie à l'intérieur, en boissons et en lavemens , en gargarisme ; à l'extérieur , en injections , en lotions , en fomentations ; dans l'ophthalmie l'angine , la leucorrhée , l'infiltration des bourses , la chute du rectum. La conserve se prépare avec de la poudre de roses et du sucre : c'est un médicament très-agréable. Le vinaigre et le miel rosat se préparent par infusion ; l'eau de rose , par distillation : ce sont des médicamens externes. Le sirop de rose conserve à peine quelque astringence.

POTENTILLES, *Potentillæ* [*]. — Rosacées. JUSS.

Les potentilles sont des plantes rosacées , dont les botanistes connaissent plus de soixante-dix espèces; la plupart sont herbacées , vivaces , ou sous-ligneuses , ont leurs feuilles composées, digitées (*pentaphyllées, quintefeuilles*) , ailées ou ternées; les fleurs à cinq pétales, jaunes ou blancs , à étamines et à pistils très-nombreux. (icosandrie polygynie, L.) La plupart aiment les lieux secs et sablonneux.

Les racines de potentilles sont ordinairement épaisses,

---

* *Potentilla , à potentiâ virium.* LINN. , Philos. bot.

cylindriques, et recouvertes d'un grand nombre de fibres chevelues ; elles contiennent beaucoup de principe
astringent : leur decoctum rouge et acerbe précipite
abondamment la colle animale, et noircit le dissolutum
de sulfate de fer.

Toutes les potentilles peuvent être employées en médecine. Les P. quinte – feuille * et argentine ** , (P.
reptans et anserina, L.) les seules espèces désignées
dans les Traités de matière médicale, sont celles qui
ont le moins de vertus ; elles croissent d'ailleurs, dans
des lieux humides, et la racine de l'argentine est si
douce qu'on s'en sert dans quelques pays comme d'une
herbe potagère. J'ai fait un examen comparatif des potentilles des environs de Paris : celles qui contiennent
le plus de principe astringent, et qui possèdent consé-
quemment le plus de vertus , sont : la potentille fraise
(P. *sterilis* , *fragaria sterilis*, L. ***), et la potentille
printannière (P. *verna* . L. ****), plantes qui fleuris-
sent au printemps dans tous les bois sablonneux.

Les anciens employaient les potentilles dans le traitement des fièvres et des blessures ; les médecins modernes les ont employées au même usage. J'ai prescrit

---

* *Potentilla reptans, foliis quinatis , foliolis obovali-cuneiformibus ,
serratis , stipulis indivisis , pedunculis axillaribus unifloris folio longioribus ; caule sarmentoso.*

** *Potentilla foliis interruptè-pennatis sericeis , foliolis argutè
serratis , caule reptante , pedunculis axillaribus unifloris.*

*** *Potentilla, foliis trifoliatis foliolis obovalibus retusis , inciso-
serratis , undique sericeis , petalis obcordatis , calicem æquantibus ;
caule filiformi decumbente.*

**** *Potentilla foliis radicalibus septenis , quinatisve ,foliolis obovalibus , utrinque virentibus , subtùs pilosis , petalis obcordatis ,
calice longioribus , caule debili procumbente.*

quelquefois ces médicamens en lotions vineuses, dans les eschymoses scorbutiques, les contusions, les entorses, les ulcères atoniques ; en gargarisme, dans les angines muqueuses. C'est dans leurs racines que réside principalement leur principe astringent.

FRAISIER, *Fragaria vesca*. L. — Rosacées, Juss.

Le fraisier est une plante vivace, à feuilles radicales, pétiolées et ternées, à fleurs à cinq pétales blancs, rosacés, dont le réceptacle devient à sa maturité un fruit charnu et savoureux. Sa racine est fibreuse, longue, cilindrique, blanchâtre, recouverte d'un épiderme brun, terminé par un grand nombre de radicules chevelues ; sa saveur est douceâtre et acerbe.

La racine du fraisier a été recommandée comme un bon diurétique ; mais cette propriété est relative aux circonstances. Il ne faut point suivre l'exemple des empyriques qui emploient le decoctum de cette racine dans toutes espèces de retention d'urines et à toutes les périodes de la blennorrhagie : comme ses vertus sont actives, ce médicament ne convient que dans un état de chronicité ou d'atonie.

On prescrit le decoctum de racine de fraisier dans la seconde période de la blennorrhagie et dans l'atonie des organes urinaires : on lui associe ordinairement d'autres subtances astringentes, ou diurétiques.

AIGREMOINE, *Agrimonia eupatoria*, L. — Rosacées, Juss.

L'aigremoine est une plante fort commune dans tous les pâturages et les bois découverts : sa tige est simple, droite, haute de dix-huit pouces à deux pieds, velue ;

les feuilles sont ailées , les folioles incisées , blanchâtres; les fleurs à cinq pétales jaunes ; les fruits hérissés de pointes en hameçon : la plante fraîche exhale une odeur aromatique de fraise , qu'elle perd en se desséchant.

On a beaucoup vanté les vertus médicinales de l'aigremoine. Peut-on compter sur les assertions de Hill, Chomel, Lobel, Hoffmann, qui recommandent, d'après leur propre expérience, l'aigremoine dans le traitement de la jaunisse, des squirrhes du foie, des ulcères de la vessie, du calcul? Hoffmann vante, dans cette dernière maladie, l'eau distillée d'aigremoine , qui ne participe en rien de ses vertus astringentes. L'aigremoine est cependant un astringent utile , je l'ai souvent prescrit en lotion vineuse, comme remède externe , en fomentation ou en gargarisme. Je n'ai pas eu l'occasion de voir ses bons effets dans le traitement des rhumatismes chroniques et des maladies de la peau.

ALCHIMILLE.—Pied-de-lion , *Alchimilla vulgaris*, L. — Rosacées, Juss.

Le pied-de-lion est une plante herbacée, commune dans les pâturages des montagnes ; sa racine est longue, cilindrique, de la grosseur du doigt, brune, garnie de fibres nombreuses; ses feuilles sont pétiolées, rondes, festonnées, dentées, d'un vert glauque : ses fleurs peu apparentes, verdâtres, disposées en panicule lâche : la saveur de ses racines est astringente.

L'alchimille réunit toutes les vertus des astringens végétaux, mais à un faible degré : l'infusum des feuilles et des racines de cette plante ne fatigue pas les organes digestifs, et passe facilement dans la circulation : on l'emploie avec avantage dans le traitement des hémorrhagies passives de l'utérus et du poumon. Les feuilles du pied-de-lion entrent dans la composition des espèces vulné-raires. On trouve, dans les thés suisses, celles de l'al-chimille des Alpes (*alchimilla alpina*), remarquables par leur surface satinée ; elles ont les mêmes vertus astringentes.

ORTIES, *Urticæ.* — Fam. des orties, Juss.

Les orties sont des plantes herbacées qui croissent dans tous les terrains pierreux et abandonnés : leurs ti-ges sont carrées, fistuleuses, droites ; leurs feuilles pé-tiolées, cordiformes, lancéolées, dentées et opposées : leurs fleurs, d'une couleur brune, sont disposées en gra-pes rameuses, et naissent à l'aiselle des feuilles : elles sont composées d'un calice à quatre parties, sans corolle, de quatre étamines et d'un stigmate velu : toutes les par-ties de la plante sont couvertes d'aiguillons dont la pi-qûre occasionne une sensation brûlante et une éruption pustuleuse.

La grande ortie (*urtica dioica*, L. *) a ses fleurs mâles et femelles séparées sur des pieds différens.

La petite ortie ou ortie grièche (*urtica urens*, L. **) porte ses fleurs mâles et femelles sur le même pied.

L'ortie romaine (*urtica pilulifera*, L. ***) a ses fleurs sur le même pied disposées en chatons globuleux.

Ces trois espèces qui appartiennent à la Flore pari-sienne, réunissent au même degré la vertu astrin-gente : on les emploie à l'extérieur dans le traite-

---

* *Urtica foliis oppositis, cordatis, racemis geminis, racemosis, patentibus.* — L.

** *U. foliis oppositis ovalibus.* — L.

*** *U. urens, p ilulifera.* — L.

...ent des diarrhées, de la dysenterie chronique, des hémorrhagies passives, du poumon et de la matrice. Le suc de ces plantes, appliqué en fomentation, supprime également les hémorrhagies des vaisseaux capillaires artériels : il a été très-utile dans les saignemens de nez opiniâtres (*epistaxis*), en l'introduisant dans les narines. MARCELLUS recommande d'appliquer, sur les glandes scrophuleuses, des cataplasmes d'orties cuites avec du vinaigre. Je parlerai de l'usage externe des orties en frictions ou de l'urtication, au chapitre des aphrodisiaques et des rubéfians.

On donne le suc d'ortie à la dose de deux onces, répétée trois ou quatre fois en vingt-quatre heures ; le decoctum par tasse : on donne la préférence aux fleurs ; je les donne en infusum et à la même dose, édulcoré avec le siropde gomme ou de consoude. On associe à l'ortie les autres substances astringentes végétales et minérales.

L'ortie est bonne à plusieurs usages domestiques, qui la rendent également recommandable : les anciens la comprenaient parmi leurs plantes potagères : il faut convenir que ce n'était pas un légume fort recherché ; aussi ne servait-il de nourriture chez les Romains qu'aux pauvres et aux philosophes. Ses feuilles fraîches engraissent la volaille, quand on les mêle hachées à leurs alimens : elles sont pour des quadrupèdes un excellent fourrage, qui augmente et améliore leur lait. On a remarqué, en Suisse, que les vaches qui se nourrissent d'ortie, sont moins sujettes aux maladies contagieuses (épizooties.) Enfin, ses tiges préparées comme le chanvre, fournissent du fil avec lequel on fait de très-bonne toile.

OSMONDE ROYALE. — Fougère aquatique, *Osmonda regalis.* LINN. **— Fam. nat. des Fougères.**

Plante vivace, à racines fortes et fibreuses, brunes, jaunâtres, à tige haute d'un à deux pieds, garnie de feuilles ailées, à folioles presque sessiles, lancéolées, obtuses, glabres, lobulées à la base, à marges parallèles, légèrement crenelées.

La tige est terminée par un épi rameux, dont les épillets sont grêles, roussâtres, longs de six lignes à un pouce.

La racine de cette plante est la seule partie employée : elle a une saveur astringente et amère.

L'osmonde royale croît dans les Vosges et aux environs de Paris, près d'Ermenonville. Il y a long-temps que cette plante est employée, dans les Vosges, comme vulnéraire. On doit savoir gré à M. VILLARS, professeur de l'école de Strasbourg, d'avoir appelé l'attention des médecins français sur ses propriétés : il a reconnu, dans l'extrait de la racine d'osmonde, un médicament très-salutaire dans le traitement du carreau (atrophie mésentérique), du rachitis, et de toutes les maladies du système lymphatique. Cet extrait a beaucoup d'analogie d'action avec celui des racines de polypode (*P. commune*, L.), que j'ai vu employer dans le même genre d'affection.

On prépare l'extrait de racines d'osmonde, par ébullition : on met sur trois parties d'eau une partie de vin blanc : la dose est de deux à quatre gros par jour.

SCOLOPENDRE. — Langue de cerf. *Phyllitis.* — *Asplenium scolopendrium*, L. — Fougères, Juss.

La scolopendre est un eplante herbacée, vivace, de la famille des fougères, qui croît sur les rochers humides, et dans les puits. Ses feuilles sont radicales, ovales-oblongues, cordiformes à la base, lancéolées, longues de huit à dix pouces, glabres, lisses, striées latéralement, garnies à la surface inférieure de proéminences saillantes, latérales, d'une couleur rousse, veloutées, ressemblant à l'insecte qu'on nomme *scolopendre*, et renfermant les organes de la fécondation. Odeur de fougère, saveur astringente, légèrement acide.

Les vertus astringentes de la scolopendre la rendent recommandable dans la faiblesse des organes digestifs. Les anciens l'ont beaucoup recommandée, comme *apéritive*, dans les obstructions de ces organes, et surtout dans l'engorgement du foie et de la rate : ils l'employaient aussi, comme béchique, dans les catarrhes pulmonaires et dans la phtisie scrophuleuse. On prescrit le suc exprimé de cette plante, à la dose de six onces par jour, par fraction de deux onces : on lui associe les autres plantes capillaires de sa famille, la sauve-vie (*aspl. ruta muraria*, L.), le cétérach (*a. ceterach*, L.), etc. — Elle entre dans la composition du Faltrank ou thé suisse.

OREILLE DE JUDAS. — Agaric du sureau. — *Peziza auricula.* BULLIARD, hist. des Champignons.

Cette espèce de champignon croît principalement sur les vieux troncs du sureau : il est membraneux, applati, à marge réfléchie ou reployée en dessus ; ce qui

le fait paraître concave , et lui donne la forme d'un
oreille. Il adhère à l'écorce du sureau par un pédicul
latéral. Sa surface supérieure est brune , un peu ridé
et tomenteuse ; sa surface inférieure est blanchâtre
parsemée de veines peu saillantes et divergentes ; sa
saveur est acerbe et amère : il donne une couleur noire
et communique sa saveur à l'eau dans laquelle on le
fait bouillir.

Ce decoctum s'emploie en gargarisme , dans le traitement des angines muqueuses, caractérisées par l'engorgement et le gonflement des glandes amygdales , et
de la membrane muqueuse du larynx. Les herboristes
débitent beaucoup de ce remède , auquel j'ai vu assez
constamment produire de bons effets. D'ailleurs , il
n'est pas nouveau ; car LOBEL l'employait déjà au
même usage , et le vante comme un remède infaillible.

PATIENCE. — Parelle. — *Rumex*. — Fam. des Polygonées , JUSS.

La patience est une plante herbacée , vivace ; à
racines fibreuses , pivotantes, fusiformes, longues de
douze à dix-huit pouces , de six lignes à un pouce de
diamètre près du collet , terminées par des fibres peu
nombreuses, recouvertes d'un épiderme brun, strié
transversalement. Le corps de la racine est composé de
deux couches distinctes ; l'extérieur jaune-pâle , l'intérieur jaune oranger. Odeur forte, particulière à cette
racine; saveur acerbe , amère : colorant la salive en
jaune.

Les racines de tous les rumex ont des propriétes analogues. La vraie patience, *rumex patientia*, L. , ne croît
pas aux environs de Paris ; celle que l'on y emploie est
la patience à feuilles crépues, *R. crispa*, et quelquefois

Rumex aquaticus, L. *R. divaricatus*, L. *R. acutus*, *R. maritimus*, L. *R. palustris*, L. et même les racines de l'oseille, *Rumex acetosa*, L.

Les racines de patience donnent à l'analyse chimique un peu de tanin, une matière colorante jaune, amère, beaucoup de mucilage et une petite quantité de soufre.

On prescrit la tisane de patience dans le traitement des maladies de la peau et de l'engorgement chronique des viscères abdominaux ; mais ce médicament n'a que des vertus très-faibles, et ne doit être employé que comme accessoire : il est au nombre des remèdes domestiques, que l'on administre dans toutes les circonstances, sans qu'il en résulte jamais le moindre inconvénient. Il est probable cependant que la patience exerce une action tonique sur la peau, puisqu'elle augmente sensiblement son état inflammatoire, et que dans cette circonstance elle est quelquefois nuisible.

J'ai vu traiter la gale, dans quelques provinces, avec la racine fraîche de patience pilée avec du beurre, dont on se frotte la peau : c'est un remède dégoûtant, mais assez efficace.

On emploie, en Suisse et en Allemagne, le rhapontic des montagnes ou rhubarbe des moines, *rumex alpinus*, L.* : c'est une plante commune sur les Alpes et sur les montagnes élevées ; mais il ne faut point ajouter foi aux vertus purgatives que lui attribuent quelques auteurs. Je n'ai jamais observé rien de semblable dans les propriétés de la patience des Alpes ; et je pense que ceux qui les lui ont attribuées, l'ont confondue avec une espèce de rhubarbe qui lui ressemble beaucoup, et que GMELIN a observée sur les bords du Wolga.

---

* *Lapathum folio rotundo alpinum.* J. B.

RONCE TRAINANTE. — Ronce bleuâtre, *Rubus cœsius*, LINN. — Fam. des rosacées.

Plante sous-ligneuse qui croît dans les rochers et auprès des vieux murs : elle a une tige faible et traînante, chargée d'aiguillons fins; les feuilles ternées, les folioles ovales, lancéolées, dentées, un peu velues, minces, d'un tissu délicat; les latérales ont fréquemment deux lobes. Les fleurs sont rosacées, blanches, disposées en grapes terminales ; les fruits sont bleuâtres.

Les feuilles de la ronce bleuâtre sont employées dans le traitement de l'esquinancie muqueuse ou chronique; on en fait usage en gargarisme : on y associe les feuilles du bec de grue (*geranium robertianum*, L.), celles du chêne, etc.

On prépare avec les feuilles de la ronce ou mûrier des haies, *rubus fruticosus*, L.*, un decoctum astringent que M. le professeur PINEL a employé, avec le plus grand succès, à l'hospice des aliénés de Bicêtre, pour remédier à un dévoiement symptomatique très-douloureux, qui se manifeste quelquefois durant les accès de manie, et quelquefois à leur déclin, surtout vers l'automne. On fait prendre de ce decoctum, une à deux pintes par jour. — *Traité medico-philosophique sur l'aliénation mentale*, pag. 362.

---

* R. *foliis quinato digitatis ternatisque, caule petiolisque aculeatis, flore albo, fructu nigro.*

Bec-de-Grue. — Herbe à Robert. — Herbe de squinancie, *Geranium robertianum*, L. — Fam. des Géraniées.

Cette plante annuelle pousse des tiges qui ont un pied ou dix-huit pouces d'élévation : elles sont noueuses, rougeâtres, velues et rameuses ; ses feuilles radicales et caulinaires sont supportées sur de longs pétioles, et palmées : elles ont un aspect agréable, surtout quand, à l'époque de leur entier développement, elles sont teintes d'une couleur pourpre : ses fleurs sont d'un rouge vineux ; ses fruits, au nombre de cinq, sont couronnés de longues arrêtes qui les font ressembler à un bec de grue.

L'odeur de ce géranium est désagréable : sa saveur est stiptique, salée, acidule. Il croît dans les lieux sombres et pierreux, sur les ruines des vieux murs. On emploie cette plante comme la précédente.

Plantain. — Grand plantain, *Plantago major*, L. — Fam. nat. des Plantaginées , Juss.

Le grand plantain est une plante vivace, à feuilles radicales, ovales, lancéolées, glabres, à sept nervures principales, dentées, sinuées, épaisses, à hampe radicale d'environ un pied de haut, terminée par un épi. Sa saveur est légèrement astringente et amère. On trouve le plantain dans tous les lieux cultivés. —Son suc est un astringent utile dans le traitement des hémorrhagies passives du poumon et de la matrice ; dans l'hématémèse, la diarrhée, la dysenterie chronique, la deuxième période de la blennorrhagie et la leucorrhée. On le donne avec du lait , à la dose de six à huit onces par jour. Les habitans de la campagne appliquent les feuilles de plantain réduites en pulpe sur les contusions, sur les tumeurs et les ulcères scrophuleux. — On se sert de l'infusum de sa racine dans le vinaigre, contre le scorbut et le relâchement des gencives. — On prépare, dans les pharmacies, une eau ophthalmique de plantain par distillation, qui n'a aucune vertu astringente. Il faudrait la préparer par infusion ou par décoction.

Les plantains moyen (*P. media*, L. *) et lancéolé (*P. lanceolata*, L. **) ont les mêmes vertus que le grand plantain, et croissent dans les mêmes lieux.

GARANCE, *Rubia tinctorum*. L. — Rubiacées, JUSS.

La garance est la racine d'une plante herbacée grimpante, à tiges anguleuses, couvertes d'aiguillons, à feuilles verticillées, à racines très-longues, cylindriques, du diamètre d'une à deux lignes, d'une couleur rouge-briquetée, surtout l'écorce et la partie médullaire ; d'une consistance ferme et cassante, d'une saveur amère-astringente, et colorant la salive en rose.

Le decoctum de la racine de garance, mêlé avec du lait ou tout autre aliment liquide, colore en rose les os et les humeurs de l'homme et des animaux qui en font usage pendant quelque temps. DUHAMEL qui a constaté cette propriété par un grand nombre d'expériences, dit que cette plante donne sa couleur, même au crystallin et au corps vitré. D'après ces expériences, quelques médecins ont pensé que la garance était propre à remé-

---

* *P. foliis ovato-lanceolatis, pubescentibus, spicâ cylindricâ, capo tereti.*

** *P. foliis lanceolatis, quinque nerviis, spicd subovatâ nudâ, scapo angulato.*

lier aux maladies des os : ils l'ont recommandée principalement dans le rachitis et dans les gonflemens scrophuleux ; mais pouvait-on déduire cette conséquence
d'un pareil fait? Rien ne prouve encore que la matière
colorante de la garance exerce une impression tonique
sur nos organes.

Le garance a été employée dans le traitement des maladies scrophuleuses, dans quelques maladies du poumon et du foie. J'ai quelquefois mêlé sa poudre avec
celle du quinquina, pour en affaiblir la force tonique.
Son infusum m'a paru utile dans les catarrhes chroniques du poumon et dans les anciennes blennorrhagies.

CAILLE-LAIT JAUNE, *Galium verum*, L. — Caille-lait
blanc, *Galium mollugo*, L. — Rubiacées, Juss.

Les caille-laits sont des plantes herbacées, à feuilles
linéaires, disposées en anneaux, à fleurs en panicules très-composées, petites, formées d'un calice
à quatre dents, d'une corolle à quatre divisions, de
quatre étamines et d'un pistil. Les racines longues et
traînantes ont, dans toutes les espèces, une couleur
rouge, une saveur amère-astringente : elles recèlent les
mêmes principes médicamenteux, et jouissent de la
même vertu que celles de la garance.

Les fleurs du caille-lait, et principalement celles du
caille-lait jaune, ont des nectaires remplis de miel, qui
s'aigrit facilement par une dessication lente, et passe à
l'état d'acide acétique : c'est à cette altération qu'il faut
attribuer la singulière propriété qu'ont ces fleurs, de
faire cailler promptement le lait. — Les fleurs de caille-
lait sont sudorifiques : elles entrent dans la composition
du petit lait de WEISS.

Aspérule odorante. — Muguet ou Reine des bois. — Hépatique des bois *Asperula odorata*, L. — Rubiacées, Jussieu.

Cette plante qui fleurit au printemps, dans tous les bois couverts, a une tige simple de huit à dix pouces, garnie de quatre à cinq verticilles de feuilles ovales, lancéolées, entières ; elle est terminée par des fleurs en panicules, infondibuliformes, blanches et odorantes.— Toutes les parties de la plante répandent, quand elles ont été desséchées avec soin, une odeur gracieuse : leur saveur est faiblement astringente. Son infusum fortifie l'estomac, favorise la digestion, la transpiration et la diurèse. Ses feuilles entrent dans les espèces dites vulnéraires et dans les thés suisses : leur decoctum vineux est utile dans le traitement des plaies et des ulcères atoniques.

Fleurs de Soumac, *Rhus typhina.* — Famille des Thérébinthes, Jussieu.

Le soumac est un arbrisseau qui s'élève jusqu'à vingt-cinq à trente pieds, à feuilles grandes, ailées, à folioles lancéolées, velues, d'un vert foncé ou rougeâtre. — Les fleurs sont disposées en panicules et fort petites. Les fruits qui leur succèdent sont composés d'un petit noyau brun, aplati, enveloppé d'une membrane couverte de poils rougeâtres.

Toutes les parties du soumac sont imprégnées de tanin et d'acide gallique. On se sert, dans plusieurs provinces du Nord, de l'écorce et des feuilles de cet arbre pour taner les cuirs. Les fruits du *rhus typhina*, arbre qui décore tous nos bosquets, sont acides et astringens, et peuvent être utilement employés à l'intérieur, dans le traitement des maladies où les astringens sont indiqués, des hémorrhagies, de la dysenterie chronique, de la blennorrhagie, etc. ; et à l'extérieur, en bain et en fomentation.

Riz, *Oriza sativa*, L. *. — Graminées, Juss.

Le riz est une semence oblongue, ovale, de la grosseur d'un grain de seigle, convexe, obtuse, légèrement striée, recouverte d'une glume ou tégument propre ; d'une couleur jaune, dont elle est toujours mondée avant d'entrer dans le commerce. Cette graine est alors blanche, dure, cassante : elle se gonfle dans l'eau et y acquiert une demi-transparence, comme l'orge et le sagou, substances qui offrent, avec le riz, la fécule nutritive la plus pure et la plus exempte de mélanges étrangers.

Le riz croît dans tous les pays chauds de l'Europe, de l'Asie, etc. On en cultive beaucoup au Piémont.

Le riz est une graine essentiellement amylacée ; elle contient quelques traces de gluten et point de sucre : elle a une saveur douce et fade qui ne laisse soupçonner aucun principe astringent. Elle agit néanmoins par cette propriété si peu conforme à ses autres qualités physiques. Le riz resserre le ventre et constipe les personnes qui en font usage comme aliment : il arrête les dévoiemens, diminue les écoulemens blennorrhagiques, calme les hémorrhagies, et augmente la contractilité et le ton de tous les organes digestifs. — D'une autre part, le riz possède des qualités mucilagineuses ou adoucissantes

---

* *Gluma duobus valvis , uniflora , corollis bivalvis subæqualibus, semini adnascens.*

qui semblent contredire ce que je viens d'avancer de ses qualités astringentes. CULLEN et SPIELMANN leur attribuent tous les effets médicamenteux. — Ces diverses qualités du riz semblent indiquer la présence de deux principes bien différens : mais je crois avoir acquis la preuve que toutes les fécules possèdent les propriétés toniques du riz ; que cette graine céréale, composée de fécule très-pure, les possède à un degré éminent, et que sa véritable place est à côté des astringens doux, bien qu'elle ne donne à l'analyse chimique aucun des principes communs à la composition des substances astringentes.

On donne le decoctum de riz par verrées ; on l'édulcore avec le sirop de gomme ou de consoude ; on l'aromatise avec l'eau de canelle.

On prescrit ce decoctum en lavement dans la diarrhée : les lavemens d'amidon produisent des effets très-analogues.

SALICAIRE. — AGROSTEMME. — ŒILLET-ROUGE. — BUGLE. — VULNÉRAIRE. — DRYADE. — SPIRÉE. — TURQUETTE. SANICLE. — MILLE-PERTUIS. — EUPHRAISE.

Je réunis, dans le même article, plusieurs plantes astringentes, dont les vertus sont analogues, et qui sont encore employées fréquemment parmi les remèdes domestiques ou populaires.

DEHAEN, célèbre médecin allemand a reconnu à la salicaire (*Lythrum salicaria*, L.*) des vertus utiles dans

---

* *Lysimachia purpurea*. — Famille des salicaires de Juss. — *Lythrum foliis oppositis, cordato lanceolatis, floribus spicatis dodecandris.* — LINN.

le traitement de la diarrhée et de la dysenterie : il la donnait en poudre, à la dose de deux à trois gros par jour.

L'agrostemme ou nielle des bleds (*agrostemma githago*, L. *) est une plante vulnéraire, de la famille des coryophyllées : la pulpe de ses feuilles appliquée sur les anciennes plaies, favorise leur cicatrisation. Dans plusieurs contrées, les moissonneurs connaissent cette vertu.

L'œillet-rouge (*Dianthus coryophyllus.*L. – *Tunica***) plante de nos jardins : c'est un astringent doux et aromatique dont on emploie la fleur en infusum dans les faiblesses d'estomac et la langueur des digestions, et pour exciter la sueur : on en aromatise les liqueurs spiritueuses ; on en prépare un sirop très-agréable.

La bugle ou petite consoude (*ajuga reptans* *** et *Aj. pyramidalis* , L. ****) est une plante vulnéraire des anciens, qui entre dans la composition des espèces astringentes et des thés suisses.

La vulnéraire (*anthyllis vulneraria*, L. *****) ; plante de la famille des papilionacées, faiblement astringente et employée comme la précédente.

La dryade des Alpes ou petit chêne des Alpes (*dryas*

---

* *A. tomentosa* , *foliis ovato lanceolatis* , *calicibus costatis*, *petalis longioribus.*

** *Dianthus floribus solitariis* , *squammis calycinis subovatis brevissimis* , *corollis crenatis*, *imberbibus.*

*** *A. fol. ovato crenatis* , *caule simplici erecto* , *stolonibus reptantibus.*

**** *A. tetragono-pyramidalis villosa*, *foliis radicalibus maximis* , *obtusè dentatis* , *caule simplici.*

***** *A. fol. radicalibus ovatis* , *caulinis pinnatis* , *inæqualibus*, *capitulo duplicato.*

octopetala, L.) , très-jolie plante sous-ligneuse, à feuilles radicales , lancéolées , obtuses , crenelées , blanchâtres en dessous, ressemblant un peu à celles du chêne (Δρυος) à fleurs rosacées , à huit pétales blancs. On trouve cette plante en France chez les gros herboristes, sous le nom de petit chêne des Alpes. Elle entre dans la composition des thés suisses.

La spirée ormière ou reine des prés (*spiræa ulmaria*, L. *), belle plante de la famille des rosacées, qui croît dans les prairies marécageuses et sur le bord des ruisseaux : ses feuilles sont astringentes ; les anciens les employaient comme vulnéraires Elles entrent dans la composition du thé suisse. Les fleurs sont odorantes et sudorifiques.

La turquette ou herniaire (*herniaria glabra*, L. **) ; petite plante très - fameuse , qui croît par touffes ou en rosettes, dans les sables au bord des eaux : elle était fort recommandée autrefois à cause de ses qualités astringentes , pour la guérison des hernies , et comme diurétique : la première de ces qualités est purement illusoire; la seconde pourrait la rendre encore recommandable.

Sanicle, *sanicula europæa*, L. , petite ombellifère fort élégante, à feuilles radicales, palmées, lisses, d'un vert foncé, à fleurs globuleuses; elle croît dans tous les bois couverts : sa saveur est aromatique et astringente ; toutes les parties de la plante sont employées à titre d'astringent, et sont mises au nombre des *espèces vulnéraires*. Je me suis servi de la sanicle, en lotion vineuse , dans

---

* *S. foliis pinnatis , subtùs tomentosis , impare majori trilobato, lateralibus indivisis , corymbis proliferis.*
** *H. glomeratis mulifloris.*

traitement des ulcères atoniques et des contusions. Les habitans des campagnes mettent infuser les feuilles de cette plante dans le vinaigre, pour en augmenter la force.

Millepertuis, *hypericum perforatum*, L. Hesperi-dées, Juss.

Plante herbacée, vivace, à tiges rondes, rameuses, à feuilles petites, ovales, opposées, remplies de vésicules qui les font paraître comme trouées; à fleurs en pani-cules terminales, à cinq pétales chargés de glandes brunes, à étamines nombreuses; odeur douce; saveur légèrement astringente. — Le millepertuis fleurit en juin, dans tous les bois.

Les anciens ont attribué à cette plante de grandes qualités vulnéraires : ils employaient l'huile obtenue par distillation de ses fleurs : elle est résineuse et odorante. On se sert communément encore, dans les campagnes, d'une huile de millepertuis préparée par la macération de ses fleurs dans de l'huile d'olive. On a préconisé le suc de cette plante et l'infusum de ses fleurs, contre la dysenterie, la ménorrhagie et l'hémoptysie. Cet infu-sum est très-diurétique. Les pharmaciens font entrer ses fleurs dans la composition du sirop d'armoise, du baume du commandeur, de la thériaque, etc.

Euphraise, casse-lunette, *euphrasia officinalis*, L. *. Petite plante fort élégante, de la famille des pédicu-laires, et qui croît en automne, dans tous les pâturages et les forêts. Son infusum et son eau distillée sont depuis long-temps employés dans le traitement des maladies des yeux : ce remède est légèrement tonique et astrin-

---

* *E. caule ramoso foliis ovatis, obtusè dentatis, laciniis, labiis corollæ inferioris emarginatis.*

gent. L'eau d'euphraise a une saveur amère, et précipite en noir le solutum du sulfate de fer : mais ses vertus ophthalmiques, dont on a parlé avec exagération, n'ont point soutenu leur réputation. L'euphraise est d'ailleurs un médicament presque suranné.

FRUITS ASTRINGENS ICOSANDRIQUES.

Pommes. — Poires. — Coings. — Sorbes. — Nèfles. — Cynorrhodons. — Grenades. — Myrthes.

La famille si naturelle des rosacées, fournit un grand nombre de fruits, qui ont entre eux la plus grande analogie de ressemblance et de propriétés. Tous ces fruits sont charnus ou pulpeux, d'une couleur rouge, brune, verte, d'une odeur suave, d'une saveur douce, sucrée, légèrement acide ou astringente : ces deux derniers caractères sont beaucoup plus marqués avant la maturité, et disparaissent ensuite presque entièrement.

La saveur acerbe de ces fruits ne paraît pas dépendre des mêmes principes que contiennent les écorces et les parties ligneuses : on ne trouve ni tanin, ni acide gallique, dans la poire, la pomme, le coing, dans la pulpe de la nèfle, du cynorrhodon, etc. Le suc de coing, si astringent, ne trouble point d'une manière sensible le solutum du sulfate de fer. C'est à leur acide que ces fruits doivent leur saveur et leur vertu astringente : la nature modifie sans cesse ce principe depuis l'époque du premier développement jusqu'à celle de la maturité parfaite : elle opère les mêmes changemens dans les baies et les fruits à noyaux *. On retrouve le tanin et l'acide gallique dans l'écorce de grenade qui est ligneuse; la pulpe qu'elle renferme ne contient que de l'acide malique et de l'acide citrique.

On emploie les fruits icosandriques ou astringens, comme alimens, dans quelques maladies où les astringens doux sont utiles : on a vu des dévoiemens opiniâtres céder à un moyen aussi simple : on doit en recommander l'usage aux personnes d'une constitution molle, relâchée, sujettes aux diarrhées et aux hémorrhagies passives. Il faut choisir ces fruits dans leur parfaite maturité, et les adoucir par la cuisson : on favorise leur digestion, en y ajoutant du sucre, de la canelle ou tout autre aromate.

Pomme , *Malus vulgaris.* — Poire , *Pyrus communis.*

La pulpe de ces fruits est agréablement acide et parfumée ; la poire est plus astringente et d'une digestion moins facile : la cuisson développe leur principe sucré. En Europe, on trouve ces fruits toute l'année : ils mûrissent l'été à époques différentes. Ceux qui mûrissent tard sont les plus acerbes, et ceux qui se conservent le mieux. — On obtient des pommes et des poires une liqueur vineuse (le cidre, le poiré) agréable et rafraîchissante. — Le sucre de pomme s'obtient par le rapprochement du suc de pommes clarifié; il est adoucissant et pectoral. Le sirop de pomme a la même vertu : la gelée est nourrissante ; c'est pour les convalescens un aliment très-agréable. — La pulpe cuite de la pomme est un

---

* V. les Généralités sur les acides.

I.   14

très-bon cataplasme à employer dans la seconde période
de l'ophthalmie. —La pomme de *reinette* est celle dont
on fait le plus d'usage.

Coing, *Pyrus cydonia*, L. — *Malus cydonia*.

Le *coing* ou *coin* est une espèce de grosse poire,
d'une belle couleur jaune à sa maturité, recouverte d'un
duvet blanchâtre, d'une odeur suave, d'une saveur
très-acerbe : sa chair est d'un tissu ferme et cassant. La
cuisson adoucit les qualités acerbes du coing, et développe le principe sucré.

La pulpe de coing est un très bon aliment dans le
traitement des diarrhées opiniâtres. — On prépare avec
le suc de ce fruit une gelée, un sirop, un rob, etc. On
confit sa chair au sucre.

Les pépins du coing sont enveloppés d'un mucilage
très - abondant dont on fait usage comme adoucissant.
Voyez le chapitre des *adoucissans*.

Sorees, *Sorbus domestica*, L. — Nèfles, *Mespilus germanica*, L.

Ces fruits sont très-acerbes : il faut un excès de maturité et même un commencement de fermentation, pour
qu'ils s'amollissent et deviennent propres à servir
d'aliment : ils resserrent beaucoup, et causent fréquemment la constipation ; le dévoiement se supprime
promptement par leur usage. On doit les prescrire aux
personnes d'une constitution molle et relâchée, dans la
convalescence des maladies atoniques, dans les diarrhées
opiniâtres et colliquatives, le scorbut, etc. Il est rare

que ces fruits occasionnent les accidens des autres astringens végétaux.

On prépare avec les nèfles une conserve très-agréable, que l'on aromatise avec le suc de coing. — Les
sorbes ne sont en usage que dans quelques provinces du
nord de la France, où le sorbier croît naturellement
dans les forêts.

CYNORRHODON, *Chynorrhodon.* — ROSE DE CHIEN. —
EGLANTIER. — GRATECUL. — *Rosa canina*, L. *
— *Cynosbatos.* — FRAMBOISE DE CHIEN.

Les fruits du rosier sauvage sont de la grosseur d'un
gland ou d'une olive, oblongs, pédiculés, terminés par
un ombilic : d'abord de couleur verte, ils prennent à l'é-
poque de leur maturité une couleur rouge-corail. Leurs
péricarpes renferment des graines anguleuses, blanches,
très-dures, recouvertes d'un duvet qui s'attache à la
peau, la pénètre, et y cause des démangeaisons vives.

On prépare, avec ces fruits, mondés de leur graine,
une pulpe ou conserve d'une saveur acide-astringente,
que l'on emploie fréquemment en médecine, soit
seule, depuis la dose d'un gros jusqu'à celle de plusieurs
onces, soit comme excipient : elle porte le nom de *conserve de cynorrhodon.*

La plupart des rosiers indigènes ou exotiques ont des
fruits pulpeux qui équivalent pour les propriétés à ceux
de notre rosier sauvage.

---

* *R. foliis septenis, ovato-mucronatis, germinis ovatis, pedunculis-
que glabris, flore odorato, incano.*

Grenades. — Pommes de grenade. — Écorce de gre-nade, *Malicorium.* — *Punica granatum*, L.

L'écorce du fruit du grenadier est dure, coriace, épaisse d'un tiers de ligne, brune, chagrinée, et couverte de saillies ou protubérances à l'extérieur; jaune à l'intérieur et couverte d'anfractuosités et des débris des cloisons du fruit : sa saveur est acerbe et un peu amère. —Cette écorce contient beaucoup de tanin, et pourrait être employée à tanner les cuirs.

Le decoctum de l'écorce de grenadier est d'une astringence désagréable : on l'emploie avec succès dans toutes les circonstances qui réclament les médicamens de ce genre. — Ses lotions vineuses sont utiles dans le traitement des plaies et des ulcères atoniques.

Myrthe, fruits ou baies de myrthe, *Myrthus communis*, L. *.

Les baies de ce joli arbrisseau sont noires à l'époque de leur maturité, et de la grosseur d'un pois : elles sont pédiculées et couronnées de leur calice; elles renferment des semences blanches, dures et réniformes, et une pulpe rougeâtre, acide et astringente, dont on prépare un sirop, très-utile dans le traitement de la leucorrhée et des diarrhées chroniques. C'est dans le midi que se fait cette préparation. J'en ai vu faire beaucoup d'usage par des médecins génois. On remplace, en France,

---

* *M. flor. solitariis, involucro diphyllo, foliis ovatis, pedunculis longioribus.*

le sirop de myrthe par celui du myrtille (*vaccinium myrtillus* *), qui est plus acide qu'astringent.

FRUITS CONIFÈRES ET AMENTACÉS.

Noix de Galle. — Galle. — *Galla.* — *Gallœ turcicœ.*

La piqûre d'un grand nombre d'arbres rosacés et amentacés, par une espèce de mouche du genre *cinips*, fait naître cette production singulière appelée *galle*, *noix de galle*, quand elle se développe sur le chêne; *bédéguar*, quand elle se développe sur le rosier, etc., etc. : l'insecte dépose ses œufs au sein de cette singulière production, et y subit toutes ses métamorphoses.

Toutes les espèces de chênes fournissent des galles : on préfère celles des pays chauds, et c'est à Alep, en Syrie, que s'en fait la récolte la plus abondante, sur les feuilles d'une espèce de chêne (*Quercus insectoria*, Oliv.), qui ne croît point en nos climats.

La noix de galle est une protubérance arrondie de la grosseur d'une noix muscade, compacte, grise, noirâtre, blanchâtre ou d'une couleur glauque, couverte de saillies coniques, obtuse et percée d'un trou que l'insecte a pratiqué pour en sortir. On préfère les galles noires aux galles blanches : la récolte des premières se fait en juillet ; celle des galles blanches en automne.

Les galles de France sont unies, plus molles, plus

---

* *V. pedunculis unifloris, fol. ovatis, serratis deciduis, caule anguloso, fructu nigricante.*

légères, plus petites, de couleur pâle ou rougeâtre, et contiennent moins de principes astringens.

La noix de galle contient de l'acide gallique très-pur, que l'on obtient par sublimation, et beaucoup de tanin (DAVY). Leur infusum aqueux, vineux et alkoolique, est très-astringent : on le prépare, pour l'usage médical, avec cinq parties de galle sur cent parties de liquide ; l'on fait infuser pendant six heures. Quelques médecins pensent que le *vin de Seguin* se prépare ainsi, et qu'il n'entre d'ailleurs dans cette liqueur, qui a joui d'une si haute réputation, que très-peu de quinquina. — L'infusum de noix de galle jouit à un très-haut degré de la vertu astringente. On peut l'employer, avec avantage, pour déterminer l'astriction, et dans toutes les circonstances qui réclament l'emploi des remèdes astringens : il est rare cependant qu'on en fasse usage à l'intérieur. On a donné la poudre ou l'infusum de noix de galle avec succès, dans le traitement des fièvres intermittentes. On prescrit la poudre à la même dose que le quinquina. Ce même remède a été recommandé, comme très-efficace, dans les maladies venteuses, les vomissemens opiniâtres, la diarrhée. etc. Enfin, on prépare un liniment pour les hémorrhoïdes, avec un mélange d'onguent populeum, de baume tranquille et de poudre de noix de galle : ce remède soulage beaucoup les douleurs causées par les hémorrhoïdes, et prévient leur retour.

CONES DE CYPRÈS. — NOIX DE CYPRÈS, *Cupressus sempervirens*, L. *.—Conifères, JUSS.

Protubérances arrondies, formées de la réunion de

---

* *C. Foliis imbricatis, frondibus quadrangulis.*

plusieurs petits cônes à base polygonale tuberculée, ressemblant à des têtes de clous, et dont les sommets sont tous réunis à un centre commun ; d'une couleur brune ; d'une odeur aromatique-résineuse ; d'une saveur amère-astringente. Ce fruit mûrit en automne sur les rameaux des cyprès.

L'infusum vineux préparé avec les cônes de cyprès concassés, est un très-bon liniment dans le traitement des contusions, des entorses, des échymoses, des pétéchies scorbutiques, des plaies et des ulcères atoniques. J'ai employé fréquemment le decoctum aqueux de cette substance en injection dans le traitement de la blennorrhagie chronique et de la leucorrhée ; et en gargarisme, dans l'angine muqueuse.

Brou de noix, *Juglans regia*, **L.** — Amentacées, Juss.

On donne le nom de brou à cette partie verte qui enveloppe, jusqu'à leur maturité, les tégumens osseux ou ligneux de la noix. Le brou de noix a la forme du fruit ; il est épais d'une ligne, d'un vert lisse à l'extérieur, d'une saveur astringente et aromatique : il renferme beaucoup d'acide gallique, qui s'attachant à la lame du couteau dont on se sert pour ouvrir les noix en cerneaux, forme du gallate de fer qui teint la peau en jaune-brun.

On prépare avec le brou de noix, un infusum vineux et alkoolique et un extrait, qui sont tous deux des médicamens toniques, astringens et très-analeptiques, employés soit intérieurement, soit à l'extérieur. On fait, avec le brou de noix, une liqueur de table, très-propre à exciter les organes digestifs et à favoriser la digestion des alimens. On fait entrer dans cette liqueur, de la ca-

nelle, des noix muscades et de la coriandre, à proportions variables. C'est aussi un très-bon carminatif.

L'extrait de brou de noix s'emploie, comme vermifuge, à la dose d'un à plusieurs gros.

EXTRAITS.—SUCS ÉPAISSIS.

La vertu astringente augmente en raison du rapprochement des sucs végétaux. Ce principe, par la grande
fixité de ses élémens, ne laisse évaporer, en se con-
centrant par la chaleur, que ses parties aqueuses.

Les sucs épaissis astringens ont les mêmes propriétés
que les végétaux ou les parties des végétaux qui ont servi
à leur préparation : on les emploie dans les mêmes circonstances, mais à plus faible dose.

CACHOU OU TERRE DU JAPON, — *Cutecus.* — *Terra ja-
ponica.* — *Mimosa catechu.* * — *Areca catechu.* **

Le cachou est un suc concret en petites masses ou
en pains de différentes grandeurs, aplatis, recouverts des
fragmens de pailles sur lesquels cet extrait a été recueilli :
il est dur et cependant assez fragile, à cassure mate,
écailleuse, d'une couleur brune-marron ; d'une odeur
nulle ; d'une saveur sèche et comme terreuse, astringente, un peu douceâtre et sucrée.

L'eau dissout facilement le cachou et en sépare une

---

* *M. spinis stipularibus, foliis bipinnatis, multijugis, spicis
axillaribus.*

* *A. frondibus pennatis, foliis replicatis, oppositis, præmorsis.*

matière terreuse qui paraît avoir été ajoutée lors de sa préparation. L'analyse en sépare beaucoup de tanin et une petite quantité de mucilage.

Les droguistes distinguent deux variétés de cachou : celui de Bombay qui est d'un brun-chocolat, et celui du Bengale dont la couleur est moins prononcée. La première variété contient un dixième de tanin de plus que le cachou du Bengale.

L'opinion la plus universellement reçue est que le cachou est un extrait obtenu du suc d'une espèce de palmier, *areca catechu*, L. — Quelques naturalistes assurent au contraire, que c'est l'extrait d'une espèce d'acacia, *mimosa catechu*, L. Peut-être que ces deux arbres fournissent également cette substance.

On apporte le cachou des Indes orientales et de la presqu'île en deçà du Gange.

Ce suc astringent est un des plus énergiques que l'on connaisse; son action est permanente, mais il la manifeste lentement sur l'économie. On emploie le cachou avec un égal succès dans tous les flux chroniques des intestins, de l'urèthre et du vagin; dans l'atonie du système capillaire artériel, et dans le traitement de toutes les hémorrhagies passives; dans le relâchement des membranes muqueuses et séreuses, des muscles, des gencives, etc.; dans les affections scorbutiques; dans les affections catarrhales-chroniques du poumon, de la vessie et des organes de la génération; enfin dans le traitement de la fièvre adynamique, de la fièvre muqueuse et de quelques espèces de fièvres hectiques entretenues par une suppuration, une diarrhée ou une transpiration excessive.

On donne le cachou en poudre, depuis dix grains jusqu'à plusieurs gros, en vingt-quatre heures, seule ou

dans un véhicule aqueux, vineux, sirupeux : on en prépare une teinture avec la canelle, la myrrhe, le baume
du Pérou, etc. : des pastilles, avec l'ambre et le musc :
elles parfument l'haleine, fortifient les gencives et favorisent la digestion. — On administre le cachou en lavement, mais à plus forte dose.

On l'associe à l'extrait de quinquina et à d'autres extraits toniques et astringens. Dans l'Inde, on en prépare
des ongueus.

GOMME KINO. — KINO, *Gummi-resina-kino* — *Gam-*
bir. — *Gummi gabiensis.*

Cet extrait astringent est en masse noir et prend une
couleur rouge-brun, quand on le réduit en fragmens. Sa
cassure est écailleuse et lisse ; c'est une substance très-
fragile, mais qui se ramollit facilement à une douce
chaleur. Son odeur est nulle ; sa saveur astringente :
l'eau chaude la dissout très-facilement ; l'eau froide
très-peu. M. VAUQUELIN a trouvé la gomme kino presqu'entièrement composée de tanin. Cette substance a
été d'abord apportée des Indes orientales : on la retire,
par décoction, d'un arbrisseau appelé par les naturalistes *gambir* ou *nauclea gambir.*

Quelques naturalistes regardent le kino comme un
extrait du raisinier d'Amérique, *coccoloba uvifera*, L.
Il paraît que l'on tire aussi une espèce de kino des *euca-*
lyptus et particulièrement de l'*eucalyptus resinifera* ou
arbre à gomme de Botany-bay.

On fait usage du kino dans les mêmes circonstances
et aux mêmes doses que le cachou ; mais son usage est

Suc d'acacia.—Acacia d'Allemagne.—*Acacia nostras.* — *Acacia germanica.* — *Pseudo acacia.*

Extrait réuni en masses sphériques, d'une couleur brun-noirâtre, formées des parties du fruit du prunier épineux, grossièrement concassées; d'une saveur acerbe, astringente.

On prépare le suc d'acacia avec le fruit du prunellier *, que l'on réduit en pulpe et que l'on renferme dans des vessies, pour en achever la dessication, après l'avoir réduit en consistance d'extrait.

Cet extrait est très-astringent ; mais il est presque généralement inusité : c'est en Allemagne que l'on a imaginé cette préparation pour la substituer au suc d'*acacia* vrai ou *acacia d'Egypte*, *acacia vera seu egyptiaca* ; extrait d'une couleur rouge-brune, très-acerbe, préparé avec le suc exprimé des gousses des acacias, et surtout de l'espèce qui fournit la gomme arabique, *mimosa nilotica*, L.

Suc d'Hypociste.

Suc épaissi ou extrait des fruits de l'hypociste (*cytinus hypocistis*, L); plante parasite, espèce d'orobanche qui croît sur les racines des cistes, dans le midi de la France. Ce suc est en morceaux arrondis ou irréguliers, noir, brillant comme l'extrait de reglisse, d'une saveur acerbe et austère : il est soluble dans l'eau et

---

* *Prunus spinosa, pedunculis solitariis, foliis lanceolatis glabris, ramis spinosis.* — L.

dans l'alkool. Cet extrait a les mêmes vertus que les précédens, et s'emploie dans les mêmes circonstances et
aux mêmes doses : il est peu usité.

SANG-DRAGON, *Sanguis-draconis.*

Le sang-dragon est le suc propre résineux du *ptero-
carpus draco*, L. *, arbre de la famille des papilionacées, et qui croît abondamment au Brésil ; mais il paraît
que plusieurs végétaux, même de familles différentes,
fournissent des sucs analogues, tels que le *dracœna-
draco*, L. **, de la famille des liliacées. L'origine de
ces sucs est d'ailleurs encore très-obscure aujourd'hui.

Le sang-dragon existe, dans le commerce, sous deux
formes différentes : le sang - dragon en *roseau* est en
petites masses d'une forme ovale olivaire et enveloppées
de feuilles de roseau et des feuilles mêmes du draconier.
Ces masses réunies ont la forme d'un chapelet.

Le sang-dragon en *masses*, est en masses irrégulières,
sans être enveloppées.

La substance du sang-dragon est dure, friable, d'une
couleur rouge-brune ; d'une couleur de sang, quand
elle est en poudre. Le sang-dragon en roseau est plus
compact, d'un tissu plus uniforme, et d'une meilleure
qualité. — L'odeur de ces résines est nulle ; mais mises
sur des charbons, elles répandent une odeur résineuse,
et s'enflamment : leur saveur est faiblement astringente et
se développe lentement. L'eau ne les dissout pas; l'alkool
les dissout entièrement, et se colore en rouge.

---

* *P. foliis pinnatis.*
** *D. arborea, foliis subcarnosis, apice spinosis.*

Le sang – dragon se dissout lentement dans nos humeurs ; ce qui a fait penser que son action sur l'économie , était très-faible. CULLEN la rejette comme une
substance tout-à-fait inerte. Cependant, en la combinant avec l'alun, on obtient un médicament très-énergique, que l'on emploie très-utilement dans les affections chroniques des organes digestifs. Ce médicament
composé est connu, dans les pharmacies, sous le nom
d'Alun teint de Mynsicht, de *pulvis stipticus.*, de l'i-
lules astringentes d'HELVETIUS.

COLOPHANE. — Colofane. — Arcanson. — *Colophonia.*
— *Pix græca.* — *Resina ficta, tosta.*

Résine sèche, friable, transparente, de couleur jaune-
doré ou brunâtre, d'une odeur résineuse , blanche ,
quand elle est réduite en poudre , provenant du résidu
de la distillation de la thérébentine dont on a séparé
l'huile essentielle.

La poudre de colophane est très-utile pour arrêter les
hémorrhagies externes , elle est très-employée encore
aujourd'hui par quelques chirurgiens : on en soupoudre
les plaies, ou la charpie qu'on applique à leur surface.

La colophane entre aussi dans la composition de plusieurs onguens dessicatifs.

** ASTRINGENS MINÉRAUX.

Les substances minérales de ce genre sont douées de la vertu astringente au plus haut degré : cette stipticité dépend de leur union avec un acide. L'acide sulfurique concentré est lui-même un des plus forts astringens connus ; il est en même temps caustique ou corrodant, et regardé, avec raison, comme un des plus violens poisons. Le plomb dissous par l'acide acétique (acétate de plomb) est la base du sel de Saturne, de l'eau de GOULARD et de toutes les préparations saturnines, tout-à-la-fois si utiles et si dangereuses pour l'économie; ce n'est donc qu'après avoir épuisé toutes les ressources de la médecine végétale, que l'homme eut recours à ces substances. « Dans le principe, remarque judicieusement M. le docteur ALIBERT, l'homme a dû craindre d'introduire, dans l'intérieur des voies digestives, des matières si peu susceptibles d'être assimilées à ses propres humeurs. Les élémens d'élétères, que recèlent dans leur sein la plupart des minéraux, ne pouvaient d'ailleurs que rendre les premiers essais très-redoutables. » Le médecin doit observer la même prudence, dans toutes les circonstances qui le forcent à l'emploi des moyens curatifs d'une aussi grande énergie.

ACIDE SULFURIQUE. — Huile de vitriol — Acide vitrioleux. — *Acidum sulfuricum.*

L'acide sulfurique concentré est un liquide blanc, transparent, inodore, huileux, pesant le double de l'eau, noircissant et charbonnant les substances li-

gneuses qu'on y plonge , colorant vivement la teinture
de tournesol , désorganisant et détruisant les substances minérales, et agissant à l'intérieur de nos organes, comme les plus violens poisons ; se congelant à une
température de 10 à 12°. du therm. cent. , se combinant
et se décomposant avec la plupart des corps combustibles ; ne se rencontrant que bien rarement isolé dans
la nature , dissous dans quelques sources du voisinage des volcans : mais très-souvent avec les corps minéraux métalliques , tels que la chaux , la baryte ,
la potasse , la soude , la magnésie, l'alumine, le fer ,
etc. , etc.

Cet acide est le résultat de la combinaison du soufre
et de l'oxygène : on le prépare en grand , en faisant brûler , dans une chambre de plomb , dont le sol est couvert d'eau, un mélange de soufre et d'une huitième
partie de nître (*nitrate* de potasse), l'acide sulfurique
se dégage en vapeurs et se combine avec l'eau. Cet acide
très-impur marque 40° à l'aréomètre de BAUMÉ; on le
purifie par plusieurs distillations successives. Purifié il
marque 66°; il est formé , suivant M. THÉNAR , de
cent parties de soufre , et de cent trente - huit d'oxygène.

L'acide sulfurique a une saveur tellement astringente, que son impression sur les organes, semble les
resserrer ; la langue et la gorge en deviennent âpres ;
les parties de la peau , sur lesquelles on a fait des
lotions avec cet acide , tombent dans une sorte d'insensibilité et de stupeur. — Cependant , lorsqu'il est
suffisamment étendu , modifié et adouci par le mélange de quelque substance, il porte une impression
tonique et stimulante sur les organes, provoque et
entretient leur contractilité : c'est , selon SWILGUÉ , le

médicament qui se rapproche le plus du tanin et de l'acide gallique

On prescrit l'acide sulfurique dans les maladies asthéniques ; dans la débilité des voies digestives, dans les fièvres adynamiques, ataxiques, et les fièvres malignes, accompagnées de pétéchies et d'hémorrhagies, dans toutes les hémorraghies passives, et même, dans celles du poumon. Mais dans cette dernière circonstance, il faut apporter une extrême réserve dans l'emploi d'un médicament aussi actif, et n'en faire usage qu'après avoir épuisé tout autre moyen. C'est avec la même prudence que l'on emploie l'acide sulfurique dans les hémorrhagies scorbutiques, que cependant quelquefois il exaspère. L'acide sulfurique s'emploie également dans le traitement des affections catarrhales du poumon, des intestins, de la vessie, etc. SYDENHAM l'employait dans le commencement des varioles qui paraissaient devenir confluentes : cet auteur remarque que ce médicament, à raison de son astringence, peut supprimer le mouvement suppuratoire, arrêter les évacuations et les crises. L'acide sulfurique a été donné avec succès dans quelques cas d'hydropisie atonique. — On en fait encore usage dans le traitement des maladies de la peau, surtout dans le traitement des dartres rebelles ; mais d'autres acides minéraux conviennent également dans ces maladies. (*V. les Acides.*) — On emploie l'acide sulfurique à l'extérieur, pour augmenter le ton de la peau, dissiper l'œdème, les échymoses, les varices, supprimer les hémorrhagies capillaires, ou sympathiquement, celles des membranes muqueuses : dans le traitement des hémorrhagies nazales, on introduit dans le nez des tampons de charpie humectés d'acide sulfurique affaibli ; dans les hémorrhagies utérines, on fait des injections avec l'acide sulfurique, et l'on tempone également, quand on a employé vainement tous les autres moyens directs ou sympathiques. —Enfin, dans le traitement de quelques dartres rebelles et locales, on applique, sur le lieu même de l'éruption, l'acide sulfurique en liquide plus ou moins affaibli, ou sous forme molle et onguentacée ; ces applications répercussives changent le mode de sensibilité de la partie affectée, et font disparaître les éruptions cutanées chroniques : c'est un moyen hardi, mais dont on a trop exagéré le danger. On emploie les mêmes applications dans le traitement des engelures, de la brûlure, et pour diminuer les callosités des plaies ulcéreuses.

On emploie l'acide sulfurique concentré, comme moyen escarrifiant. (V. les cautérisans.)

On administre l'acide sulfurique sous forme liquide. On en prépare une limonade (limonade minérale). La quantité d'eau nécessaire pour affaiblir ce liquide au point convenable, pour être administré sans danger, varie selon la susceptibilité individuelle : une partie d'acide sur trois cents de liquide, forment une boisson acide agréable ; mais le meilleur guide de toute proportion est le goût. On verse, dans une eau mucilagineuse édulcorée, de l'acide sulfurique, à 66°. goutte à goutte, jusqu'à ce qu'elle ait acquis une agréable acidité : ce moyen ne m'a jamais trompé.

L'eau de Rabel (alkool sulfurique) est le résultat d'un mélange fait à froid de trois parties d'alkool à 25°, et d'une partie d'acide sulfurique à 66° ; ces proportions varient dans les différens formulaires. Cette liqueur, très-stiptique, passe au bout d'un certain temps à l'état d'éther sulfurique ; mais elle ne perd jamais entièrement son astringence. On l'emploie comme tonique , astringent et excitant dans les mêmes circonstances , que l'acide sulfurique , et surtout dans les fièvres adynamiques et les hémorrhagies passives.

L'élixir vitriolique de Mynsicht (*tinctura aromatica acida*) est un alkool chargé des principes aromatiques , de la canelle , du gengembre , de la muscade , du citron , du gérofle , de la menthe , de la sauge , etc. , etc. , et acidulé par l'acide sulfurique : remède astringent très-analogue au précédent , et que l'on donne dans les maladies atoniques , accompagnées de symptômes nerveux.

On prépare une pommade ou un onguent sulfurique par le mélange d'une partie d'acide sulfurique , sur dix parties d'axonge : cet onguent , quand il est récent , a une belle couleur rose.

On prépare aussi , avec l'acide sulfurique , un sirop fort agréable , et d'un usage bien facile pour les enfans et pour les personnes les plus susceptibles.

La dose de la limonade sulfurique est de plusieurs tasses par jours. — De l'eau de Rabel , depuis quelques gouttes , jusqu'à un gros , étendus dans un liquide mucilagineux et abondant. — Celle de l'élixir de Mynsicht doit être un peu plus forte. — On donne le sirop par cuillerées , seul ou étendu.

ALUN. — Sulfate d'alumine. — Sulfate d'aluminium. — Sulfate d'alumine potassé. — Sulfate acide d'alumine et de potasse. — *Alumen.*

L'alun est un sel très-remarquable par sa forme et la grosseur de ses cristaux , pas sa cassure ondulée, et par sa saveur astringente , légèrement douceâtre. L'alun cristallise ordinairement en octaèdres réguliers , quel-

quefois en cubes. Ses cristaux sont limpides, et s'effleu-
rissent légèrement à l'air : exposés à une chaleur de 90
à 100 degrés, ils éprouvent la fusion aqueuse, et se
convertissent en une masse, qu'on appelait autrefois
alun de roche *. A une chaleur plus grande, l'alun se
boursoufle, perd son eau de cristallisation, devient
blanc, opaque, perd beaucoup de sa solubilité à l'eau,
et prend le nom d'*alun calciné*. Ce sel est soluble dans
deux tiers d'eau bouillante et dans quinze fois son poids
d'eau froide. — *L'alun de Rome*, que l'on regardait
comme le plus pur, est légèrement coloré en rose par
l'oxyde de fer, dont il contient à-peu-près un deux
millièmes. — On rencontre rarement l'alun tout formé
dans la nature, excepté dans le voisinage des volcans,
et surtout à la Solfatare près de Naples. On le rencontre
aussi quelquefois dissous dans l'eau de quelques sources.
On trouve, en Italie, des colines entières formées de
sous-sulfate de potasse et d'alumine, d'où on extrait une
grande quantité d'alun. On en extrait aussi fréquemment
des schistes alumineux ou des pyrites, substances qui
abondent dans plusieurs de nos départemens.

L'alun, à base de potasse, est formé de 34, 25 d'a-
cide sulfurique, de 10, 86 d'alumine, de 9, 81 de potasse et de 45, 00 d'eau. On trouve ce sel dans le commerce, tantôt à base de potasse, tantôt à base d'ammoniac, tantôt composé tout à-la-fois de ces deux bases :
c'est alors un véritable sel triple (sulfate acide d'alumine, de potasse et d'ammoniac).

L'alun exerce une action astringente sur toutes les

---

* On croit que ce nom vient de la ville de Roche, en Syrie (l'ancienne Edesse), où fut établie, selon BERGMANN, la plus ancienne
fabrique d'alun.

parties de l'économie : tous les organes, tous les tissus en ressentent également l'impression. Introduit dans les voies digestives, à grande dose, il en trouble les mouvemens naturels, occasionne des angoisses précordiales, des nausées, des vomissemens, ou des selles : à petite dose, il suspend, au contraire, les évacuations naturelles et détermine la constipation. Entraîné dans la circulation, l'alun fait sentir partout son impression stiptique, supprime les hémorrhagies passives, modère les sueurs trop abondantes, diminue la suppuration des plaies et des ulcères, et agit ainsi sur tous les genres de secrétions. — L'alun manifeste aussi sa médication sur le poumon : ce remède a été employé, avec succès, dans les toux séreuses, les affections catarrhales chroniques et l'hémoptysie ; mais il produit aussi quelquefois beaucoup d'irritation sur un organe trop délicat pour supporter long-temps l'impression des agens médicinaux du règne minéral. CULLEN qui recommande l'alun comme un des meilleurs astringens dans le traitement des hémorrhagies, proscrit son emploi dans l'hémoptysie, maladie qui appartient, presque constamment, à l'ordre des hémorrhagies actives. — L'alun est un puissant remède dans le traitement de la diarrhée : mais ici comme dans toutes les maladies que l'on veut traiter par les médicamens actifs, il faut attendre la cessation de tous les symptômes inflammatoire. C'est avec la même réserve qu'il faut faire usage de l'alun dans le traitement des hémorrhagies utérines, des blennorrhagies, des leucorrhées, de la dysenterie et du scorbut. Il ne faut jamais perdre de vue le conseil que donne M. DESBOIS de Rochefort, « d'être réservé sur l'usage de ce médicament, et de le faire précéder par des moyens plus doux ». M. BARBIER fait observer que l'emploi momentané d'un stiptique et même d'un irritant n'est pas toujours contraire dans les phlegmasies des membranes muqueuses, puisque les inflammations de la conjonctive, celles de l'arrière-bouche, celles de la peau disparaissent souvent à l'occasion d'une application de substance stiptique ; qu'il doit en être de même pour les phlogoses et même pour les ulcérations partielles des intestins, dont la guérison peut être déterminée par l'impression vive et passagère d'un astringent. Cet auteur cite, à l'appui de son opinion, une circonstance où le célèbre FRANCK administra l'alun avec succès, malgré les douleurs d'entrailles que ressentait un malade affecté d'une phlogose des intestins.

On emploie l'alun à l'extérieur, en gargarisme, dans l'angine muqueuse occasionnée par le froid humide, dans le relâchement de la luette. CULLEN dit l'avoir employé avec avantage dans tous les degrés d'esquinancie tonsillaire : il recommande l'usage d'un gargarisme composé d'un decoctum d'écorce de chêne, dans lequel on fait fondre un demi-gros d'alun par livre, et où l'on ajoute deux onces d'eau-de-vie.

Les lotions d'alun sont très-bonnes contre le relâchement des gencives et de la conjonctive. CULLEN a remarqué que ce médicament agit mieux seul, fondu dans l'eau, dans la proportion de deux à cinq grains par once de liquide, que préparé de toute autre manière. — On emploie aussi l'alun dans le traitement des engelures ; voici la formule d'un bain de main ou manuluve qui m'a constamment réussi : écorces ou feuilles de chêne, racines de cyclamen ou pain-de-pourceau, de chacune une once ; faites bouillir une demi-heure dans un litre d'eau ; faites fondre, dans le decoctum, une demi-once d'alun : on le prend en bain tiède, que l'on fait servir plusieurs fois.

On donne l'alun en substance à la dose de quelques grains jusqu'à un demi-gros par jour; en solutum aqueux dans la proportion d'un gros pour un litre de liquide. On se sert quelquefois du petit-lait pour excipient (*serum aluminosum*). On l'associe au sang-dragon, pour en composer les pilules *astringentes* d'HELVETIUS ou *d'alun teint*, très-employées il y a un demi-siècle. L'alun entre encore dans la composition de tous les collyres secs ; il est la base de la pierre médicamenteuse, de la pierre admirable, de la pierre divine, etc., etc. L'alun *brûlé* ou *calciné*, est employé comme escarotique pour ronger les bords des ulcères fongueux. *Voyez* les cautérisans.

PLOMB, *plumbum.*

Le plomb est un métal très-mou, facile à rayer avec l'ongle, et par conséquent, peu ou point sonore, très-malleable et très-facile à fondre ; il est blanc, d'un brillant bleuâtre, quand il est poli : il répend de l'odeur, quand il est frotté : exposé à l'air, il s'oxyde très-lentement : à une température élevée, il absorbe l'oxygène avec assez de rapidité, et forme des oxydes gris, jaunes ou rouges. On le rencontre dans la nature, combiné aux acides carbonique, sulfurique, phorphorique, muriatique, arsenique, etc.

Le plomb exposé à une forte chaleur, se fond et passe à différens degrés d'oxydation ; il se transforme d'abord en oxyde gris, *cendres de plomb* ou *potée*, en oxyde jaune ou *massicot* (protoxyde), en oxyde rouge ou *minium* (deutoxyde) ; à une plus forte chaleur,

il se vitrifie , et forme la litharge d'or ou d'argent
(oxyde demi-vitreux.)

L'action combinée de l'acide acétique et carbonique
sur le plomb , ou le mélange du carbonate de plomb
et du carbonate de chaux , forment la *céruse* , matière blanche , pulvérulente , pesante , d'une saveur
peu sensible.

En saturant le vinaigre d'oxide de plomb, et en faisant
évaporer la dissolution jusqu'à un certain point , on
obtient l'*extrait de Saturne* ou l'*acétate de plomb
liquide* (sous-acétate de plomb liquide.) Le vinaigre
très-saturé d'oxyde de plomb , laisse précipiter , par
le repos, des aiguilles blanches , brillantes , tétraèdes ,
d'une saveur sucrée et astringente , très-solubles à
l'eau : on donne , à ce sel , le nom de *sel de Saturne* ,
de sucre de Saturne ou *de plomb.*

On fait un grand usage en médecine de l'acétate de
plomb dissous dans l'eau , sous le nom d'*eau végéto-
minérale de* GOULARD : on la prépare en délayant ,
dans une livre d'eau distillée , deux gros d'acétate de
plomb liquide , et une once d'eau-de-vie. GOULARD ,
qui a imaginé cette préparation , employait le sel de
plomb , qu'il faisait dissoudre dans de l'eau commune ;
mais les sels calcaires que contient l'eau , non distillée
décomposent en partie l'acétate , et forment des carbonates et des sulfates de plomb qui troublent l'eau
(eau blanche), et se précipitent. Lorsque l'eau végéto-
minérale est préparée avec des corps purs , elle est
limpide , d'une saveur astringente et un peu sucrée.

L'eau végéto-minérale est un tonique astringent ,
dont on se sert , tant à l'intérieur qu'à l'extérieur ,
dans un grand nombre de maladies chroniques. Les
effets de ce remède se manifestent surtout, sur les mem-

branes muqueuses, en rétablissant leur contractilité, en diminuant leur exaltation morbifique, et en engourdissant, pour ainsi dire, leur sensibilité. L'eau végéto-minérale a été employée dans les affections catarrhales de la vessie, du vagin, du canal de l'urètre et du rectum, et dans le relâchement de ces organes. On emploie ce remède, à l'extérieur, dans le traitement de l'ophthalmie chronique, de la dernière période de l'angine, des dartres locales, de l'érysipèle, de la brûlure, des phlegmons, des ulcères atoniques, et dans un grand nombre de maladies de la peau ; dans les contusions, les engorgemens du tissu cellullaires, le gonflement des glandes, les ecchymoses, la faiblesse et le relâchement des articulations.

On donne l'acétate de plomb à l'intérieur, dissous dans une grande quantité d'eau, la dose ordinaire est de vingt à quarante gouttes par pinte, que l'on boit dans la journée. L'acétate de plomb cristallisé ou le sucre de Saturne a été recommandé, par quelques médecins, dans le traitement des affections nerveuses, comme antispasmodique, et dans quelques affections catarrhales, à la dose très-légère d'un quart ou d'un demi-grain, répété deux ou trois fois le jour. — On le donne en lavement, jusqu'à un gros, dans une chopine de liquide. On fait des lotions sur la peau, avec l'acétate de plomb, en extrait ou en sel dissous dans l'eau, dans la proportion d'une once d'acétate, sur dix onces de liquide. On applique des compresses trempées dans cette eau sur les contusions, les ecchymoses, les articulations affaiblies, les bourses tuméfiées. On l'administre aussi, sous forme d'emplâtre et d'onguent, en le mêlant à l'huile, à la cire, à la résine, au cérat, (Cérat de Saturne ou de GOULARD.)

On prépare la plupart des emplâtres de plomb de nos pharmacies , l'emplâtre diapalme , de la mère , de minium , de céruse , diachylum , etc. , etc. , en faisant chauffer divers oxydes de plomb, et particulièrement la litharge , avec des matières grasses et résineuses : ces préparations sont astringentes , dessicatives. L'emplâtre diachylum , à raison de la grande proportion de mucilage qu'il contient , est très-agglutinatif ; il entre dans la composition des *sparadraps* , dont on se sert pour réunir les plaies , par première intention.

L'administration des préparations de plomb à l'intérieur , est quelquefois accompagnée des accidens graves occasionnés par les poisons âcres et astringens , de douleurs épigastriques , de coliques violentes , de vomissemens sanglans , et de tous les symptômes qui dénotent l'inflammation des viscères ; mais ces accidens n'ont lieu que quand on en fait long-temps usage, et en s'écartant des doses connues. Il y a sans doute de l'exagération dans les faits rapportés dans quelques livres de médecine, et de toxicologie , d'empoisonnemens occasionnés par une seule prise de quelques grains de sel de plomb , ou par une injection d'acétate de plomb liquide dans le canal de l'urètre. M. Desbois de Rochefort a vu un seigneur anglais avaler , pour de l'orgeat, un verre d'eau végéto-minérale très-chargée , sans en être incommodé. Dans un relâchement du rectum , M. le professeur Dupuytren fit injecter plusieurs jours de suite dans cet intestin , un gros d'acétate de plomb dissous dans l'eau, sans qu'il en résultât le moindre accident : et les médecins français ont adopté généralement l'usage de ce sel à l'intérieur, et en obtiennent journellement de très-grands avantages. Dans toutes les circonstances d'accidens causés par le plomb , il ne faut pas confondre ceux qui sont causés par les préparations de ce métal introduit dans l'estomac , avec ceux qui résultent de ses émanations. Voyez , à ce sujet , l'excellent ouvrage de M. MÉRAT , intitulé *Traité de la colique métallique* , Paris 1812 , et surtout la *Toxicologie* de M. le profess. ORFILA.

ZINC , *Zincum.*

Le zinc est recommandable parmi les médicamens , par trois propriétés ; comme astringent , comme émétique et comme antispasmodique. Ce sont surtout les deux premières de ces propriétés , que ce minéral possède éminemment.

Le zinc abonde dans la nature. On le rencontre ordinairement sous trois états différens : sous celui de *calamine* , de *pierre calaminaire* , ou *de chaux de zinc* (zinc oxydé) ; sous celui de *blende* ou *fausse galène* (zinc sulfaté.) , et sous celui de *zinc vitriolé*, de *couperose blanche*. A l'état métallique , le zinc est blanc , brillant , avec une teinte bleuâtre ; dur , élastique , sonore , lamelleux , très-ductile , très-soluble dans les acides , se fondant à une assez faible température , brûlant , avec une flamme très-éclatante , dans les feux d'artifice.

Si on expose le zinc dans un creuset , à l'action d'une chaleur rouge , il prend la forme de flocons blancs et lanugineux , d'une extrême légèreté : c'est ce que l'on nomme *fleurs de zinc* , *laine philosophique* , *pompholix* , *nihil album*, *luna fixata Ludemanni* , *oxyde de zinc sublimé.*

On prepare le sulfate de zinc avec la blende grillée et lessivée : cette lessive concentrée , laisse précipiter une masse cristalline blanche , semblable au sucre en pain, et à laquelle on donne, dans le commerce , le nom de *vitriol de zinc de Goslard* , *vitriol blanc* , *couperose blanche* , *gilla vitrioli.* Ce sel cristallise en prismes à quatre pans ; il a une saveur stiptique et métallique ; il s'effleurit à l'air ; il est soluble dans à-peu-près deux fois et demie son poids d'eau à 15° , et dans beaucoup moins d'eau bouillante.

L'oxyde de zinc ou pompholix n'a , jusqu'à présent, été employé à l'intérieur, que dans le traitement des maladies nerveuses. Je parlerai de ses vertus antispas- modiques , quand je traiterai de ce genre de médi- camens. On ne l'emploie à l'extérieur que dans quel- ques collyres.

Le vitriol de zinc est très-astringent : on l'emploie aussi dans les collyres résolutifs , à la dose d'un à deux grains sur deux ou trois onces d'excipient. Trois grains de sulfate de zinc , dissous dans une once d'eau distillée , forment une liqueur stiptique , dont l'injection dans le canal de l'urètre ou le vagin , a fait quelquefois avorter les gonnorhées commençantes : ce moyen n'est pas sans danger. — Le solutum de zinc a été aussi em- ployé en lotion dans le traitement des plaies et des ulcères atoniques. — Le sulfate de zinc est un violent émétique.

La tuthie, appelée anciennement *spode en grappes* (*spodium grœcorum*) ou *cadmie des fourneaux* , est un oxyde grisâtre qui s'attache à la cheminée des four- neaux, lorsqu'on grille la blende , et dont on faisait autrefois beaucoup plus d'usage qu'aujourd'hui, comme un remède siccatif , cicatrisant, dans les collyres et dans les pommades ophtalmiques.

Chaux.

La chaux est une terre subalcaline ou métallique (calcium), qui forme la base de toutes les montagnes calcaires du globe, unie à l'acide carbonique (pierre à chaux , marbre , albâtre) , ou à l'acide sulfurique (plâtre , sélénite).

La chaux calcinée ou privée de son acide par le feu, est une matière solide ou pulvérulenté, blanche, grise ou jaunâtre, très-fragile, d'une saveur et d'une odeur urineuse et alkaline, se délitant à l'air et absorbant son humidité et son acide carbonique, s'échauffant quand on la met en contact avec l'eau, absorbant ce liquide en produisant un sifflement particulier, se fendillant et augmentant de volume ; formant, délayée dans l'eau, une bouillie blanche (*lait de chaux*) ; soluble dans 450, 500 ou 680 parties d'eau froide ; formant à la surface une pellicule mince, transparente , vitreuse, appelée *crême de chaux* : résultant de la combinaison de la chaux avec l'acide carbonique de l'air.

On obtient la chaux très-pure et privée de tout son acide carbonique, en la faisant calciner à un feu de re-verbère. On emploie de préférence le marbre ou les coquilles d'huîtres. La chaux, ainsi préparée , est très-caustique ; mise en contact avec les tissus organiques, elle les attire, les décompose et les convertit en une espèce de savon animal. La médecine a su tirer parti de cette propriété. (*Voyez* l'Histoire des cautérisans.)

L'eau de chaux est encore employée en médecine : on la prépare en versant huit parties d'eau froide sur une de chaux vive : on décante, (eau de chaux pre-

mière), et l'on verse sur la chaux éteinte la même quantité d'eau (eau de chaux seconde); celle-ci est moins
âcre que la première, cependant elle verdit encore le
sirop de violette; mais elle perd beaucoup de son àcreté,
quand on la laisse quelque temps exposée à l'air.

L'eau de chaux est astringente et excitante; son action médicamenteuse se porte principalement sur les
appareils muqueux et glanduleux de l'économie; les
médecins l'ont souvent prescrite dans les maladies de ces
appareils, dans les scrophules, le carreau, le rachitis,
les leucorrhées, etc. On a employé l'eau de chaux, avec
quelque succès, dans le traitement des fièvres intermittentes, accompagnées d'empâtement des viscères et de
l'encophlegmatie (DESBOIS DE ROCHEFORT). On l'a également employée dans les affections catarrhales de la
vessie, des reins et des intestins, dans les catarrhes chroniques du poumon, la phtisie scrophuleuse, la blennorrhagie et la leucorrhée chronique, la dysenterie, les
flatuosités intestinales, les aigreurs, la tympanite, etc. :
mais il faut apporter la plus grande attention de ne
jamais prescrire ce médicament, lorsqu'il y a la moindre
trace d'inflammation.

On emploie la chaux, à l'extérieur; en liniment et
même en douches, pour le traitement de l'œdème, des
gonflemens articulaires, des ulcérations atoniques, des
brûlures et de quelques maladies rebelles de la peau.
On prépare un liniment de chaux (liniment calcaire)
par un mélange de huit parties de chaux et d'une partie
d'huile d'olive que l'on agite ensemble; l'huile s'unit à
la chaux et surnage l'eau : c'est un remède excellent
pour les brûlures. — L'eau de chaux a été quelquefois
prescrite en lavemens.

On administre l'eau de chaux depuis un verre jusqu'à une pinte, par jour, seule ou coupée avec un decoctum mucilagineux ou du lait, dont elle facilite la digestion aux estomacs les plus difficiles. Dans le traitement des fièvres intermittentes, on l'unit au decoctum du quinquina ou à d'autres médicamens toniques; dans le scorbut, aux antiscorbutiques crucifères; dans l'anasarque, l'hydropisie, aux amers, et aux diurétiques; dans les affections catarrhales et la phtisie, au lait et aux eaux sulfureuses, etc.

On prépare, avec la chaux, le muriate de chaux, dont M. le professeur FOURCROY a proposé l'emploi comme fondant et desobstruant (*Voyez* l'Histoire des lymphatiques.); les alkalis caustiques de potasse et de soude; les sulfure et phosphure calcaires; l'eau phagédénique, etc. Cette substance entre aussi dans la composition du bétel des Indiens. Tout ce que DEHAEN, ROUX, JACQUIN et d'autres auteurs ont écrit sur la vertu lithonthriptique de la chaux, a été démenti par l'expérience éclairée par la chimie moderne.

ACIDES *.

Les acides sont des substances liquides, solides ou gazeuses, qui produisent sur l'organe du goût une sensation particulière, à laquelle on donne le nom d'*acidité* ou d'*aigreur*. Les acides sont encore facilement reconnaissables par les propriétés chimiques très-remarquables, de rougir les couleurs bleues végétales et de former des sels, en se combinant avec les bases alkalines, terreuses et métalliques.

Les acides ont beaucoup de ressemblance avec les astringens, par leurs propriétés physiques et médicales : c'est pourquoi j'ai placé à côté l'un de l'autre ces deux genres de médicamens.

Les principes acide et astringent se trouvent presque toujours réunis dans la nature : ils se succèdent ou se transforment dans la plupart des fruits acides de la famille des rosacées (fruits icosandriques), pendant les diverses périodes de leur développement et à l'époque de leur maturité : ces fruits d'abord acerbes, deviennent ensuite acides. On rencontre quelquefois ces deux principes isolés dans les divers élémens organiques du même fruit **.

---

* D'αχὶς pointe. — Syn. *acida*. — Rafraîchissans. — Antiputrides. — Antiseptiques. — Antizymiques. — Antiphlogistiques.

** L'écorce de grenade est astringente ; sa pulpe est acide.

Les acides minéraux concentrés, ont les propriétés physiques des plus forts astringens, et celles des acides quand ils sont suffisamment étendus ou affaiblis.

L'oxygène est le principe constituant des acides végétaux et minéraux ; c'est lui qui leur donne leur saveur : c'est probablement encore à l'oxygène que les substances végétales acides doivent leur vive coloration.

Les acides occasionnent un sentiment agréable d'acidité et de fraîcheur qui plaît généralement, quand on les prend suffisamment étendus dans un liquide. Les acides forts et concentrés occasionnent, au contraire, un sentiment de malaise, de pesanteur et d'anxiété, des rapports aigres, des coliques et d'autres accidens tous semblables à ceux qui sont causés par l'usage immodéré des astringens.

Les phénomènes de médication, qui accompagnent l'usage des acides méthodiquement administrés, sont : un sentiment de fraîcheur et de bien-être général, la diminution de la soif, et quelquefois de la fréquence du pouls, de la chaleur, et surtout de la chaleur fébrile. Les acides rendent la respiration plus facile, augmentent le ton de l'estomac et des intestins, ramènent enfin toute l'économie au type habituel de sa température et de ses fonctions. Il semble, d'après la connaissance de ces propriétés des acides, qu'il conviendrait de donner à ces médicamens la dénomination de *toniques - rafraichissans*, qui répond exactement à leur mode d'action sur l'économie : mais ce mot *fraîcheur* ne doit pas être pris dans le sens qu'on lui donne ordinairement : il désigne ici cet état de santé parfaite, qui résulte de l'intégrité des organes et du libre exercice de leurs fonctions, et d'où dépendent l'énergie des forces musculaires, la vivacité des mouvemens, la promptitude de l'intelligence, etc.

A tous ces avantages que réunissent au plus haut degré la jeunesse et le tempérament sanguin, se joignent ordinairement une belle carnation, une vive coloration de la peau. Lorsque toutes ces circonstances sont réunies, la surface de la peau jouit d'une température égale à celle de l'air environnant, et qui ne dépend pas très-certainement de la diminution de la température organique ; mais quand une maladie vient rompre cette harmonie des fonctions, alors la santé se dérange, la digestion, la circulation, la déglutition, etc., sont troublées ; la sensibilité est pervertie, la nature lutte contre la force du mal, le sang s'échauffe, la fièvre s'allume, le pouls et les artères battent avec force, la respiration est haletante, précipitée, la peau se sèche et exhale une chaleur âcre et morbide (chaleur mordicante) : on dirait que toutes les humeurs sont en fermentation ; la bouche et la langue sont sèches et pâteuses ; l'œsophage et l'estomac semblent phlogosés ; le malade, dévoré d'une soif ardente, désire passionnément des boissons acides, et trouve, dans leur usage, un prompt soulagement à ses maux.

Cet état de perversion et d'anomalie, dans la chaleur animale, accompagne toutes les maladies aiguës : la fièvre lente qui mine et dessèche ceux qui ont ruiné leur constitution, en s'abandonnant à tous les genres d'excès et de chagrins ; la fièvre hectique entretenue par la suppuration de quelque organe. Cette chaleur sèche tourmente surtout bien cruellement, ceux que l'hydropisie a réduits à une extrême maigreur et au marasme. Ils éprouvent une soif qu'aucune boisson ne peut calmer : ce besoin, toujours renaissant, les poursuit jusque dans leur sommeil, et leur fait éprouver le supplice de Tantale, en peignant à leur imagination, des fontaines d'eau limpide, dont ils ne peuvent approcher.

Rien n'est plus pénible que cette soif continuelle, lorsque l'estomac noyé de liquide, en sent encore le besoin ; rien n'est en même temps d'un plus funeste présage : ce désir de boire sans cesse, annonce presque toujours la terminaison funeste des maladies ; il accompagne l'agonie, et provoque les derniers soupirs de l'homme mourant.

Dans ces diverses circonstances, ce n'est pas de boissons aqueuses qu'il faut faire usage, mais de boissons toniques et restaurantes ; puisque ce besoin si impérieux du malade, est un besoin factice occasionné par sa faiblesse.

Je crois avoir donné une explication satisfaisante de la médication des substances acides : les médecins qui voudront bien y réfléchir, resteront convaincus que c'est par la force tonique que ces médicamens impriment à l'économie, qu'ils diminuent sa chaleur morbide *, et non pas en opérant la soustraction de cette chaleur à la manière des corps froids ; car en admettant que l'application du froid sur toute la surface du corps produise une diminution sensible de sa température, les acides employés comme refrigérans physiques, ne pourraient pas opérer un grand changement dans cette température, si leur action était bornée à la surface de l'estomac. D'ailleurs une autre preuve qui appuie mon raisonnement, c'est que les boissons acides ont le même

---

* CULLEN reconnaît aux acides, une vertu tonique et stimulante. — *Mat. méd.*, tom. 11.

mode de médication, quand on élève leur température, et qu'on les prend tièdes.

On a attribué une partie des bons effets des acides à la propriété qu'ont ces substances de s'opposer à la fermentation des humeurs et à leur mouvement septique : mais tous les physiologistes professent aujourd'hui publiquement, qu'il n'y a, au sein de l'économie vivante, ni septicité, ni putrescence, et que ces mouvemens lui sont aussi étrangers, aussi opposés que la vie l'est à la mort : cependant ces mots *antiseptique*, *antiputride*, *antizymique*, sont encore familiers dans le langage médical, et employés par ceux mêmes qui connaissent l'abus que l'on peut faire de ces expressions.

La vertu médicamenteuse des acides est uniforme dans toutes les espèces ; mais elle varie d'intensité : les uns n'ont qu'une légère acidité, ne sont qu'*acidules* ; les autres ont une acidité qui les rapproche des astringens; d'autres enfin sont acides jusqu'à la causticité : les premiers ne laissent sur la langue qu'une impression faible et passagère ; les derniers produisent l'astriction, enflamment, brûlent, corrodent, racornissent. Telles sont les différences que présentent les acides végétaux et les acides minéraux : les premiers sont doux, agréables, ont une saveur franche, et jamais ne sont nuisibles; les derniers sont toujours acerbes, toujours caustiques ; concentrés, ils produisent tous les accidens des plus violens poisons, et ne sont eux-mêmes que des poisons que la médecine a convertis en médicamens.

Les acides végétaux appartiennent à plusieurs familles, mais principalement à la famille si naturelle des rosacées : la plupart des fruits rosacés, les drupes, les baies, les fruits à pépins, deviennent acides en mûrissant. Le principe acide se développe très-promptement dans les feuilles, organes que la nature perfectionne promptement pour le besoin des végétaux, et auquel elle donne ces principes tout formés. (Les oscilles, les oxalis, l'épine vinette, etc.)

La couleur rouge est ordinairement celle des fruits acides, comme elle est celle des feuilles astringentes, à l'époque de leur épanouissement et de leur maturité parfaite.

Les acides minéraux n'ont aucuns des caractères de famille des acides végétaux ; ils sont aussi moins nombreux, moins employés ; on ne les emploie même que pour déterminer, à un haut degré, la tonicité et l'astriction, et pour remplacer les astringens.

Le petit-lait est un acide du règne animal, très-analogue à l'acide acétique, et qui sert à un grand nombre d'usages. Ainsi les trois règnes fournissent des espèces à ce genre intéressant.

On trouve encore les acides dans un état de mélange et de combinaison dans les eaux de plusieurs sources, désignées sous le nom d'eaux minérales acidules, froides ou thermales.

La nature toujours attentive à nos besoins, a fait naître une innombrable variété de fruits acides et rafraîchissans, dans les contrées de la terre les plus exposées à une chaleur excessive et continuelle : ces productions alimentaires sont les meilleurs préservatifs des maladies qui règnent dans ces climats, et qui y prennent très-souvent le caractère de malignité *. Les fruits acides

---

* Toutes les espèces d'oranges , de citrons , de limons , de bigarades , de bergamotes , de pampelmousses , le wampi des Chinois (*quinaria wampi*), les baies si savoureuses et si parfumées du litchi , les nombreuses espèces de melastomes , de mourelievs

sont rares dans le Nord , et n'y mûrissent que difficilement. Dans nos climats tempérés, ils ne mûrissent qu'en
été , saison où ils deviennent pour ainsi dire indispensables, et pendant laquelle on en fait une énorme consommation , soit comme alimens, soit comme boissons.

Les acides ne bornent pas leur action à la surface des
organes avec lesquels on les met en contact ; leurs molécules sont facilement absorbées et passent dans la circulation, stimulent les organes glanduleux, favorisent
la sécrétion de la bile , de l'urine, du sperme *, de la
sueur : mais ces propriétés n'appartiennent qu'aux
acides doux du règne végétal. Les acides minéraux
passent très-difficilement dans la circulation, lors même
qu'ils sont affaiblis par un véhicule abondant.

On prescrit les acides, comme toniques stimulans, dans
toutes les maladies accompagnées de faiblesse et d'adynamie, surtout quand cet état est aussi accompagné de
chaleur morbide. Tous les grands praticiens ont recommandé l'usage de ces médicamens , dans les fièvres intermittentes rebelles, accompagnées d'abattement, de
débilité, de diarrhée , de sueurs colliquatives ; dans le
traitement de l'ictère, du scorbut , des exanthêmes
avec adynamie. PRINGLE, TISSOT, HUXAM, SYDE-
NHAM ont tous reconnu les avantages qui résultent de
l'emploi des acides , dans les fièvres contagieuses ,

(*malpighia*) , de genipa (*genipa americana*), le japotapita à fruits
bleus (*ochna squarrosa*) , les corossols (*anona jacea , muricata ,
squammosa*), les fruits des Mangoustans (*garcinia*) des caramboles
(*averrhoa*) qui semblent réunir tout-à-la-fois la saveur du raisin
de la framboise et de la cerise ; ceux de l'ananas (*bromelia*) . le
parfum de la fraise et du coingt , etc.
* Voyez l'*Histoire des Médicamens aphrodisiaques*.

pétéchiales, les fièvres des prisons, **des camps, des ar-**
mées, la variole confluente ou adynamique, dans **toutes**
les affections causées par la débilité des organes digestifs : et de quelle autorité ne sont pas les noms de ces
grands médecins! de quelle importance n'est point leur
opinion? Dans ces diverses circonstances, ils donnaient,
avec avantage, les fruits acidulés, les sucs de groseilles,
d'oranges, de citrons, le sirop de coingts, l'élixir vitriolique de Mynsicht, l'eau de Rabel, la crême de tartre,
etc., etc. On prescrit aussi ces médicamens dans l'hydropisie, les maladies de la peau, les maladies syphilitiques, pour augmenter l'appétit et faciliter la digestion; enfin pour augmenter la transpiration et la secrétion de l'urine. Il faut dans cette dernière circonstance,
faire usage des acides vegétaux, les étendre convenablement dans une certaine quantité d'eau mucilagineuse
ou sucrée, afin qu'ils n'aient qu'une saveur faible et
qu'ils ne puissent déterminer aucune impression désagréable dans l'intérieur du conduit alimentaire.

Les acides, dont la propriété est d'augmenter la tonicité des organes, ne conviennent pas dans les maladies
accompagnées d'inflammation, à moins qu'on ne les
donne très-étendus, comme rafraîchissans ou plutôt
pour satisfaire le goût du malade : ces médicamens augmentent la fièvre, provoquent la toux; ils ne conviennent jamais dans les maladies du poumon, où cet organe
est essentiellement lézé ou ulcéré, etc., etc.

Leur usage continuel et abusif cause l'agacement des
dents *, la pesanteur de l'estomac, la cardialgie; rend

---

* On attribue cet agacement au ramollissement de l'émail (*den-*
tium stupor). On y rémédie presque toujours en mâchant de l'*oseille*,
plante acide qui semblerait devoir au contraire augmenter l'agacement.

les digestions pénibles et languissantes, diminue la sécrétion du chyle, produit le racornissement, l'atrophie des organes alimentaires, la maigreur et le marasme.

La dose à laquelle on prescrit les acides, varie selon la force de ces médicamens, leur degré de concentration, la nature de la maladie, les constitutions, les âges, etc.

Les acides sont de tous les médicamens les moins nuisibles, ceux qui plaisent le plus aux malades, ceux dont ils se dégoûtent le moins, et que leur instinct les porte le plus constamment à desirer.

Les acides végétaux (le suc exprimé des feuilles ou des fruits) sont rarement nuisibles, même à grandes doses et après un usage prolongé. La dose de ces sucs est depuis une once jusqu'à six, seuls ou unis à un véhicule aqueux ou au petit-lait : on doit les préparer extemporanément, car ils s'altèrent très-promptement [*]. On peut faire choix d'un excipient mucilagineux : les édulcorer; les réduire en sirop; les aromatiser ; y ajouter, pour leur conservation, une faible dose d'alkool.

L'eau et le petit-lait sont les excipiens les plus convenables des sels acides tirés des végétaux : on les y fait dissoudre en quantité suffisante pour produire une agréable acidité; une once de vinaigre (acide acétique) donne cette qualité à une pinte ou à deux livres d'eau : une partie d'acide citrique , d'acide oxalique , deux parties d'acide tartareux, donnent à 100 parties d'eau

---

[*] Ces sucs sont ceux d'oranges , de limons , de framboises , de groseilles , d'airelles , de cerises. Pour les conserver , on leur fait subir un léger degré de fermentation ; on les fait cuire légèrement ; on les tient dans une bouteille couverte d'une couche d'huile et bien bouchée, en suivant la méthode de M. APPERT.

une acidité très-marquée : on augmente la proportion, suivant le besoin, et quelquefois suivant le goût des malades.

L'usage des acides minéraux est fréquemment suivi d'accidens : dans leur état de concentration, ces acides resserrent les organes, les brûlent, les corrodent, en agissant comme de vrais poisons * : on ne doit leur accorder la préférence sur les premiers, que quand l'état de faiblesse ou de prostration est extrême ; dans les diarrhées bilieuses et les sueurs excessives ; dans les hémorrhagies du poumon, de l'estomac, des intestins, de l'utérus, qu'il est impossible de réprimer par les autres moyens. Il faut toujours suffisamment les étendre dans un liquide mucilagineux, dont les qualités douces tempèrent leur action stiptique : une ou deux parties de ces acides sur 1000 parties d'eau, donnent à celle-ci suffisamment d'acidité : leur dose est d'un à trois gros en vingt-quatre heures.

Ce n'est qu'en qualité d'astringens, de rubéfians ou

---

* Les acides minéraux et même les acides végétaux concentrés, sont des poisons qui enflamment, brûlent, détruisent les tissus et les organes. On remédie à ces accidens, en remplissant l'estomac d'eau, dans laquelle on aura délayé par litre, une once de magnésie ou une demi-once de savon, du blanc d'Espagne, de la poudre d'yeux d'écrevisses, ou toute autre substance calcaire. On remédie à l'inflammation, par l'usage des boissons adoucissantes et mucilagineuses, des lavemens, des sangsues, des saignées et de tous les moyens antiphlogistiques. —Les acides concentrés appliqués sur la peau y causent des brûlures et des escarres ; mais ils ne sont pas absorbés. On remédie, par les mêmes moyens adoucissans et antiphlogistiques, aux accidens causés par la respiration des gaz acides. *Voyez* l'ouvrage de M. ORFILA, *traitant des secours à donner aux personnes empoisonnées et asphyxiées ; Paris 1818.*

de cautérisans, qu'on les emploie plus concentrés, et toujours à l'extérieur. (*Voyez* ces différens genres.)

On associe les acides aux toniques, aux amers, aux excitans, aux purgatifs, aux diurétiques, aux narco-tiques ; ils modifient d'une manière très-notable l'ac-tion de ces derniers médicamens. La nature les présente quelquefois réunis dans la même partie organique, dans les baies d'alkékenge (*physalis alkekengi*); celles de la tomate (*solanum lycopersicum*, *etc.*, L.). L'acide cor-rige les mauvaises qualités des fruits *. La nature pré-sente assez fréquemment la propriété acide et purgative réunies dans le même fruit; dans les pruneaux, les my-robolans, la pulpe de tamarin, et dans la plupart des fruits acidules, qui jouissent tous d'une vertu laxative.

---

* Les acides sont les meilleurs antidotes des poisons narcotiques.

ACIDES.

* ACIDES VÉGÉTAUX.

Citron.
Orange.
Epine-vinette.
Mûres.
Grenades.
Groseilles.
Cerises.
Oscilles.
Oxalides.
Acide citrique.
Acide oxalique.
Acide acétique.
Acide tartareux.

** ACIDES MINÉRAUX.

Acide sulfurique (*.)
Acide nitrique.
Acide muriatique.
Acide muriatique oxygéné.
Acide carbonique.
Eaux minérales acidules.

*** ACIDES DU RÈGNE ANIMAL.

Petit lait.

____

(*) V. les astringens.

Citrons. Limons. Orangers. — Hespéridées, Ventenat.

Les citroniers et les orangers sont les arbres les plus beaux de notre climat; ils réunissent à la fois les avantages des plantes d'agrément et des plantes utiles : feuillage agréable, suavité des fleurs et des fruits, port majestueux : tout dans ces arbres satisfait les yeux, le goût et l'odorat, et présente à l'homme la réunion de tout ce qui peut charmer ses sens et nourrir son luxe.

On cultive les citroniers dans tous les pays chauds; leurs fruits y sont un des produits les plus importans de l'industrie commerciale; leur acide sert également aux arts, à l'économie domestique et à la médecine; leurs écorces balsamiques sont imprégnées d'essences délicieuses, avec lesquelles on prépare des parfums; et d'un principe amer excitant : leurs feuilles et leurs fleurs sont des antispasmodiques très-usités en médecine, et sont la base de diverses préparations. — Toutes les variétés de citrons, de limons, de bigarades et d'oranges, cultivées en France, appartiennent au genre *citrus* de Linnée et aux trois espèces que ce botaniste a nommées *Citrus medica* *, *C. limon* **, *C. auran-*

---

* *Citrus medica petiolis linearibus* L. A cette espèce se rapportent les cédrats, variétés de citrons ordinairement volumineuses, à écorce épaisse, raboteuse, jaune, très-aromatique. Les cédrats de Gênes sont les plus estimés.

** *Citrus limon, petiolo articulato, fructu flavo, obovato,* —citronier aigre. — Lime. — On doit rapporter, à cette espèce, la lime douce, la lime poncire (*quasi poma cerea*), la lime bergamotte chargée d'une huile volatile très parfumée, la lime de Naples, etc.

tium *. Le citron et l'orange sont les seules employés, à Paris, dans l'usage médicinal.

Le citron est un fruit oblong, oviforme, à écorce jaune, raboteuse, tuberculée, granulée, chagrinée, épaisse, remplie de glandes qui secrètent une huile essentielle balsamique, éthérée, très-inflammable, d'une saveur chaude, amère, piquante : cette écorce recouvre un parenchyme blanc, spongieux et insipide, et une pulpe charnue, transparente, divisée ordinairement en neuf loges, à parois membraneuses, renfermant chacune deux semences dures, lisses, amères et mucilagineuses. La pulpe est très-acide et légèrement aromatique.

On prépare, avec le suc de citron, une limonade très en usage dans le traitement des affections bilieuses et adynamiques : on fait cette limonade à froid ou à chaud **, en versant sur un citron, découpé par tranches***, une bouteille d'eau froide ou d'eau bouillante ; on l'édulcore avec du sucre, du miel ou un sirop, quelquefois on l'aromatise avec un peu d'essence de citron, mais l'écorce donne assez d'arome, quand on ne la sépare pas. Dans les fièvres adynamiques, on rend cette boisson légérement excitante, en ajoutant par livre une once d'eau-de-vie : ce punch léger favorise beaucoup la transpiration cutanée.

---

* *Citrus aurantium*, *petiolo alato*, *fructu globoso aureo*. Toutes les variétés d'oranges douces et amères, de bigarades, de lumies, de pampelmousses, de pommes d'Adam, etc., se rapportent à cette espèce.

** Ce choix n'est pas indifférent. Un grand nombre de personnes ne supportent pas la limonade crue.

*** Pour exprimer facilement du suc du citron, on brise les cellules de son parenchyme, en le roulant sur une table ou entre les mains.

On prépare, dans les pharmacies, un sirop de suc de citron, en faisant cuire ensemble, jusqu'à consistance sirupeuse, une partie de suc de citron et deux parties de sucre.

On extrait du suc de citron l'acide citrique *, en formant, avec de la craie pulvérisée, un citrate calcaire dont on sépare la chaux par l'acide sulfurique. L'acide citrique, devenu libre et évaporé jusqu'à consistance de sirop, cristallise en prismes rhomboïdaux, blancs, d'une saveur très-acide, mais agréable, et rougissant fortement les couleurs bleues végétales ; il est soluble dans environ les trois-quarts de son poids d'eau. On emploie l'acide citrique pour faire des limonades : on mêle, à cet effet, une partie de sa poudre avec quatre parties de sucre, que l'on aromatise avec un peu d'huile essentielle de citron. Il faut environ une cuillerée à café de cette poudre pour donner à une bouteille d'eau une saveur acidulée, très-agréable. On forme, avec l'acide citrique et la gomme adragant, les pastilles de citrons : elles rafraîchissent la bouche et parfument l'haleine. — Ces préparations sont très-utiles en voyage. — L'acide citrique, quelque concentré qu'il soit, ne paraît pas susceptible d'occasionner l'inflammation.

L'orange est un fruit sphérique, applati, dont l'écorce est mince, unie, d'un jaune rougeâtre (jaune-orangé), légèrement chagrinée, très-chargée de glandes et d'huile essentielle amère-aromatique, renfermant une pulpe jaune-rougeâtre ou d'un rouge-vineux, aqueuse, douce, agréablement acidule.

---

* On rencontre cet acide dans les cerises, les groseilles, les fraises, l'ananas, la grenade, et dans la plupart des fruits rouges : Le verjus en contient aussi une grande proportion.

On prépare, avec le suc de l'orange, l'eau et le sucre, une boisson plus douce que la limonade, et que l'on nomme *orangeade* : la pulpe d'orange est un des alimens les plus délicats et les plus agréables : on peut la prescrire aux malades à qui toute autre espèce d'alimens est interdite ; elle humecte et rafraîchit la bouche et donne un peu de ton à l'estomac. Cet aliment est bien salutaire dans le desséchement et la fétidité des premières voies qui accompagnent la fièvre putride.

ÉPINE-VINETTE, *Berberis vulgaris*, L. — Berbéridées, JUSSIEU.

Les baies d'épine - vinette sont petites, oblongues, ayant à-peu-près la grosseur d'un grain de seigle, d'abord vertes, puis d'un rouge corail à leur maturité ; pédiculées, couronnées par un ombilic, et disposées en grappes lâches : ces baies renferment une pulpe rougeâtre, molle, très-acide, et un noyau dur et ligneux. L'acide que ces baies renferment, est de l'acide malique et de l'acide citrique : le suc de la tige, de l'écorce et des feuilles en est également mélangé.

On emploie les baies d'épine-vinette comme rafraîchissant ; leur suc est acide et un peu astringent : il a besoin d'être adouci avec beaucoup de sucre, et d'être cuit légèrement. On prépare, en Bourgogne, avec la pulpe de ces fruits, des confitures délicieuses : les confiseurs en font des dragées.

Mures. — Fruits du mûrier, *Morus nigra*, L. —
Famille des mûriers.

Les mûres sont des fruits oblongs, composés de grains agrégés et disposés en grappes serrées. Ces grains renferment une semence arrondie ; leur couleur est d'abord rouge, et devient noire-pourpre à leur maturité : leur saveur est acide et astringente.

Le mûrier est un arbre gros, couvert de rameaux tortueux, à feuilles lancéolées, larges, dentées, rugueuses ou rudes au toucher, et d'un vert foncé : cet arbre originaire de l'Asie, est cultivé dans toute l'Europe tempérée.

On prépare, avec les fruits, un rob astringent (*rob diamorum*), et un sirop très-employé dans le traitement des maux de gorge et des esquinancies : pour préparer ce sirop, on prend ces fruits avant leur parfaite maturité.

Grenades. — Pommes de grenades. — Fruits du grenadier, *Punica granatum*, L. — Fam. des rosacées.

La nature a placé le grenadier dans tous les climats chauds, afin que son fruit tempérât, par son agréable acidité, l'excessive température. Cet arbre, au rapport de **Pline**, est originaire d'Afrique, et croit spontanément aux environs de Carthage : *Circà Carthaginem punicum malum cognomine sibi vindicat.* Je l'ai souvent rencontré sur les rochers et sur les Alpes maritimes des environs de Nice et de Gênes, et même au Valais, pays situé bien plus au nord : cet arbre y croît sans culture et dans un état sauvage ; mais son fruit y est petit et très-acerbe. — Le grenadier, comme l'oranger, a besoin de culture : cependant trop de soins en font avorter les fleurs , en multipliant leurs pétales aux dépens des organes sexuels. J'ai déjà parlé de l'usage de ces fleurs en faisant l'histoire des astringens. — Le fruit ou la pomme de grenade a la forme sphérique et la grosseur d'une pomme de reinette , il est soutenu par un pédoncule très-court , et terminé par un ombilic évasé ; son écorce est épaisse , coriace , chagrinée , d'une couleur jaune-rougeàtre : l'intérieur du fruit est partagé en plusieurs cloisons membraneuses et charnues , qui forment des loges remplies de grains pulpeux et gélatiformes , pressés les uns contre les autres , d'une couleur vineuse, d'une saveur agréablement aigrelette et un peu amère : la pulpe de grenade contient beaucoup d'acide malique.

La grenade est un fruit rafraîchissant : on en prépare une limonade et un sirop , qui sont astringens et diurétiques.

Les grenades arrivent de la Provence à Paris , aux mois de décembre et de janvier , avec les premières oranges.

Groseilles rouges et blanches.—Fruits du Groseiller, *Ribes rubrum* , L.—Fam. des groseillers.

Les groseillers présentent , dans leurs fruits , des différences bien remarquables ; les uns sont doux et fades , comme dans le groseiller des Alpes (*ribes Alpinum* ; acides, comme dans celui de nos jardins (*ribes rubrum*); aromatiques, comme dans le groseiller noir ou cassis (*ribes nigrum*) : la même espèce offre des variétés de couleurs , rouge , jaune , blanche ; et l'on est surpris que cette modification ne change rien à sa qualité acide.

Les groseilles rouges ou acides et les groseilles blanches qui n'en sont qu'une variété, sont des fruits très-agréables : ils contiennent, en grande proportion, un acide très-fort, mais que tempère leur principe sucré, surtout, lorsque conservés long-temps sur l'arbrisseau qui les a produits, ils y sont parvenus à une extrême maturité : aucun fruit ne convient mieux alors aux malades convalescens. On prépare, avec la groseille, une limonade très-agréable et une gelée délicieuse. On conserve le suc de groseilles plus d'une année, sans altération, en l'enfermant dans des bouteilles, après une courte ébullition *.

La gelée de groseilles appartient à l'économie, comme une des confitures les plus agréables; et à la médecine, comme aliment léger, et souvent comme remède tonique et rafraîchissant. Quelles confitures peuvent être comparées à cette gelée aromatisée avec le suc de framboise? quel aliment plus savoureux, plus agréable au malade, lors même qu'il sent du dégoût pour toute autre espèce d'alimens ?

Le sirop de groseilles framboisé est aussi d'un très-fréquent usage pendant le traitement des fièvres ardentes, des fièvres bilieuses et adynamiques. Cette préparation n'a pas, comme le sirop de vinaigre, l'inconvénient d'occasionner de toux et d'oppression.

---

* *Voyez* l'ouvrage intéressant de **M. Appert**. Ce physicien économe a bien mérité de l'humanité par ses ingénieuses et utiles découvertes.

Cerises. Fruits du cerisier , *Cerasus vulgaris.* — Rosacées.

Les cerises sont des fruits pulpeux à noyaux, à chair tendre, aqueuse, succulente, acidule ou sucrée. — Le cerisier est un des arbres les plus productifs de nos climats. La cerise est rafraîchissante et légèrement tonique, comme la groseille : on en prépare une limonade, des compotes, des confitures, un vin, un alkool connu sous le nom de *kirsch-wasser.*

On préfère, pour l'usage médicinal, la cerise aigre (griotte) ou la cerise de Montmorency. Je prépare souvent, pendant le temps des grandes chaleurs, une limonade de cerises, en versant sur une livre de ces fruits, écrasés et débarrassés de leurs noyaux, un litre d'eau bouillante : l'eau, à cette température, fait disparaître en partie l'acide de la cerise : on édulcore cette limonade avec du sucre ou du sirop.

Les cerises purgent légèrement ; c'est un doux minoratif dont on doit recommander l'usage aux personnes d'un tempérament bilieux et à celles qui sont ordinairement resserrées.

Oseille , *Rumex.* — Fam. des Polygonées. Juss.

Cette plante si commune dans tous les prés humides, est une des plus utiles à l'économie domestique : elle rend aussi quelques services à la médeçine : on la cultive dans les jardins ; elle devient , ainsi modifiée par les soins du jardinier , un aliment aussi agréable que salubre, et dont on fait usage dès les premiers jours du printemps. — On prépare avec l'oseille, des bouillons rafraîchissans; son suc est apéritif et antiscorbutique. On l'associe au suc d'autres plantes acides ou amères : on fait avec la pulpe des feuilles cuites, des cataplasmes résolutifs, très-utiles pour hâter la suppuration des abcès froids ou indolens.

Les botanistes connaissent plusieurs espèces d'oseilles acides, indépendamment de l'espèce que nous cultivons dans nos jardins (*rumex acetosa*) et de ses variétés; la plus remarquable pour sa forme et sa saveur fortement acide, est la petite oseille (*rumex acetosella*, L.) ou oseille de brebis (*oxalis ovina, o. vervecina*), parce que ces animaux en sont très-friands : cette plante croît en si grande abondance aux environs de Paris, que l'on pourrait en tirer le même parti qu'en Souabe, pour en extraire le sel d'oseille.

OXALIDE. — Oseille des bucherons. — Surelle. — Pain de coucou. — *Oxytriphyllum.* — *Alleluia.* — *Oxalis Acetosella*, L. — Fam. des Géraniées.

La surelle, que l'on a nommée ainsi, à cause de son agréable acidité, est une jolie plante qui fleurit au printemps, à l'ombre de nos forêts : elle est herbacée, faible, sans tige; ses feuilles portées par de longs pétioles, sont composées de trois folioles en cœurs renversés; ses fleurs solitaires sur leurs pédoncules, sont à cinq pétales, disposés en cloches ou campaniformes, grandes, blanches et marquées de lignes pourpres. Toutes les parties de la plante ont une acidité agréable et pourraient servir d'aliment. On emploie la surelle aux mêmes usages médicinaux que l'oseille ordinaire.

Les espèces du genre oxalis sont très-nombreuses,

on en trouve dans tous les climats ; aux Antilles, au
Chili, au Pérou, au cap de Bonne-Espérance, en Asie;
partout elles sont remarquables par la quantité d'oxalate de potasse ou sel d'oseille qu'elles renferment : ces
plantes doivent à la présence de ce sel, leur importance
dans les arts, et la vertu d'être rafraîchissantes, laxatives
et un des meilleurs antiscorbutiques végétaux.

On fait principalement usage, à Paris, de la surelle
jaune, *oxalis corniculata* L., qui croît au milieu des
moissons.

On extrait de tous les rumex acides, et de tous les
oxalis, l'oxalate acidule de potasse, ou sel d'oseille (sur-
deutoxalate de potassium). On emploie en Souabe et en
Suisse, le *rumex acetosella* ou petite oseille, et en Angleterre l'*oxalis acetosella* ou surelle, qui y croît avec
une extrême abondance. Ce sel est en cristaux allongés,
blancs, opaques, fragiles, d'une saveur extrêmement
acide *, solubles dans environ quatre-vingt parties d'eau
froide et dans cinq parties d'eau bouillante. — Un
quintal de ces plantes acides ne donnent qu'environ
deux onces de sel.

On extrait l'acide oxalique du sel d'oseille; mais on
préfère toujours l'usage de celui-ci : on en prépare
une poudre ou limonade sèche, en la mêlant à cinquante
fois au moins son poids de sucre, et en l'aromatisant avec
l'essence de citron. M. SWILGUÉ a remarqué que trois
parties d'acide oxalique, donnent une saveur acide très-
sensible à dix mille parties d'eau.

---

* C'est l'acide végétal qui contient le plus d'oxygène.

Vinaigre. — Acide acétique , *Acetum.*

L'acide acétique est celui de tous les acides végétaux, que l'on rencontre le plus fréquemment dans la nature , et que l'on produit le plus facilement : on le trouve dans la sève des végétaux, dans la sueur, dans l'urine, dans le lait, dans l'estomac, surtout à la suite des mauvaises digestions , et dans toutes les matières végétales et animales en fermentation : le vin, la bière, le cidre, la gomme , l'hydromel, la gélatine , le petit-lait , la sève des végétaux exposés quelque temps à l'air libre, se changent en vinaigre ; ainsi la fermentation acéteuse succède immédiatement à la fermention alkoolique. Le vinaigre qui se forme alors , n'est point de l'acide acétique pur : il contient cet acide mélangé à diverses substances qui lui sont étrangères, telles que l'acide malique, le tartrate acidule de potasse et de chaux, une matière colorante, une matière végéto-animale, etc. On sépare l'acide acétique de ces parties étrangères , en distillant les liquides qui le contiennent ainsi mélangé.

Le vinaigre est un liquide blanc, jaunâtre ou rouge (vinaigre blanc, vinaigre rouge), incolore quand il est très-pur ; d'une odeur acide très-piquante et un peu aromatique ; d'une saveur très-prononcée, moitié acerbe, moitié vineuse. — On le concentre par la congelation et la distillation

L'acide acétique pur, obtenu par la distillation du vinaigre de vin (acide acéteux) a une saveur très-pénétrante, rougit fortement les couleurs bleues végétales, entre en ébullition à 100° R. , se prend en masse à 13°—o , se volatilise sans se décomposer, et répand en brûlant une odeur aromatique particulière, il est soluble dans l'eau à toutes proportions, et s'unit à presque tous les métaux, et à presque toutes les bases salifiables.

On obtient l'acide acétique très-concentré par la distillation de l'acétate de cuivre *, c'est le vinaigre radical ** (esprit de Vénus, acide pyro-acétique), acide le plus concentré, le plus suave, et jouissant de toutes les qualités qui le caractérisent dans son état de pureté; c'est un liquide clair, limpide, d'une odeur et d'une saveur piquantes et pénétrantes.

Le vinaigre est légèrement tonique et astringent; il augmente le ton des organes digestifs et de l'appareil urinaire : il favorise la sécrétion des membranes muqueuses ; mais il faut alors l'administrer étendu dans beaucoup d'eau ; car il produit toujours l'astriction, quand il est pur. Dans les affections catarrhales il provoque une abondante expectoration ; mais il irrite très-promptement le poumon, et occasionne la toux et même l'hémoptysie; c'est pourquoi dans cette circons-

---

* Acétate de cuivre, verdet cristallisé, cristaux de Vénus, *cristalli veneris*, sel d'une belle couleur verte, cristallisant en pyramides tétraèdes, tronquées, s'effleurissant à l'air, presqu'insoluble dans l'eau froide, un cinquième dans cent parties d'eau bouillante, soluble dans l'alkool, formé de l'union du vinaigre et du cuivre.

** Tous les vinaigres sont de l'*acide acétique*, plus ou moins pur. On est convenu d'appeler le vinaigre mélangé de parties aqueuses, *acide acétique affaibli*, et le vinaigre purifié par la distillation, *acide acétique concentré*. — On retire également de l'acide acétique très-pur, de l'acétate de plomb : voyez le *Journal de pharmacie*, 5e. année. — Les meilleurs vinaigres sont ceux d'Orléans ; ceux que l'on vend à Paris sont souvent allongés avec le poivre long et la pyrèthre ; ils enflamment la bouche et n'ont pas une saveur franche. Les Anglais préparent un vinaigre dont l'odeur est extrêmement pénétrante ; on présume qu'ils y font dissoudre quelqu'huile essentielle.

tance , il faut le donner très-étendu , ou mêlé à beaucoup de sucre ou de miel, (sirop , oxymel) dans un
liquide légèrement mucilagineux, même lorsqu'il n'y a
pas d'irritation. — On donne le vinaigre comme rafraîchissant dans les fièvres bilieuses et les fièvres putrides,
sous forme de sirop ou d'oxymel. Dans les dysenteries
adynamiques, on l'administre quelquefois en lavement
comme astringent; mais il faut apporter dans cette administration beaucoup de prudence. Je l'ai vu occasionner de violentes coliques, une espèce de cholera-
morbus. — Le vinaigre est un assaisonnement très-usité;
mais son abus fatigue l'estomac, dérange la digestion et
cause l'amaigrissement. — Le vinaigre donné à petite
dose, agit comme anti-spasmodique , arrête le hoquet
et les vomissemens nerveux. — A l'extérieur on l'emploie
comme résolutif; en en dirigeant la vapeur sur les engorgemens chroniques et scrophuleux, sur les parois
du larynx, et sur les bronches , pour favoriser l'expectoration, on applique, sur les tumeurs indolentes et sur
l'entorse, de l'eau froide mêlée avec un tiers de vinaigre. On appelle ce mélange *oxycrat* : on applique
des compresses baignées dans ce mélange froid sur le
bas-ventre des femmes qui éprouvent des pertes, immédiatement après leur délivrance , on en injecte dans
l'intérieur du vagin et de la matrice. — Le vinaigre est
un des meilleurs antiseptiques; les moissonneurs devraient toujours en aciduler l'eau qu'ils boivent, et qui
est souvent altérée par la chaleur et par la présence des
matières végétales et animales en putréfaction : l'eau acidulée ainsi calme plus complètement et plus long-temps
la soif. On doit répandre du vinaigre partout où il existe
des miasmes putrides et contagieux, dans tous les lieux
qui renferment un grand nombre de personnes , dans les

navires, les ateliers, les hôpitaux, les prisons : il ne suffit pas de brûler du vinaigre sur des pelles de fer rougies, il faut en arroser les appartemens, l'y répandre par flots, comme j'ai coutume de le faire pratiquer toutes les fois que je suis appelé près d'un malade affecté d'adynamie. —On détruit les miasmes pestilentiels des substances et des effets qui arrivent par le commerce des pays étrangers, où règnent la peste ou d'autres maladies contagieuses, en les plongeant dans le vinaigre *.

---

* Les émanations du vinaigre ne sont pas assez actives pour détruire les miasmes contagieux ; il faut y employer les acides minéraux. Les plus convenables sont les acides nitrique, muriatique simple et oxygéné, parce qu'ils sont plus actifs et plus expansibles.

On dégage les vapeurs nitriques du nitrate de potasse, au moyen de l'acide sulfurique. Les proportions sont de quatre gros de nitrate et d'autant d'acide sulfurique, pour une salle de mille pieds cubes. On fait ce mélange à froid, dans une capsule de verre.

On dégage les vapeurs muriatiques, du muriate de soude, par l'acide sulfurique, en versant douze parties d'acide sur dix de muriate, (trois gros et demi de sel, quatre gros d'acides environ), pour une chambre de mille pieds cubes. Le mélange se fait à froid dans une capsule de verre.

On dégage les vapeurs d'acide muriatique oxigéné, en versant sur un mélange de deux parties d'oxyde de manganèse, et de dix parties de muriate de soude, six parties d'acide sulfurique étendu de quatre parties d'eau. Les proportions sont de dix onces de muriate de soude, deux onces d'oxyde de manganèse et six onces d'acide sulfurique pour une salle de douze mille pieds cubes.

On dégage ces vapeurs dans des capsules de verre ou de porcelaine, et dans l'appareil permanent de désinfection, inventé par le célèbre Guyton-Morveau (1), qui consiste en une capsule de verre, dont l'ouverture ferme hermétiquement au moyen d'un couvercle *douci* et d'une vis de rappel. On met dans la capsule, un mélange d'oxyde de manganèse et d'acide nitro-muriatique. La vapeur acide se dégage quand on lève l'obturateur ; son dégagement cesse quand on ferme la capsule, en serrant la vis : cet appareil,

(1) *Traité des moyens de désinfecter l'air*, 3e. édition, Paris, 1805.

On fait respirer la vapeur du vinaigre radical (acide acétique concentré), dans la syncope et l'asphyxie ; on en arrose des cristaux de sulfate de potasse (sel de vinaigre) et on les enferme dans des flacons : on peut en modifier l'odeur vive et pénétrante, en y ajoutant quelques gouttes d'huile essentielle de gérofle, d'anis ou de lavande.

L'usage du vinaigre est très-étendu en pharmacie : on en prépare un sirop (*oxysacharum*) et un oxymel, en faisant fondre au bain-marie, deux parties de sucre et une de vinaigre. — Le vinaigre, en agissant sur des substances végétales et animales, se charge de plusieurs de leurs principes : il modifie et altère la vertu de quelques substances, celles de la scille, du colchique, de l'opium, etc. On prépare dans les pharmacies les vinaigres rosat, de framboise, de lavande, de scille, le vinaigre thériacal, camphré, dentifrice, astringent, antiscorbutique, le vinaigre antiseptique des quatre-voleurs : les vinaigres chargés d'alkool méritent la préférence ; il faut quelquefois en ajouter : on doit donner aussi la préférence au vinaigre blanc sur le vinaigre rouge, et le faire agir sur les végétaux secs.—On aromatise le

---

une fois chargé, peut servir trois mois en l'ouvrant deux fois par jour. — Il est plus convenable de multiplier les capsules et les appareils, que d'entasser une grande quantité de matière. — Avant de désinfecter un appartement, il faut en ôter les meubles, et l'abandonner jusqu'à ce que la vapeur acide soit entièrement dissipée. — Ces moyens désinfectans sont tous très-utiles pour purger des miasmes contagieux, les appartemens, les chambres des malades, les navires, les prisons, et tous les espaces circonscrits ; mais si la contagion est l'effet d'une cause universelle, si elle a sa source dans la constitution atmosphérique, ces fumigations ont réellement peu d'utilité.

le vinaigre, en usage pour l'assaisonnement, avec l'es-
tragon, le passe – pierre (*crythmum maritimum*), le
romarin, le citron, les capres, les fleurs de sureau, etc.

On forme, avec cet acide et les bases salifiables, des
acétates, fréquemment employés en médecine, ceux
d'ammoniaque, de potasse, de soude, de plomb, de
mercure, etc.

La dose du vinaigre est de deux à trois onces pour une
pinte d'eau, une cuillerée de sirop pour un verre : une
cuillerée à café de cet acide pur, est suffisante pour calmer les spasmes, pour arrêter le hoquet et les vomissemens nerveux les plus opiniâtres.

Le vinaigre tant recommandé contre les poisons narcotiques, n'est utile que quand ces poisons sont rejetés de
l'estomac. (*Voyez la Toxicologie* de M. le professeur
ORFILA.

ACIDE TARTAREUX. — Acide tartarique.

Acide cristallisant en prismes hexaëdres, irréguliers;
d'un blanc mat, d'une saveur fortement acide, rougissant fortement des couleurs bleues végétales, non volatile, non déliquescent, décomposé par la chaleur, soluble
dans cinq parties d'eau froide. On retire cet acide de la
crême de tartre (tartarate acidule de potasse), par le
carbonate de chaux et l'acide sulfurique.

Cet acide s'emploie comme l'acide citrique et l'acide
oxalique : dix grains suffisent pour donner à une livre
d'eau une agréable acidité.—On fait, avec l'acide tartarique, des pastilles rafraîchissantes, qui portent le nom
de pastilles de citron, et une limonade sèche, en mêlant
cet acide avec du sucre, dans la proportion de trois gros
sur une livre, et en aromatisant avec l'huile essentielle
de citron.

** ACIDES MINÉRAUX.

ACIDE CARBONIQUE, — Acide aérien. — Acide crayeux.
— Air fixe. — Gaz acide carbonique. — Gaz aérien. — Gaz sylvestre. — Gaz méphitique.

L'acide carbonique, un des plus abondans dans la
nature , est toujours à l'état de gaz invisible ; il a une
odeur légèrement piquante et une saveur acide qui irrite
la gorge : il ne rougit que faiblement les couleurs bleues
végétales, précipite la chaux de sa dissolution aqueuse,
éteint les corps en ignition, et asphyxie les animaux. Ce
gaz est plus pesant que l'air atmosphérique, et n'est point
altéré par la plus forte chaleur. — Tant de caractères
remarquables feront facilement reconnaître cet acide.

On trouve l'acide carbonique : 1°. à l'état de gaz, répandu dans l'air atmosphérique et dans quelques sou-
terrains au voisinage des volcans; 2°. dissous dans les
eaux minérales acidules ; 3°. combiné avec diverses
substances minérales, telles que la chaux , la soude, la
potasse , la baryte, le fer, le plomb, le cuivre, etc. ,
etc. : dissous dans l'eau, il y est dans un état de combinaison si faible, qu'il pourrait y être regardé comme
isolé.

On extrait le gaz acide carbonique de la craie ou du
marbre * (carbonate de chaux), au moyen de l'acide

* On se sert à Paris de la *craie de Meudon* , que l'on appelle aussi

sulfurique ou de l'acide muriatique, qui s'emparent de la chaux et laissent l'acide carbonique libre.

Le gaz acide carbonique dissous dans l'eau, est d'un usage fréquent en médecine ; mêlé à l'eau, il la rend écumeuse et acidule, et lui donne une saveur fraîche et agréable : cette eau carbonatée excite les organes digestifs ; elle est rafraîchissante, diurétique, apéritive, antiseptique, et cause une légère ivresse : on peut la mêler au vin, à la limonade ou à tout autre liquide. — Le gaz acide carbonique constitue les eaux gazeuses naturelles de Seltz, de Sultzmalt, de Neris, de Bussang, de Mont-d'or, etc. *, et les eaux minérales acidules artificielles, qui sont peut-être de toutes les eaux minérales les plus faciles à imiter.

Le gaz acide carbonique se dissout très-bien dans l'eau, qui en absorbe d'autant plus que la pression est plus forte et la température moins élevée : une forte pression lui en fait absorber jusqu'à cinq et six fois son volume. On se sert pour cela d'une pompe refoulante, très-bien décrite dans le Cours de chimie de M. le professeur THENARD et dans la Pharmacopée générale de BRUGNATELLI. — Il est quelquefois nécessaire de dégager le gaz acide carbonique dans l'estomac : on prend pour cela depuis un scrupule jusqu'à un gros de carbonates de potasse **, de soude ou de magnésie, que l'on

---

blanc d'Espagne ; c'est du carbonate de chaux très-pur, pulvérulent, réduit au moyen de l'eau en poudre fine, et en cylindres du poids d'une livre.

* *Voyez* les propriétés générales des eaux minérales, acidules, froides et thermales.

** RIVIÈRE, médecin de Louis XIII, inventeur de la potion anti-émétique qui porte encore son nom, prescrit le sel d'absinthe, qui n'est autre chose que du carbonate de potasse.

dissout dans un peu d'eau sucrée, dans laquelle on verse, au moment de l'administration, du suc de citron, du verjus ou du vinaigre : l'effervescence qui s'établit dans l'estomac, favorise le dégagement du gaz acide carbonique, dont l'action antispasmodique calme les vomissemens, qui persistent souvent, malgré l'emploi des autres moyens médicinaux. On produirait le même effet, en ingérant dans l'estomac, un mélange de ces mêmes substances acides et alkalines réduites en poudre. Peut-être le produirait-on également avec une boisson très-chargée d'acide carbonique, telles que la bièrre ou le vin de champagne mousseux.

Les médecins anglais font usage de l'eau chargée d'acide carbonique, dans le traitement des maladies adynamiques : il paraît qu'ils ont obtenu un grand succès de l'emploi de ce médicament dans la scarlatine angineuse (scarlatine compliquée d'angine maligne et gangreneuse).

On a reconnu des propriétés utiles au gaz acide carbonique, dans le traitement de la phtisie tuberculeuse, et dans les catarrhes accompagnés d'une toux sèche. On le fait respirer au malade, mêlé à environ neuf fois son volume d'air atmosphérique, au moyen d'une vessie terminée par une canule de gomme élastique, ou au moyen de la machine ingénieuse de GIRTANNER, décrite et figurée dans le premier volume de la *Thérapeutique* de M. le Docteur ALIBERT.

ACIDE NITRIQUE. — Esprit de nitre. — Eau-forte.

L'acide nitrique est un liquide clair, limpide, jaunâtre, prenant cette couleur quand on l'expose à une vive lumière, d'une odeur forte, d'une saveur acide, âcre et astringente, dégageant des vapeurs blanches, d'une odeur suffoquante, lorsqu'étant très-concentré, on l'expose à l'air ; attaquant tous les tissus végétaux et animaux et les détruisant ; se combinant avec la plupart des substances minérales ; corrodant l'épiderme et lui donnant une teinte jaune : dégageant, quand on l'expose à la chaleur, des vapeurs rouges d'acide nitreux, très-dangereuses à respirer.—Cet acide composé d'oxygène et d'azote (80 d'oxygène, 20 d'azote), se trouve dans la nature, toujours uni à une base, le plus communément à la potasse et à la chaux (nitrate de potasse et de chaux). On l'extrait du nitrate de potasse ou sel de nitre, en traitant ce sel par l'acide sulfurique à une température élevée. — On obtient cet acide à différens degrés de concentration : on le choisit à 30 ou 36 degrés pour l'usage médicinal. Mêlé à une certaine quantité d'eau, on lui donne le nom d'*eau-forte* ; à une plus grande quantité, celui d'*eau seconde* : l'eau-forte marque 15 à 20 degrés à l'aréomètre.

L'acide nitrique très-étendu d'eau, agit sur l'économie comme tous les autres acides végétaux : on prend ordinairement mille parties d'eau sucrée et mucilagineuse pour une ou deux parties d'acide ; et deux ou trois gros d'acide ainsi étendu, dans les vingt-quatre heures: cette limonade nitrique excite légèrement les voies digestives, et détermine quelquefois l'astriction et l'irritation de la poitrine; accidens qui doivent en faire alors proscrire l'usage. L'acide nitrique augmente la fréquence du pouls, la chaleur générale, la transpiration et la diurèse : il est plus diurétique et moins astringent que l'acide sulfurique. — On emploie l'acide nitrique comme excitant général, dans les fièvres adynamiques et ataxiques, dans le scorbut, dans les hydropisies atoniques, et dans le traitement de quelques maladies de la peau, très-rebelles.

Cet acide est employé à l'extérieur comme cautérisant. (*Voyez* l'Histoire particulière de ces médicamens.)

On prépare, avec l'acide nitrique, l'esprit de nitre dulcifié (acide nitrique alkoolisé), l'éther nitrique, le nitrate d'argent, le nitrate de mercure, la pommade oxygénée d'Alyon, et d'autres composés pharmaceutiques. — Cet acide mêlé à l'acide muriatique, constitue l'acide nitro-muriatique ou l'*eau-régale*.

ACIDE MURIATIQUE. — Acide marin. — Esprit de sel. — Esprit de sel marin liquide. — Acide hydrochlorique.

Cet acide se trouve abondamment dans la nature, combiné avec la soude dans le sel marin (muriate de soude, deuto-hydrochlorate de Sodium), dont on le retire en décomposant ce sel par l'acide sulfurique concentré. On concentre sa vapeur au moyen de l'appareil de WOULF. L'acide muriatique liquide est sans couleur, ou jaunâtre; il a une odeur particulière très-pénétrante; une saveur très-acide et en même temps très-acerbe et un peu salée : exposé à l'air, quand il est très-concentré, il laisse échapper des vapeurs blanches et suffoquantes. On observe ce gaz à l'état de vapeurs, dans le voisinage des volcans.

L'acide muriatique a des propriétés médicinales très-analogues à celles de l'acide nitrique. On l'administre comme ce dernier, très-étendu dans un liquide mucilagineux et sucré, comme rafraîchissant, antiseptique, antiscorbutique, etc., etc.

J'ai vu administrer cet acide avec beaucoup de succès dans le traitement de quelques dartres rebelles.

Je crois que cette méthode de traitement appartient à M. Baumes de Montpellier : elle consiste à prendre, tous les jours, trois cuillerées d'un mélange d'un à trois gros d'acide muriatique, de huit onces d'eau de tilleul et de deux onces de sirop simple.

La propriété reconnue à l'acide muriatique, de dissoudre les calculs ammoniaco-magnésiens, a laissé aux médecins un espoir que l'expérience n'a point encore réalisé.

On fait entrer l'acide muriatique, à très-petites doses, dans les gargarismes que l'on prescrit contre les aphtes et quelques ulcères gangreneux de la gorge. — Quelquefois on forme un oxymel à froid, dans les proportions de deux parties de miel pour une partie d'acide, que l'on applique sur les aphtes et les ulcères, avec un pinceau de charpie. — Étendu dans environ vingt parties d'eau, il rubéfie la peau et peut être employé comme pédiluve ; c'est ce qui constitue le remède de Gondran, recommandé dans le traitement des gouttes vagues.

Un médecin allemand, M. Plenck, s'est servi utilement d'une pommade composée d'acide muriatique et d'axonge, contre la teigne.

L'acide muriatique concentré et mêlé avec le double de son poids d'alkool constitue l'esprit de sel dulcifié ou l'alkool muriatique. — Ce mélange distillé produit l'éther muriatique.

Acide muriatique oxygéné. — Chlore.

Cet acide, que M. Davy a le premier considéré comme un corps simple, s'obtient facilement en distillant un mélange de trois parties de sel marin, deux parties d'acide sulfurique étendu d'eau, et une partie d'oxyde de manganèse : cet acide, à l'état gazeux, a une odeur suffoquante ; il irrite les yeux, les membranes du nez, de la gorge, produit l'enchifrenement et provoque la toux : il tue les animaux qu'on y plonge, et décolore les couleurs bleues végétales. Ce gaz concentré et réduit en liquide au moyen de l'appareil de Woulf, est très-acerbe, agit sur l'économie à la manière des plus forts astringens, et racornit les organes, quand on en maintient trop long-temps l'application : introduit dans les intestins, il resserre, constipe, décolore et blanchit les excrémens.

Tant de propriétés semblent promettre beaucoup à la médecine ; cependant, elle s'est bornée tout au plus jusqu'à présent, à des essais sur l'emploi de cet acide dans le traitement des maladies. On a proposé de l'administrer dans les circonstances où les astringens conviennent. Quelques observations constatent son utilité dans le traitement des diarrhées chroniques, des leucorrhées, des hémorrhagies passives. — Son action sur la membrane nasale est plus vive que celle de l'ammoniaque ; ainsi on pourrait, dans la syncope et l'asphyxie, employer ce moyen, lorsque l'ammoniaque est insuffisant, en approchant du nez du malade, un flacon d'eau sursaturée de gaz acide muriatique-oxygéné.

M. Nysten a vu calmer plusieurs fois les douleurs qui accompagnent le cancer de l'utérus, en faisant dégager dans le vagin, des vapeurs d'acide muriatique-oxygéné, au moyen d'une fiole introduite dans cet organe et contenant un muriate-oxygéné facilement décomposable à l'air, tels que ceux de soude et de chaux. Voyez *le Dict. des Sciences médicales*, au mot *Acide muriatique*.

Le gaz acide muriatique-oxygéné est le meilleur

moyen désinfectant pour purifier l'air atmosphérique
des miasmes contagieux. *Voyez* acide acétique.

On prescrit cet acide à l'intérieur, très-étendu dans
un liquide mucilagineux et sucré, et avec toutes les
précautions nécessaires dans l'administration des acides
minéraux.

EAUX MINÉRALES, ACIDULES OU GAZEUSES.

Ces eaux chargées d'acide carbonique, ont une saveur
acidule, fraîche, piquante, quelquefois légèrement salée, amère ou astringente ; quand on les agite, elles laissent dégager des bulles d'air avec bouillonnement et une
espèce de frémissement, à la manière du vin de Champagne, du cidre, de la bière et de toutes les boissons
qui fermentent. Elles rougissent les couleurs bleues végétales et blanchissent l'eau de chaux : elles forment, en
se combinant avec les substances terreuses et métalliques, des carbonates de chaux, de soude, de magnésie,
de fer. — On trouve, dans quelques-unes de ces eaux,
des sulfates et des muriates de chaux, de soude et de
magnésie.—Les eaux acidules sont limpides, incolores,
et n'ont pas d'odeur sensible. Quelques-unes sont douces et onctueuses au toucher. — Elles sourdent ordinairement des terrains calcaires et schisteux, et souvent
des terrains volcaniques : ces eaux sont froides ou thermales : leur température est de 20 à 60 degrés du thermomètre centigrade. — La quantité d'acide qu'elles
contiennent est très-variable.

On prescrit ces eaux à l'intérieur et à l'extérieur : à
l'intérieur, contre la débilité des appareils digestif et
urinaire, dans les engorgemens chronique des viscères
abdominaux, les maladies chroniques de l'estomac, des
intestins, du foie, de la rate, des membranes muqueu-

ses et séreuses, les catarrhes des intestins, de la vessie, du poumon, l'anasarque, l'hydropisie, la dyspepsie, les leucorrhées. On les recommande encore dans les affections scorbutiques, les hémorrhagies passives et quelques maladies chroniques de la peau. Elles ont paru également utiles dans le traitement de quelques fièvres rebelles, quotidienne, quarte, muqueuse, adynamique, dans les affections maniaques, hypochondriaques, et dans la convalescence de ces maladies.

On les emploie à l'extérieur en lotions, en bains, en douches, contre toute espèce d'atonie, de relâchement, de débilité des muscles, dans l'engorgement des articulations et du tissu cellulaire, dans les affections rhumatismales, goutteuses et paralytiques : leur action stimulante favorise aussi la cicatrisation des plaies et des ulcères atoniques.

On divise ces eaux en acidules thermales et en acidules froides : les eaux acidules thermales les plus recommandables sont celles de Neris (département de l'Allier), du Mont-d'or, en Auvergne, et de Dax (département des Landes).

Les eaux acidules froides sont celles de l'Auvergne (Châtelroux, St.Myon, Médague, Vic-le-comte), de Langeac (département de la Haute-Loire), de Sulz-matt (département du Haut-Rhin) et de Seltz , au pays de Trèves.

On prépare des eaux minérales acidules artificielles, en faisant dissoudre, dans de l'eau plus ou moins chargée de gaz acide carbonique, des carbonates et des sulfates de chaux, de soude, de magnésie, et des muriates de soude et de magnésie : il faut tenir cette eau dans des bouteilles bien bouchées, pour empêcher le dégagement de l'acide carbonique. — *Voyez* le *Codex*, pages 271 et 272, et la Pharmacopée de BRUGNATELLI.

*** ACIDES ANIMAUX.

Petit-lait, *Serum lactis.*

Le lait exposé quelque temps à une température un peu élevée, se décompose spontanément en trois parties qui le constituent. La partie *butyreuse* ou la crème, la partie *caseuse* et la partie *séreuse* ou petit-lait, cette dernière partie est une liqueur, limpide, jaune-verdâtre, opaline, douce, onctueuse, toujours un peu acide, et dans laquelle l'analyse chimique a découvert de l'acide acétique, de l'albumine, différens sels à base de potasse et de soude, et une grande quantité d'eau. Le petit-lait verdit aussi un peu les couleurs bleues végétales, exposé long-temps à l'air, il acquiert une saveur aigre, très-prononcée, et toutes les qualités du vinaigre *.

On prépare le petit-lait, chez les pharmaciens, par la coagulation artificielle du lait. On se sert, pour cela, de présure, de vinaigre, de crème de tartre, d'alun, ou toute autre substance acide ou astringente, des fleurs de l'artichaut, des fleurs fermentées du caille-lait jaune, etc. : on clarifie au blanc-d'œuf, et on filtre au papier gris. — On conserve parfaitement le petit-lait par le procédé ingénieux de M. Appert. Cette liqueur rapprochée par une ébullition lente, laissée

---

* Dans les Alpes, on se sert de ce petit-lait aigre, pour cailler le lait nouveau.

dans le repos, précipite des cristaux, connus sous le nom de *sucre de lait* *.

Le petit-lait a une action très-faible sur l'économie : son action, sur la contractilité de l'estomac et des intestins, est peu marquée ; il agit cependant sur les glandes mésentériques et les vaisseaux lactés, dont il augmente la secrétion et l'absorbtion : mais il est probable, qu'en traversant l'estomac, cette liqueur est devenue plus acide, et par conséquent, plus tonique ; elle produit alors un effet légèrement laxatif et diurétique. Le petit-lait a toujours été recommandé comme apéritif ; mais alors on y mêle le suc de plantes amères ou acides. On donne le petit-lait dans les fièvres bilieuses et les fièvres putrides : on ajoute alors par pinte une ou deux onces de tamarin (petit-lait tamarindé) : cette boisson entretient la liberté du ventre, et prévient le météorisme. — Comme l'action du petit-lait est comme celle de tous les acides faibles, lente et peu intense, il faut en faire continuer l'usage pendant très-long-temps, et le suspendre quand les malades sont trop faibles.

Le petit - lait sert fréquemment de véhicule aux substances médinales végétales ou minérales. SYDENHAM y ajoutait de l'acide sulfurique, dans le traitement des fièvres adynamiques, accompagnées de pétéchies ou

---

* Cristaux groupés en parallélipipèdes réguliers, terminés par des pyramides à quatre faces, saveur terreuse, un peu acide et sucrée, répandant, quand on les brûle, une odeur de caramel et de benjoin. Quelques pharmaciens préparent avec ce sel, du sucre et de la gomme arabique, un petit-lait factice ou petit-lait en poudre, très-utile dans les voyages de long-cours. — Le sel de lait est soluble dans environ sept parties d'eau.

d'hémorrhagies passives. Huxam y mêlait des vins toniques et généreux. On y dissout, suiva nt les circonstances, du sel de nitre, de la crême de tartre, de la terre foliée, du sel de Glaubert, du sel d'Epsom ou tout autre sel neutre, du tartre stibié, de la manne, de la casse, on y mélange des sucs de chicorée, de fumeterre, de cerfeuil, d'oscille, de bourrache, de raifort, de cresson, de cochléaria, etc., etc.

Le petit - lait de Weisse se compose de séné et de sulfate de magnésie, de chacun une once, de fleurs de sureau, de millepertuis et de caille-lait, de chacune une pincée. On fait infuser ces substances pendant douze heures, dans huit livres de petit-lait clarifié, pour prendre à la dose de deux verres, chacun à une heure d'intervalle le matin à jeun : cet infusum purge assez fortement, et cette action permanente diminue sensiblement la sécrétion laiteuse. J'ai faitsouventusage de çe remède dans le traitement des douleurs céphaliques, etc., gastriques et abdominales qui surviennent quelquefois à la suite des couches, et que l'on attribue peut–être faussement au lait.

AMERS *.

L'amertume est une sensation dont on ne peut donner une idée , qu'en la comparant à une autre sensation analogue, et déja connue. On appelle amères (*amara*) toutes les substances des règnes végétal , animal et minéral , qui laissent , sur l'organe du goût , une sensation semblable à celle que produit l'absinthe , la gentiane , la coloquinte , etc.

J'ai placé , en suivant l'exemple de CARTHEUSER , les amers entre les acides et les excitans. L'analogie , entre ces derniers médicamens et les amers, est surtout très - remarquable. La plupart des excitans végétaux rentrent dans la classe des amers , quand la chaleur a dissipé leur principe aromatique et volatile.

Il n'y a qu'un amer , parfaitement identique dans toutes les substances , et ne différant réellement que par son intensité. Il n'y a que des principes étrangers qui modifient sa saveur , et changent ses propriétés essentielles et constantes. L'amer du picromel , de la

* Syn. *amara* , fébrifuges , cholagogues , stomachiques , hydragogues , emménagogues , carminatifs , hépatiques , etc.

picrotoxine, de la noix vomique, des angustures, des quassia, de la bile etc., est toujours le même principe différemment mélangé ou combiné. L'amer de la rhubarbe n'est plus qu'un amer simple, quand on en a fait disparaître par la torréfaction, le principe purgatif : on trouve ainsi dans la nature, le principe amer uni au principe astringent, au principe acide, au principe aromatique, au principe narcotique : combinaisons qui ne constituent pas certainement autant d'amers particuliers.

La nature du principe amer nous est entièrement inconnue. Est-ce un principe ? n'est-ce qu'une sensation ? Si c'est un principe, peut-il être isolé ? Existe-t-il dans quelque substance, dans son état de pureté, comme Thompson le pense, de la substance amère du *quassia amara* ? Le principe amer des substances végétales est fixe et concentrable, comme le principe astringent ; il ne dépend également d'aucuns principes huileux, balsamiques, ni salins ; il se manifeste souvent dans les substances qui paraissent moins le contenir quand on les expose à une forte chaleur, dans le sucre, la gomme, la fécule, et il augmente d'intensité dans les substances qui le contiennent, quand on les torréfie.

On rencontre le principe amer, particulièrement dans le règne végétal *, et dans toutes les parties des végétaux ; dans les racines, dans les tiges, dans les feuilles, dans les fleurs et les fruits, dans le même organe et dans des organes différens, dans les parties solides

---

* Quelques sels alkalins, à base de potasse et de magnésie, ont une saveur très-amère.

et dans les sucs propres , dans les plantes vivaces et annuelles, ligneuses et herbacées.

La couleur jaune est celle qui domine dans les espèces végétales-amères ; il n'est pas une substance de cet ordre, franchement amère, qui n'ait cette couleur dans quelques-unes de ses parties , ou qui ne l'acquiert en mûrissant , en se désséchant ou en s'altérant *.

La nature a fait naître les amers dans tous les climats ; elle semble avoir surtout multiplié ces végétaux, sur les plages marécageuses, où se montrent le plus fréquemment les fièvres de divers types , les maladies scrophuleuses et scorbutiques. Les savanes de l'Amérique fournissent les simarouba ; les marais de notre Europe , les saules , le trèfle d'eau et les gentianes.

Les amers produisent sur l'organe du goût , une sensation désagréable et permanente , qui se propage rapidement sur toute l'étendue de la membrane muqueuse de l'arrière-bouche et de l'œsophage : cette saveur inspire tant de dégoût, que le souvenir seul de ce que l'on a éprouvé , suffit pour reproduire quelques-uns des phénomènes qui ont lieu pendant la médication de ces substances. On croit avoir observé une prédilection marquée de quelques amers , pour certaines parties qui composent l'organe du goût ; les uns, pour la langue ; les autres, pour la pointe ou la base de cet organe ; les autres enfin , pour le palais , pour l'arrière-bouche, pour le larynx , pour l'œsophage , etc.

L'impression des substances amères, sur les voies digestives , donne naissance à des phénomènes très-

---

* *Luteus amarum indicat , v. g. gentiana , aloës, chelidonium , curcuma , flores lutei.* — LINNÉE , *Philosophie botanique.*

remarquables. En général , ces médicamens réveillent
la contractilité des organes membraneux et glanduleux,
et provoquent une abondante sécrétion d'humeurs ;
introduits dans la bouche , ils excitent une salivation
accompagnée souvent de dégoût et de nausées ; dans
l'estomac , ils développent la contractilité et la force tonique de cet organe, augmentent l'appétit et favorisent
la digestion des alimens , même de ceux que quelques
estomacs ne digèrent , qu'en leur associant les amers * ;
ces médicamens détruisent aussi la disposition des humeurs , qui servent à la digestion , à passer à l'état
acide , et à occasionner des flatuosités et des rapports
aigres et nidoreux : à petites doses , souvent répétées,
ils modèrent et font cesser entièrement les vomissemens
opiniâtres et spasmodiques.

Les amers , introduits dans les intestins , y produisent des phénomènes non moins importans ; ils provoquent une abondante sécrétion de mucosités, et accélèrent, en même temps, leur mouvement péristaltique,
en sorte qu'ils produisent fréquemment , surtout quand
on les donne à grande dose , des effets analogues , aux
substances purgatives ** ; ils produisent le même genre
d'excitation sur le foie et le pancréas , et sont après l'émétique , et les sels neutres , les cholagogues les plus
puissans , en augmentant la force tonique des intestins ;

---

* Les amers rendent facile la digestion du lait ; le café remplit
parfaitement ce but.

** Je ferai observer que les amers donnés à grande dose , m'ont
toujours paru être réellement laxatifs. Ce fait réuni à l'analogie
tirée de la bile , me donne lieu de conclure , que les amers ont ,
outre leur vertu tonique , la puissance particulière de stimuler le
canal intestinal. — CULLEN, *Matière médicale* , T. 11.

les amers les débarrassent de leurs flatuosités , et en chassent les vers *.

Les amers ne bornent pas leur médication aux surfaces de l'estomac et des intestins ; ils sont facilement absorbés , et leurs molécules transportées sur tous les appareils organiques , suscitent la diurèse , la diaphorise , et favorisent l'écoulement menstruel , l'absorbtion des membranes séreuses , la circulation de la lymphe et du sang ; en sorte que ces substances , en imprimant leurs vertus toniques sur tant d'organes , paraissent tout-à-la-fois excitantes, sialagogues , purgatives , carminatives , lymphatiques , diurétiques , emménagogues , etc. Rien ne semble donc plus naturel que ces diverses dénominations données au même agent dans un temps où, chaque mouvement organique, provoqué par un médicament , faisait supposer autant de vertus différentes.

On a remarqué que les amers sont plus fréquemment diurétiques que sudorifiques ; qu'ils n'excitent la sueur que quand leur action est secondée par un régime sudorifique ; que , quelle que soit l'abondance de sécrétion muqueuse qu'ils provoquent , leur force tonique compense la faiblesse qu'occasionne cette évacuation , jusqu'à ce que l'économie s'étant habituée à leur action , ces évacuations cessent d'avoir lieu ; que ces médicamens n'augmentent enfin ni la force du pouls , ni sa fréquence.

Cette vertu des amers de provoquer tous les genres de sécrétions muqueuses , séreuses et glandulaires, les

---

* Les amers ne sont peut-être pas un poison pour les vers ; mais ils les chassent des intestins , en augmentant la tonicité et le mouvement contractils de ces organes. *Voyez* les vermifuges.

rend très-propres à réveiller la contractilité et à augmenter la tonicité des organes digestifs affaiblis, et du
système lymphatique et séreux : c'est donc avec une
grande certitude qu'on les prescrit dans le traitement
des débilités de l'appareil digestif , des leucophleg-
maties, des hydropisies, et qu'on en recommande spécialement l'usage aux personnes d'une constitution molle
et d'un tempérament lymphatique.

Les amers ont été considérés de tout temps comme de
très-puissans fébrifuges : cette vertu est due sans doute
à la force tonique qu'ils impriment aux organes digestifs, et que CULLEN croyait dépendre de la même qualité qui leur donne un goût amer. Dans les fièvres intermittentes prolongées, compliquées de l'engorgement des
viscères , les amers sont souvent très-avantageusement
substitués aux toniques , et réussissent quelquefois
mieux que ces médicamens.

Indépendamment de leur propriété tonique , les
amers ont encore une action très-marquée sur le système nerveux; ils occasionnent le dégoût , altèrent, diminuent , détruisent la sensibilité de l'estomac et sa
contractilité sensible, troublent la digestion; ils peuvent,
à grande dose ou étant très-concentrés , produire la
sédation ou le narcotisme, effet qui a toujours lieu ,
lorsqu'on fait usage des amers réputés vénéneux , tels
que la fève de St.-Ignace, la noix vomique, l'écorce
d'angusture ; et qui paraît plus marqué sur les animaux que sur l'homme.

On a reconnu, depuis long-temps aux amers * , la
vertu de suspendre, diminuer, ou faire disparaître en-

---

* GALIEN. — CŒLIUS AURELIANUS.

tièrement les paroxismes de la goutte. Les médecins n'ont pu encore donner une explication satisfaisante de ce mode d'action des amers : les uns attribuent ce bienfait de leur médication à la propriété qu'ils ont d'augmenter le ton de l'estomac et de toute l'économie ; d'autres à leur propriété sédative et antispasmodique ; d'autres enfin à l'atonie dans laquelle leur usage prolongé jette l'estomac, organe dont les différens états de force ou de faiblesse, sont en connexion frappante avec les phénomènes de la goutte. Ces médicamens, parmi lesquels il faut distinguer surtout la fameuse poudre de PORTLAND, ont eu quelquefois un heureux succès ; mais ils ont été si souvent suivis d'accidens funestes, que les praticiens ont été forcés d'en abandonner l'usage..

L'eau est le meilleur excipient des amers : on en extrait des principes par infusion, par macération à chaud ou à froid, par décoction, selon que l'on veut obtenir un liquide plus ou moins chargé ; l'infusion doit se prolonger de six à douze heures, la décoction qui est moins employée une demi-heure, au-delà de ces termes, le médicament devient très-désagréable, et n'en est pas plus actif ; en rapprochant les liquides, on les convertit en extrait : les rapports entre le médicament et le liquide, pour les infusions, sont de trois à cinq sur cent.

On se sert comme menstrue ou comme véhicule du principe amer, de l'alkool et du vin. On prend le premier très-faible, de 10° à 15°, en employant les mêmes proportions que pour l'infusion aqueuse, on prépare avec l'alkool des teintures amères encore très-employées aujourd'hui.

On prépare aussi, dans les pharmacies, plusieurs

espèces de vins amers : il serait bien avantageux, que l'on se servît pour préparer ces vins, des teintures chargées des principes amers, d'après le conseil du Code pharmaceutique; on prépare ainsi maintenant, dans les meilleures pharmacies, la plupart des vins médicinaux.

Les eaux distillées des substances amères, ne sont point ou ne sont que très-faiblement chargées de leur principe qui est fixe et qui ne s'élève guères davantage, dans la distillation, que le principe astringent.

On donne les amers en substance ou en poudre : On recommande aux malades d'en mâcher les racines et d'avaler leur salive. On donne les poudres seules, dans un véhicule mou ou aqueux, dans un électuaire, dans du miel, du sirop, de l'eau, du vin, etc.

On cherche à masquer la saveur des amers, en y mêlant du sucre ou du miel; mais si cette addition est en trop grande proportion, elle altère la propriété de ces substances; si elle est faible, elle rend leur saveur encore plus désagréable : d'ailleurs il faut compter pour beaucoup, dans la vertu des substances amères, l'impression desagréable et le dégoût qu'elles produisent sur nos organes.

L'usage trop long-temps continué des amers, ou la dose trop forte de ces médicamens, affaiblissent l'estomac, rendent les digestions pénibles, causent le dégoût, provoquent le vomissement, donnent lieu à la dyspepsie, à l'hypochondrie, et à divers autres accidens graves. On doit donc les prescrire à doses modérées et avec précaution. — La dose ordinaire des amers réduits en poudre est de dix grains à un demi-gros : l'angusture, la fève de St.-Ignace, la noix vomique, de cinq à dix grains *. On n'emploie guères ces dernières substances, que pour prévenir le paroxysme des fièvres intermittentes rebelles à tout autre moyen , ou pour imprimer une action tonique prompte et intense à l'estomac.

Les infusum et les decoctum amers se donnent par tasses , le vin par cuillerées, la teinture par gouttes de dix à soixante , selon les substances ; l'extrait depuis vingt grains, jusqu'à un gros , seul ou mêlé à un véhicule aqueux, vineux, ou converti en pilules avec d'autres extraits, ou mélangé à une poudre inerte. —On exprime le suc des amers herbacés, que l'on donne par onces, depuis une jusqu'à six : mais combien de modifications apportent à ces doses les diverses maladies , les constitutions, les âges , la sensibilité du malade, ses habitudes.

On associe aux amers, les astringens, les acides, les aromatiques : les astringens augmentent la force tonique de ces médicamens, d'après la remarque de CULLEN ; les acides corrigent l'action trop énergique des amers, comme ils corrigent la propriété délétère des végétaux caustiques et stupéfians ; les substances aromatiques et excitantes, le vin, l'alkool, enlèvent aux amers la propriété qu'ils ont de manifester, sur l'estomac, un sentiment de malaise et de pesanteur, quand on les donne purs et sans mélange. On administre les amers à l'extérieur comme résolutifs , antiseptiques, vulnéraires, et même comme fébrifuges, en poudre, en cataplasme , en bains, en lotions, etc.

J'ai composé ce genre de substances qui réunissent

---

* Dans le traitement des maladies nerveuses , spasmodiques , paralytiques , on prescrit des doses beaucoup plus fortes.

au plus haut degré les qualités propres aux amers : ces amers francs (*amata pura, sincera, exquisita*), sont d'un choix bien difficile, et peut-être n'en connaît-t-on pas un seul qui ne soit composé d'un ou de plusieurs principes étrangers. Les amers, dont je vais présenter le tableau, ont tous des propriétés médicales identiques, et qui ne diffèrent que par leur degré d'énergie médicamenteuse : ceux qui se présentent les premiers sont des amers très-forts (*amara*) ; les derniers sont des amers très-faibles et peu actifs (*amaricantia*). Les anciens avaient déjà fait cette distinction.

AMERS.

* VÉGÉTAUX.

Angustures.
Fèves de St.-Ignace.
Noix-vomique.
Quassia simarouba.
Quassia amer.
Colombo.
Gentiane (grande).
Gentiane (petite centaurée).
Trèfle d'eau.
Chardon bénit.
Fumeterre.
Véronique officinale.

SUBSTANCES VÉGÉTALES TORRÉFIÉES.

Rhubarbe torréfiée.
Chicorée.
Glands.
Suie.

** ANIMAUX.

Bile.

ANGUSTURE VRAI, *Angustura vera.* — Cusparé. —
Écorces du *Bonplandia trifoliata.* WILDENOW. —
Famille des Rutacées, JUSS.

L'écorce de l'angusture vrai est en fragmens peu
roulés, d'une demi-ligne à une ligne d'épaisseur, recouverts d'un épiderme fendillé, écailleux, d'une couleur gris-brun, qui est due à des lichens : la couleur de
l'écorce est plus foncée , la surface interne est d'un jaune
assez uniforme. — Le tissu de cette écorce est dur ,
cassant, peu fibreux et facile à réduire en une poudre
qui est jaune et citrine. Cette écorce n'a point d'odeur
sensible ; sa saveur est très-amère : infusée dans l'eau ,
elle colore celle - ci en jaune , et lui communique sa
saveur. — Elle appartient à un très-grand arbre qui
forme des forêts épaisses sur les bords des grands
fleuves de l'Amérique méridionale, et qui a été décrit,
pour la première fois, par MM. HUMBOLDT et BONPLAND.

ANGUSTURE FAUX, A ÉCORCE ROULÉE. — Angusture fin,
Pseudo-angustura ferruginea, cortice convolutâ.

Cette espèce d'angusture, est une écorce en fragmens
roulés , épaisse d'une à deux lignes, gris-jaunâtre à
l'intérieur, recouverte d'un épiderme rugueux , inégal,
strié transversalement de lichens grisâtres et de taches
rouillées , dues à la présence d'un oxyde de fer. — La
poudre de cette écorce est grise, approchant de celle de
l'ipécacuanha : point d'odeur sensible ; amertume sur-
passant celle de tous les végétaux connus, et si intense,
qu'elle occasionne des nausées, et même des accidens

si graves que quelques facultés d'Allemagne ont entièrement prohibé cette écorce. — On ne connaît point
l'arbre qui fournit cette espèce d'angusture.

ANGUSTURE FAUX A ÉCORCES PLANES; *Pseudo-angustura, cortice planâ.*

Cette espèce, devenue tres-rare par le peu d'usage
que les médecins en font, ressemble à l'angusture vrai;
elle en diffère par la couleur intérieure de l'écorce, d'un
jaune foncé ou rougeâtre, par sa cassure moins nette,
par sa saveur faiblement amère, et par la couleur de sa
poudre. M. PLANCHE, à qui j'ai emprunté ces détails *,
pense, je crois avec raison, que cette angusture appartient à une espèce de quinquina.

Ces trois espèces d'angustures présentent, dans leurs
propriétés chimiques, des différences aussi sensibles,
et forment avec les solutions de fer, d'argent et de cuivre, des précipités de couleurs diverses. Les deux premières espèces ne précipitent pas la colle animale : la
troisième espèce, que l'on soupçonne être un quinquina,
la précipite abondamment. M. PLANCHE m'a fait remarquer une autre différence essentielle entre les angustures et les quinquinas : c'est que les premières contiennent un peu de fécule amylacée, et que les quinquinas n'en contiennent point **.

Une écorce aussi énergique que celle de l'angusture

---

* *Notice chimique sur les Angustures du commerce*, par M. PLAN-
CHE, pharmacien. — Paris, 1807.

** M. LAUBERT prétend en démontrer la présence dans les
quinquinas, au moyen de l'iode. Voyez *le Journal de Pharmacie*;
août 1818.

devait, à l'époque de sa découverte, attirer l'attention des médecins ; aussi l'ont-ils alors administrée comme un des plus forts toniques. Les médécins anglais qui l'introduisirent les premiers dans la médecine européenne, lui donnèrent de grands éloges, et en préconisèrent peut-être avec exagération les vertus. Cependant l'angusture, considérée comme amer, mérite la première place parmi ces médicamens. On a donné cette écorce avec le plus grand succès, dans le traitement des fièvres intermittentes et des fièvres adynamiques, dans toutes les affections accompagnées de débilité et de langueur, et dans celles du système lymphatique. Ce médicament est administré, avec succès, dans les maladies périodiques sans fièvres, dans les maladies nerveuses et dans les névralgies : on l'emploie aussi très-utilement pour remédier à l'atonie de l'estomac et des intestins, aux vomissemens et aux diarrhées opiniâtres, et à la dysenterie chronique. Mais l'angusture, quelque préparation qu'on lui donne, fatigue beaucoup l'estomac : c'est un médicament dont il faut être sobre.

On administre l'écorce d'angusture en poudre, à la dose de dix grains à un scrupule ; en infusum aqueux (une demi-once pour une livre d'eau) édulcoré avec une once de sirop d'écorces d'oranges amères, et aromatisé avec un gros de teinture de lavande ; en infusum vineux ou alkoolique : ces deux préparations s'administrent par cuillerées. — On associe la poudre d'angusture au quinquina et aux autres espèces toniques, aux astringens, aux amers, aux excitans, aux antispasmodiques, etc.

Fève de St.-Ignace. — Fève indienne, *Faba indica.* — *Ignatia amara.* — Fruit du *Strychnos Ignatia.* — Fam. nat. des Strychnées *.

La fève de St.-Ignace est une graine qui a à-peu-près la figure et le volume d'une fève, concave d'un côté, convexe de l'autre, d'une couleur fauve ou brun-noir au dehors, et recouverte de poils soyeux très-adhé-rens, bruns-verdâtres, et d'une substance cornée à l'intérieur; d'une saveur amère nauséabonde. L'arbre qui fournit ce fruit croît aux Indes orientales et aux îles Philippines.

Noix vomique. — Fruits du vomiquier, *Strychnos nux vomica*, de la famille des strychnées **.

Les graines du vomiquier sont orbiculaires, aplaties, ombiliquées, épaisses d'une demie à une ligne, du dia-mètre de 6 lignes à 1 pouce, recouvertes d'un épiderme gris et soyeux; le périsperme est d'une consistance dure et cornée, d'une saveur très-amère. L'arbre qui produit la noix vomique, est originaire des côtes de Coromandel et de Malabar, et de l'île de Ceylan, où il est connu sous le nom de *Caniram.*

---

* *Strychnos, seu ignatia amara ; arbor foliis oppositis, petiolatis, ovatis, paniculis axillaribus.*

** *Strychnos, foliis ovatis, quinquenerviis, caule inermi.*

M. Braconnot à qui l'on est redevable de plusieurs analyses très-bien faites, de substances vénéneuses, et particulièrement des champignons, a trouvé dans la noix vomique, une matière cornée végétale d'une nature particulière, et qui en constitue la plus grande partie, une huile bituriforme, et une matière animalisée extrêmement amère, à laquelle cette graine doit probablement ses principales propriétés.

La fève de St.-Ignace et la noix vomique sont, comme la plupart des graines de la famille des strychnées * des substances extrêmement vénéneuses ; à la dose d'un à deux gros, elles causent des convulsions tétaniques et une mort prompte. Cette faculté vénéneuse agit avec la même intensité sur l'homme et sur les ruminans, bien que plusieurs naturalistes aient assuré qu'elle n'atteint pas cette classe d'animaux, etc. Ce poison agit très-promptement, quand on l'introduit dans la circulation, soit en l'inoculant, soit en l'injectant dans les veines ; et son effet a lieu d'autant plus promptement, que le suc absorbé arrive plutôt à la moelle épinière. — Cependant les *strychnos* sont aujourd'hui considérés des médecins, comme des médicamens salutaires, mais très-énergiques ; administrés avec prudence, ils se sont montrés efficaces dans le traitement de l'atonie des voies digestives. J'ai pris cinq grains de fève de St.-Ignace en poudre, pendant trois jours de suite, et j'ai senti une augmentation d'appétit extraordinaire ; la quatrième dose m'occasionna des vertiges et des nau-

---

* *Le strychnos colubrina*, L. *le s. upas*, *le titan-cotte*, dont on se sert dans l'Inde, pour purifier l'eau, etc., etc.

sées. On prépare, avec cette substance, une teinture stomachique dont voici la formule :

> Fèves de St.-Ignace, ou noix vomique, rapées, une livre.
> Sous-carbonate de potasse liquide, une demi-once.
> Suie pure ou bistre en extrait, un gros.
> Alkool d'absynthe, deux livres.

Faites digérer quinze jours au bain-marie; filtrez; exprimez. — La dose ordinaire de cette espèce d'élixir est de une à huit gouttes, dans une tasse d'infusum de camomille.

La fève de St.-Ignace a été employée avec succès, comme fébrifuge, dans le traitement des fièvres inter-mittentes. LEWIS * assure que deux grains ont produit autant d'effet qu'une once de quinquina.

Les médecins français, d'après la connaissance qu'ils ont acquise de la manière d'agir de la fève de St-Ignace et de la noix vomique, ont administré ces substances dans la paralysie générale et particlle, dans la paraplégie, et dans toutes les espèces d'atonie nerveuse, pour exciter l'action de la moelle épinière et des nerfs qui sont sous sa dépendance. J'ai vu donner, dans les hôpitaux de Paris, la poudre de noix vomique, à la dose de 3o à 4o grains : les malades soumis à des doses aussi fortes, éprouvent des spasmes, des vertiges et un état d'an-goisse, très - fatigant; cependant ces accidens cessent en peu d'heures ; on leur voit succéder des change-mens favorables. C'est ainsi que j'ai vu combattre avec succès, à l'hospice de la Charité, une hémiplégie, qui disparut, presqu'entièrement; et une paralysie survenue

---

* Connaissance des médicamens les plus salutaires.

à une femme de vingt-trois ans pendant une grossesse laborieuse. Un de ces malades fit usage, pendant le traitement, de bains et de frictions; mais il ne dut probablement sa guérison qu'à l'influence d'un médicament dont l'action sur le système nerveux doit donner l'espérance des plus étonnans succès, dans le traitement des maladies de ce genre.

On administre ces substances en poudre , à la dose de cinq jusqu'à quarante grains : en extrait aqueux ou alkoolique , à la dose de cinq à dix grains ; en teinture, d'une à vingt-quatre gouttes.

QUASSIA SIMAROUBA. — Simaruba. — *Simaruba amara.* — Macre ou Macer. — Ecorces du *Quassia simaruba*, L. — Famille nat. des Magnoliers, Juss. — Simaroubées, Dec. *.

L'écorce de simarouba est en morceaux larges et non roulés, épais de deux à trois lignes, légers, très-fibreux et comme spongieux ; d'un jaune sale, d'un jaune très-pâle et uniforme dans leur tissu, où l'on distingue très-bien le réseau formé par les lames du liber. — Odeur nulle ; saveur très-amère.

L'arbre qui fournit cette écorce croît en grande abondance dans les forêts de la Guyanne, et au bord des grands fleuves qui arrosent et inondent cette contrée.

Le simarouba fut introduit en Europe au commencement du dernier siècle : on en fit usage pour combattre une épidémie très-rebelle de flux dysente-

---

* *Q. floribus monoicis , foliis abruptè pinnatis , foliolis alternis, subpetiolatis , petiolo nudo.*

...que, qui régnoit alors en France : le célèbre ANTOINE
DE JUSSIEU constata alors son efficacité, dans une dissertation intitulée : *An inveteratis alvi fluxibus simaruba ?*
Ce célèbre naturaliste y fait connaître l'avantage de ce
médicament dans tous les flux de ventre ou dévoiemens
opiniâtres. — J'ai eu l'occasion de constater les effets
prompts et presque merveilleux du simarouba, en l'administrant à un grand nombre d'indigens de mon arron-
dissement, pendant l'automne de 1816, qui fut précédé
de l'été le plus humide que l'on ait remarqué d'après
un siècle, et pendant lequel on souffrit une extrême
disette des premiers alimens.

Le principe amer du Simarouba est très-convenable
au rétablissement de la tonicité de l'estomac et des intestins. La vertu fébrifuge de cette écorce a été constatée
par un grand nombre de faits pratiques.

QUASSIA AMER. — Quassi. — Bois de Surinam. — Bois
du *Quassia amara*, L. *.

Morceaux de bois provenant du tronc ou des branches cylindriques ; ayant de un à six pouces de diamètre, recouverts d'une écorce mince, grisâtre, tachée,
mais assez unie ; le bois est poreux, composé de fibres
très-distinctes, d'un jaune pâle ; sans odeur ; d'une saveur très-amère.

Le *Quassia amara*, que quelques naturalistes ont aussi
nommé *quassia lignea*, croît dans les mêmes lieux que
le simarouba. « Les fièvres intermittentes de tous les

---

* *Arbor Q. floribus harmaph. foliis impari pinnatis, foliolis oppositis sessilibus, petiolo articulato alato.*

» types , dit M. le docteur ALIBERT , s'éternisent en
» quelque sorte au sein des marais infectes de la colonie
» de Surinam : c'est dans ces lieux que le quassia a ac-
» quis sa première célébrité ». Ce médicament amer a
été, en effet, recommandé comme un des plus puissans
fébrifuges. LINNÉE, MURRAY et d'autres célèbres médecins naturalistes, allèguent une foule de faits en faveur
de ce médicament. Le quassia est un très-bon stomachique, et convient parfaitement dans l'atonie des voies
intestinales, dans le vomissement opiniàtre, dans la
dyspepsie, l'engorgement des glandes mésentériques.
M. le docteur ALIBERT regarde le quassi comme un sur
préservatif de la diathèse vermineuse, et comme un
moyen très-convenable à l'entretien des forces digestives de l'estomac et des intestins, chez les personnes
qui mènent une vie sédentaire.

Le simarouba a été préconisé dans les affections
goutteuses ; mais cette propriété antigoutteuse appartient à tous les amers.

Les quassias sont les amers les plus purs que l'on connaisse (*amara exquisita*) : ils contiennent un principe
qui en fait la principale propriété, et qui approche plus
de la nature des gommes que des résines ; ce principe
est parfaitement soluble dans l'eau ; il ne forme aucun
précipité avec la dissolution de sulfate de fer , ni avec
l'infusum de noix de galle.

On administre l'écorce de simarouba et le bois de
quassi en poudre, à la dose de vingt à trente grains ;
en infusum aqueux et vineux, dans la proportion de
un à deux gros de poudre sur une livre de liquide ; on
fait l'infusion à froid ; et on l'administre à la dose d'une
once, en teinture, etc. Le vin de Surinam si recomman-

dable dans le traitement des fièvres intermittentes prolongées (*febres diuturnœ*), se compose de quassia , de
quinquina, d'écorces de WINTER et d'écorces d'oranges
amères.

On fait avec le bois du quassi, qui est très-poreux, des
gobelets, où l'eau acquiert , après y avoir séjourné quelques minutes, une saveur fort amère.

COLOMBO. — Racine du colombo. — *Menispermum co-
lumbo*, ANDREW.; *Menispermum palmatum*, LA-
MARK, —Famille nat. des Menispermées, JUSS.

Les naturalistes ont été long-temps partagés d'opinion sur le genre de plantes auquel appartient le colombo ; WILDENOW le considère comme une espèce de
bryonne : cette plante vient d'être observée tout récemment sur la côte d'Afrique, et figurée avec beaucoup
de soin *.

Les racines du colombo sont fibreuses, fusiformes,
et se trouvent dans le commerce, en morceaux orbiculaires, inégaux, de deux à trois lignes d'épaisseur et de
six lignes à deux pouces de diamètre : elles sont composées de trois couches ; un épiderme rugueux, d'une
couleur brune ; d'une écorce épaisse, d'une couleur jaune-pâle ; la partie centrale est charnue , jaune-verdâtre
dans les morceaux d'une moyenne grosseur ; brune
dans les petits ; cassante, pulvérulente , parcourue de
lignes ou stries divergentes : on y remarque souvent
des taches jaunes ou brunes, et des granulations bril-

---

* *Planta dioïca , radice fusiformi , fibrosá perenni ; caule annuo ,
sarmentoso, volubili ; foliis petiolatis , alternis , petiolatis , subro-
tondis , quinquelobiis, quinque nerviis.*

lantes et très-sensibles à la loupe. —La racine récente du colombo répand une odeur qui ressemble un
peu à celle du cumin ; elle perd cette odeur par la dessication : sa saveur est amère et nauséabonde.

M. PLANCHE a trouvé dans l'analyse chimique du
colombo, un tiers de son poids d'amidon, que l'on
avoit pris pour de la gomme ; une matière jaune de nature animale très-abondante ; une autre matière jaune,
amère, indécomposable par les sels métalliques ; un
tiers de son poids de tissu ligneux ; quelques sels à base
de chaux et de potasse, un peu d'oxyde de fer et d'huile
volatile.

Le colombo est d'une efficacité très-marquée dans
le traitement de l'atonie des voies intestinales : quelques grains de cette substance, pris avant le repas, relèvent les forces de l'estomac, excitent l'appétit et favorisent la digestion ; mais cette vertu appartient à tous
les amers. Le colombo mérite une attention particulière
dans le traitement des diarrhées opiniâtres, de la dyspepsie et des dysenteries chroniques. Si la médication
de cette substance n'est pas *spécifique*, il n'appartient
du moins à aucune autre de produire des changemens
organiques aussi promptement favorables. Je n'ai jamais
douté qu'il ne fallût attribuer ces effets salutaires à la
fécule du colombo, puisque toutes les fécules ont la
propriété de remédier au relâchement des intestins :
nous voyons, tous les jours, de pareils effets produits
par une tisane de riz, ou par des lavemens d'amidon.

Le colombo donné à petites doses, appaise les nausées et les vomissemens occasionnés par la grossesse ou
par d'autres causes sympathiques : mais cette propriété
n'appartient pas plus au colombo qu'à tout autre amer.

On donne le colombo en poudre, à la dose de dix

grains à un demi-gros : on en prépare un decoctum, qui se charge abondamment des principes amers et de la fécule : la proportion est d'une demi - once de colombo pour une livre d'eau. — La teinture au vin de Madère est très - active : la teinture alkoolique est peu usitée.

M. Planche donne le conseil aux médecins, de préparer une gelée avec cette racine : ce médicament conserve, sous cette forme agréable, toute son activité.

Gentiane jaune. — Grande gentiane, *Gentiana lutea*, L. — Fam. des Gentianées.

La gentiane est une plante herbacée, vivace, à tige droite, arrondie, de deux à trois pieds, lisse, garnie de feuilles larges, lancéolées, à plusieurs nervures, glabres, opposées deux à deux, et de fleurs disposées en anneaux ou verticillées, naissant à l'aisselle des feuilles, pédiculées, munies d'un calice monophyle et d'une corole monopétale de couleur jaune, divisés l'un et l'autre en cinq segmens; cinq étamines, un style; une capsule renfermant un grand nombre de graines.

La racine de la gentiane est grosse, charnue, longue d'un à deux pieds, de la grosseur du bras, simple ou rameuse, couverte d'un épiderme brun, sillonné, strié transversalement. Le corps de la racine est charnu, fibreux, jaune, d'une saveur amère, légèrement sucrée et d'une odeur particulière.

La gentiane croît dans presque toutes les montagnes élevées; on préfère celle qui vient des Alpes Suisses ou des Pyrénées.

La racine de gentiane fournit un extrait amer et gommeux; et suivant Neumann, un peu d'extrait résineux. L'eau distillée de cette plante contient, au rapport de M. PLANCHE, un principe vineux et narcotique, qui agit fortement sur l'encéphale, et cause une sorte d'ivresse. La matière sucrée de la racine de gentiane fournit, par la fermentation et la distillation, une eau-de-vie, dont les habitans des Alpes du Valais font un usage habituel : cette liqueur préparée, par la distillation de la racine de gentiane, et de quelques espèces de plantes aromatiques, est agréable, et fait éprouver un sentiment de chaleur très-intense à l'épigastre ; c'est une boisson utile pour les montagnards, qui font habituellement usage d'alimens grossiers et indigestes: celle que l'on m'a envoyée du Valais, et que M. PLANCHE a bien voulu examiner, marquait dix-huit degrés au pèse-liqueur *.

La gentiane est regardée, avec raison, comme un des amers les plus intenses et les plus énergiques du règne végétal ; c'est un remède puissant pour combattre l'atonie des tissus et l'inertie des mouvemens organiques ; c'est surtout dans la faiblesse des voies digestives que ce médicament a été recommandé, quand les disgestions sont pénibles, lentes et imparfaites, qu'il survient une diarrhée, que des flatuosités, des germes de vers, se développent sous l'influence de causes débilitantes, et au milieu des mucosités intestinales trop abondantes.

La gentiane a été donnée, avec succès, dans le traitement des fièvres intermittentes et rémittentes non inflammatoires ; c'est peut-être le médicament

---

* Les habitans des mêmes montagnes se purgent, en avalant quelques morceaux de racine fraiche de gentiane.

qui , sous ce rapport , se rapproche le plus du quinquina , et par conséquent , un de ses meilleurs succédanés. La gentiane remplaçait fréquemment le quinquina avant la découverte de cette écorce.

On prescrit communément la gentiane et ses diverses préparations, dans le traitement des maladies scrophuleuses; elle est le principal ingrédient de l'élixir amer de PEYRIHLE , justement préconisé dans ces maladies , et qui est un remède très-puissant dans toutes les maladies du système lymphatique.

On prescrit encore la gentiane dans la chlorose , les affections scorbutiques , les maladies chroniques de la peau , la goutte , l'aménorrhée, et dans le régime des convalescens.

On administre la racine de gentiane en poudre , à la dose de dix grains à un gros ; en extrait, à la dose d'un demi à un gros * ; en decoçtum , en infusum aqueux ou vineux, par tasses et par cuillerées ; en teinture , que l'on prépare avec la racine de cette plante et l'écorce d'oranges amères. La poudre antiarthritique du duc de PORTLAND se compose avec la racine de gentiane et d'aristoloche , les feuilles du petit chêne , du chamæpytis et de la petite centaurée : la gentiane est le principal ingrédient de la teinture stomachique de WHYTT : elle entre encore dans plusieurs autres composés pharmaceutiques. On associe la gentiane aux toniques fébrifuges , aux astringens , aux amers du même genre , aux exci-

---

* Extrait mou , de consistance tenace et poisseuse , de couleur brune , de saveur amère et légèrement sucrée. L'extrait de la gentiane des Alpes Suisses contient plus de matière sucrée que celui de la gentiane de France.

tans, etc. Cullen prescrit, comme fébrifuge, la gentiane associée à une partie égale de noix de galle et de tormentille : cette association la rend plus active.

Gentiane petite centaurée. — *Centaurium minus.* — *Gentiana centaurium,* L. — *Chironia pulchella.* Décand. — *Erythrœa centaurium,* Rich.

La petite centaurée est une plante annuelle, à tiges droites, rameuses, hautes d'un pied, couvertes de feuilles ovales, oblongues, entières, à trois nervures, terminées par des fleurs en panicules et d'une couleur rouge-pâle, ayant une odeur faible ; toute la plante, sans en excepter les fleurs, a une saveur très-amère : elle croît dans tous les bois communément, et fleurit à la fin de l'été. Cette plante contient de l'extractif amer.

La petite centaurée est un médicament amer et tonique, qui a reçu l'éloge des médecins de tous les siècles : son amertume caractéristique lui a fait donner par ceux du moyen âge, l'épithète de *fel terræ* (fiel de terre) : quelques-uns ont donné à cette plante des éloges exagérés ; c'est ainsi que Vedelius, médecin allemand, écrivit sur les vertus de la petite centaurée un traité fort étendu, qu'il intitula *centaurium minus, auroque majus,* dans lequel il lui attribue celle de guérir toutes les espèces de maladies. — On ne peut néanmoins refuser de reconnaître à la petite centaurée, une vertu tonique bien prononcée, et des propriétés analogues à celles de la grande gentiane. C'est à-peu-près, aussi dans les mêmes circonstances, que les médecins la prescrivent : elle a été surtout recommandée dans le traitement des fièvres intermittentes, et employée comme un succédané du quinquina. Dans les intermittentes-bé-

nignes et sans complication, et dans la plupart des fièvres
d'accès qui paraissent au printemps, la centaurée suffit
ordinairement : mais, dans les fièvres intermittentes
graves, prolongées ou pernicieuses, la petite centaurée
ne peut jamais suppléer au quinquina.

On administre la petite centaurée en poudre, en extrait, en infusum aqueux et vineux : cette plante provoque presque toujours des nausées et occasionne une
légère diarrhée, les premières fois que l'on en fait usage.
J'ai souvent prescrit, dans le traitement des fièvres intermittentes simples, après avoir préalablement purgé le
malade, un infusum léger de petite centaurée, de trèfle
d'eau et de petit-chêne (*teucrium chamædrys*) : et dans
la langueur des digestions, les flatuosités et les rapports acides, un infusum de petite centaurée et de camomille noble.

Les botanistes ont découvert et décrit un grand
nombre d'espèces de gentianes, qui ont toutes la plus
grande analogie de propriétés : beaucoup de ces espèces
sont employées, dans les différens pays où elles croissent, comme toniques, stomachiques et fébrifuges. J'ai
vu les habitans des Alpes faire usage indifféremment des
racines de la gentiane rouge (*G. rubra*) et de la gentiane pourpre (*G. purpurea*). M. HUMBOLDT dit que les
habitans du Pérou emploient, aux mêmes usages que
les médecins d'Europe, une espèce de gentiane qu'ils
nomment *cachen* (*G. peruviana*). On emploie aux
États-Unis, comme fébrifuge, le *chironia angularis* ou
centory. Les gentianes amarelle, cruciée, champêtre,
ciliée, acaule (*G. amarella, cruciata, campestris,
acaulis*), etc., qui croissent communément dans notre
Europe, et la plupart dans nos plaines, ne le cèdent
point à la petite centaurée pour la saveur et l'énergie

médicamenteuse; enfin les espèces nombreuses, qui
composent la famille si naturelle des gentianées, ont,
avec la gentiane qui en est le type, les plus nombreuses
analogies de forme et de propriétés, les *Swertia*, les
chlora, les *villarsia*, les *frasera*, les *spigelia*, etc., cto.

Tréfle d'eau. — Trèfle des marais. — Menyanthe,
Trifolium fibrinum. — *Menyanthes trifoliata*, L. —
Fam. nat. des Lysimachies.

Le trèfle d'eau est une plante herbacée, vivace, composée de feuilles radicales, portées sur de longs pétioles,
à trois folioles ovales, glabres et très-entières; d'une
hampe haute d'un pied à dix-huit pouces, terminée par
un bouquet de fleurs en épi, ayant un calice à cinq divisions, une corolle monopétale à cinq segmens barbus,
et d'une couleur rosée. La plante est inodore; sa saveur
est amère : elle croît dans les marais et dans tous les pays
un peu élevés. On la rencontre à Ville-d'Avrai, à deux
lieues de Paris.

L'analyse chimique de cette plante, faite par
M. Tromdorff, ne présente rien d'intéressant *.

On a préconisé, avec raison, les vertus du trèfle
d'eau, dans le traitement des fièvres intermittentes et
des affections scorbutiques. La nature semble avoir
indiqué la destination de cette plante, en la faisant
croître dans les marais. On a obtenu un égal succès de
son administration dans la débilité des viscères abdominaux, l'empâtement et l'engorgement du foie, de
la rate et des glandes mésentériques; dans le traite-

---

* *Voyez* le résultat de cette analyse, dans le Journal de Pharmacie, 4e. année.

ment de la blénorrhagie chronique et de la leucorrhée, de la goutte et des rhumatimes. Le trèfle d'eau a été aussi recommandé comme emménagogue ; mais cette propriété est commune à tous les médicamens de ce genre.

On emploie le ménianthe en poudre, en infusum aqueux et vineux , et en extrait : son suc entre dans la composition des sucs amers.

On cultive , en Angleterre , le ménianthe : on s'en sert pour préparer la bierre commune et pour remplacer le houblon.

CHARDON BÉNIT , *Carduus sanctus.* — *C. benedictus.* — *Centaurea benedicta.* L. — Fam. des Flosculeuses.

Plante herbacée, annuelle , de deux ou trois pieds , à rameaux épars , velus , ainsi que les feuilles qui sont sessiles et laciniées , d'un vert glauque , épaisses : fleurs jaunes, renfermées dans des calices écailleux , entourés de feuilles florales nombreuses , graines oblongues, jaunâtres, aigrétées : saveur de la plante, amère, mucilagineuse. Le chardon bénit cultivé dans nos jardins est originaire du midi de la France et du midi de l'Europe : il est rempli , à l'époque de sa floraison , d'un suc propre , jaune-rougeâtre , qui est très-amer.

Le principe amer du chardon bénit est l'indice de sa vertu tonique. Cette plante que les anciens ont considérée comme un médicament privilégié , n'a pourtant aucun avantage sur les plus simples amers : sa puissance médicamenteuse s'étend comme celle des gentianes , du trèfle d'eau, etc., sur les voies digestives, les membranes muqueuses , les glandes. Le chardon bénit passe pour un puissant stomachique, et pour un puissant fébrifuge. On l'a recommandé dans les fièvres malignes et ataxiques, comme alexipharmaque, peut-être, à cause de la propriété qu'on lui a reconnue d'exciter les sueurs. Je ne conçois pas pourquoi ce médicament tonique a été si long-temps recommandé dans la pleurésie, la péripneumonie, et les phlegmasies aiguës de la peau. On trouve de semblables prescriptions dans plusieurs traités des médicamens, et dans toutes les *médecines domestiques.*

On administre le chardon bénit en poudre, en extrait, en infusum aqueux et vineux. L'eau distillée de cette plante n'a aucune vertu, et doit-être rejetée des pharmacies. On doit commencer l'usage de ces préparations, par de petites doses, parce quelles produisent d'abord un effet émétique ou purgatif. L'infusum des sommités fleuries est constamment émétique, et peut être employé très-utilement pour favoriser l'action vomitive de l'ipécacuanha ou du tartre stibié.

FUMETERRE, *Fumaria.* — *Fel terræ.* — *Fumaria officinalis.* L., et *media*, LOISELEUR DE LONGCHAMP. — Fam. des Papavéracées.

La fumeterre est une plante herbacée, annuelle, que sa grande amertume a fait nommer fiel de terre (*fel terræ*), par les médecins du moyen âge ; elle est aisée à reconnaître par ses tiges diffuses, couvertes de feuilles bi ou tripennées, à folioles oblongues, découpées finement, glabres, glauques, à fleurs en épis, roses ou rougeâtres. La fumeterre croît dans tous les terrains cultivés : l'espèce que M. LOISELEUR DE LONGCHAMP a nommée *F. media,* est aussi commune que l'espèce de LINNÉ.

Les vertus de la fumeterre ressemblent beaucoup à celles des autres amers. L'impression tonique de cette plante est cependant très-faible, si on la compare à celle des angustures, des quassias et même des gentianes; elle est presque constamment suivie de déjections alvines : ce qui la fait considérer par plusieurs médecins, comme une plante purgative. La fumeterre excite la contractilité de l'estomac et des intestins, favorise la digestion et l'assimilation des sucs nutritifs extraits des alimens ; elle ranime l'action sécrétoire du foie et des glandes mésentériques, et rend à la bile son cours naturel : ce médicament agit aussi d'une manière très-sensible sur l'appareil des vaisseaux et des glandes lymphatiques et sur l'appareil dermoïde ; il convient sous ce rapport, dans un grand nombre de cas pathologiques, et il ne faut point être surpris des nombreuses propriétés qu'on lui attribue, puisqu'elles peuvent toutes dépendre de la force tonique qui domine dans tous les médicamens amers. La fumeterre jouit d'une grande réputation dans le traitement des maladies cutanées, DESBOIS DE RO-CHEFORT, qui plaçait le siège de ces maladies dans le foie, qualifie la fumeterre de *la plus accréditée des herpétiques, du meilleur apéritif, du meilleur incisif et dépurant : le plus convenable des sucs amers pour résoudre la viscosité bilieuse.*

On donne la fumeterre en decoctum aqueux ; on en tire par expression, un suc que l'on administre par onces, ordinairement mêlé à d'autres sucs amers, et souvent au petit-lait. On prépare un extrait de fumeterre que l'on donne par gros. — Le sirop de fumeterre n'est presque plus en usage aujourd'hui : ce médicament doit être continué très-long-temps.

Véronique officinale. — Véronique mâle. — Thé d'Europe, *Veronica officinalis*, L. — Fam. nat. des Pédiculaires.

La véronique est une plante herbacée, vivace, à tiges couchées, presque ligneuses, longues d'un pied environ, garnies de feuilles ovales, dentées, velues; l'extrémité de la tige est terminée par un ou plusieurs épis de fleurs pâles et grisâtres. Toute la plante est inodore; sa saveur est légèrement amère et astringente * : elle donne à l'infusum un léger arome et une couleur verdâtre. — La véronique croît dans tous les bois taillis un peu élevés.

Peu de médicamens ont reçu plus d'éloges que la véronique mâle. On ferait un traité de ses admirables propriétés. Si l'on en croit les auteurs qui lui ont donné ces éloges, c'est un des meilleurs vulnéraires. Tragus écrit que les animaux mêmes sont instruits de ses vertus puissantes, et qu'un cerf se guérit d'une grave blessure avec ce simple. Haller (*histor stirp.*) vante la véronique contre les ulcères du poumon, et contre les catarrhes invétérés; mais la plupart des auteurs modernes ont gardé le silence sur les vertus sans doute trop vantées de cette plante. La véronique est un amer très-faible : son infusum est légèrement stomachique et sudorifique; et c'est la seule manière de l'administrer. — Cette plante est un des composans du Faltrank ou thé suisse.

---

* Son infusum précipite le sulfate de fer de sa dissolution.

SUBSTANCES VÉGÉTALES TORRÉFIÉES.

Le calorique modifie la plupart des propriétés physiques des substances végétales : les changemens les plus remarquables produits par cet agent , sont ceux de la couleur, de la saveur et de l'odeur. Exposées à une chaleur forte, elles prennent une teinte plus prononcée; elles brunissent et noircissent long-temps avant de s'enflammer ; leur saveur astringente devient acide , d'acide devient sucrée, de sucrée devient amère ; de nouveaux principes se forment, tandis que les principes déve oppés par l'action végétative, s'évaporent, et les mêmes médicamens deviennent par ces diverses modifications des médicamens différens et susceptibles d'autant de médications aussi différentes. La chaleur développe assez constamment l'amertume dans les substances végétales: ce principe, plus fixe que l'arome , demeure seul dans les substances aromatiques , telles que les labiées , les drymirhizées , les myrtinées , etc. , exposées à une forte chaleur. Les substances les plus douces, les plus sucrées, la farine, la fécule, la gomme, le sucre, le pain, deviennent amères en se charbonnant : cette modification développe , dans le café , une saveur et des propriétés nouvelles , et tout l'arome du caramel.

La rhubarbe réduite en poudre et exposée à la chaleur des charbons ardens sur une plaque de fer, se dessèche, roussit, acquiert une saveur très-amère , et n'agit plus sur l'économie que d'après cette seule et dernière propriété : l'action du feu dissipe, change ou altère, dans cette opération, son principe purgatif; c'est la *rhubarbe torréfiée* que l'on prescrit encore comme amère et stomachique.

On prépare , en Hollande et en Belgique, par la torréfaction des racines de chicorée sauvage (*chicorium intybus*, L.) , une poudre brune-noire , d'une odeur de brûlé, d'une saveur amère et légèrement sucrée, que l'on substitue au café, et dont on fait, à Paris, une énorme consommation. Ce café de chicorée, mêlé au véritable café, lui enlève une partie de son arome , mais adoucit beaucoup sa propriété stimulante; et je crois que les personnes très-irritables, et qui ne veulent pas du tout faire abstinence de cette boisson , se trouvent bien de ce mélange, que souvent même elles ne soupçonnent pas. — La chicorée torréfiée ne peut produire d'ailleurs aucun effet nuisible.

La torréfaction du gland de chêne développe dans ce fruit le principe amer, et adoucit son acerbité : quelques médecins , et particulièrement les médecins allemands, ont préconisé le gland torréfié dans le traitement des fièvres intermittentes, dans l'engorgement des glandes, l'anasarque , l'hydropisie, le rachitisme, les catarrhes chroniques et la phtisie pulmonaire ; mais, pour constater tant de propriétés utiles , et surtout la dernière , on ne doit s'en rapporter qu'à l'expérience.

La fumée qui s'élève des substances végétales, pendant leur combustion, forme, en s'attachant aux parois des cheminées, une poussière brune, légère, d'une odeur particulière, d'une saveur amère et légèrement salée, c'est la suie, dont l'extrait connu sous le nom de *bistre* , entre dans quelques prescriptions médicinales. Il est d'une grande amertume et réunit les propriétés communes à toutes les substances amères : on le donne en substance réduite en pilules, ou en potion, mêlé à d'autres substances amères *.

Bile. — Fiel. — Amer. — *Bilis.*

Liqueur animale jaune, olivâtre, gluante, moussant par l'agitation, savonneuse, miscible à l'eau et un peu plus pesante que ce liquide; d'une odeur fade, mais devenant extrêmement répugnante par l'altération et la putréfaction; se changeant à la longue en odeur ambrée : sa saveur est amère, nauséabonde et légèrement sucrée. — La bile se trouve, dans presque tous les animaux, contenue dans une vésicule particulière : on préfère celle du bœuf pour l'usage médicinal; ce liquide contient beaucoup d'eau, une matière résineuse, une autre matière incolore, âcre, amère, puis sucrée, appelée *picromel*, ressemblant un peu à de la thérébentine épaisse ** ; des phosphates, des muriates, des sulfates de soude, de potasse, de chaux et de magnésie, de l'oxyde de fer.

La bile est destinée au complément de la digestion : c'est un fondant ou un savonule animal qui favorise la décomposition des alimens et la formation du chyme : elle stimule les intestins et en excite la contractilité. On attribue les mêmes propriétés à la bile administrée comme médicament : on la prescrit pour remplacer la bile naturelle, quand la faiblesse de l'estomac, la langueur des digestions, le défaut de contractilité des in-

---

* Voyez l'*histoire de la Fève de St.-Ignace.*

** La bile humaine ne contient pas de picromel. On trouve cette substance singulière dans la bile du bœuf, du mouton, du porc, etc., que l'on peut employer indifféremment pour l'usage médicinal.

testins, donne lieu de penser que la secrétion de ce liquide est imparfaite ou insuffisante. On en a recommandé l'usage aux personnes phlegmatiques, aux constitutions lâches et lymphatiques, à celles qui mènent une vie sédentaire.

On ne donne jamais le fiel dans son état naturel ; c'est un médicament trop désagréable et trop répugnant. On en prépare un extrait au bain-marie (*fel tauri inspissatum*), dont on prépare des bols, en l'associant à des poudres amères ou toniques, et à des sels neutres : la dose par jour est d'un à deux gros. MORELOT indique un sirop de fiel fait avec parties égales de fiel épaissi, d'alkool et de sirop de sucre : c'est un bon digestif que l'on donne à la dose d'une once par jour. — A grande dose, ces préparations deviennent laxatives.

AMERS-AROMATIQUES.

Ces médicamens, d'une odeur agréable, s'éloignent
de la simplicité de composition de ceux des genres précédens, et renferment deux principes presque toujours
combinés à proportion égale ; le principe amer pour
lequel ils sont recommandés dans tous les Traités de
matière médicale, et le principe aromatique : c'est de
l'ensemble de ces deux élémens chimiques que dépendent leurs vertus. Ils résident dans toutes les parties
organiques des végétaux compris dans ce genre. Le
principe aromatique évaporable est facilement détruit
par une chaleur un peu forte : le principe amer qui est
fixe, reste seul. Alors ces médicamens rentrent dans la
classe des amers : ils appartiendraient aux stimulans, si
on en séparait le principe amer.

On emploie les amers-aromatiques dans toutes les
maladies accompagnées d'atonie ou de faiblesse, dans
l'intention de stimuler un ou plusieurs systèmes,
un ou plusieurs organes. Ces médicamens agissent
plus vivement et plus énergiquement que les amers simples ; leurs parties aromatiques très-diffusibles portent
partout leur impression stimulante : on en fait usage
dans le traitement des fièvres d'accès ; ils sont très-
convenables dans celles qui sont accompagnées de
symptômes nerveux, et pour le traitement de la plupart

des fièvres intermittentes simples qui succèdent à un état bilieux ou à un état muqueux. On les emploie aussi avec avantage pour exciter la transpiration et pour la rétablir, lorsqu'elle a été supprimée par le froid; pour exciter l'appétit, favoriser la digestion, provoquer l'écoulement menstruel, augmenter le ton des membranes muqueuses et réprimer la sécrétion trop abondante des mucosités nazale, urèthrale, vaginale, intestinale, etc., etc.; pour dissiper les névroses occasionnées par la faiblesse, par le défaut de digestion et de sécrétion, etc., etc.

On administre les amers-aromatiques, à l'intérieur, en poudre, en infusum, en teinture vineuse ou alkoolique, en électuaire, etc. Les menstrues mixtes sont plus favorables pour en extraire les principes, que les menstrues aqueux ou spiritueux : leur infusion doit être faite à vases clos, et autant que possible à froid; car le principe aromatique est très-prompt à se dissiper à une température élevée, et il ne reste plus alors que le principe amer. Les poudres doivent être préparées au moment où l'on veut s'en servir, et conservées dans des flacons bouchés à l'émeril.

On donne ces substances seules ou réunies plusieurs ensemble; leurs propriétés étant analogues, ces combinaisons n'ont pas une grande valeur.

C'est avec la plupart des amers-aromatiques, que l'on prépare les espèces dites vulnéraires et les thés suisses ou Faltranck.

AMERS-AROMATIQUES.

Absinthe grande.
————— du Valais.
————— des glaciers.
————— pontique.
————— Aurone.
Camomille.
Santoline.
Marrube.
Germandrée petit-chêne.
————— des montagnes.
————— ivette.
Achillaire mille feuilles.
————— musquée.
————— noire , etc.
Ecorces d'oranges amères.
Houblon.

Absinthes , *Artemisiæ*. — Fam. des Corymbifères.

Les absinthes sont des plantes herbacées, vivaces ou souligneuses, d'une odeur fortement aromatique, d'une saveur amère très-prononcée, à feuilles laciniées, à fleurs peu apparentes dans des calices imbriqués. Toutes ces parties sont, dans la plupart des espèces, recouvertes d'un tissu ou de poils soyeux : les absinthes croissent dans les endroits arides et chauds.

Les absinthes sont imprégnées d'huile essentielle, et d'un principe résineux. L'eau, le vin et l'alkool se chargent également du principe amer et balsamique : l'huile essentielle de la grande absinthe est d'un beau vert d'émeraude.

Les botanistes ont d'écrit un grand nombre d'espèces d'absinthes : je vais indiquer celles qui sont d'un usage fréquent en médecine.

Grande absinthe. — Aloïne, *Artemisia absinthium.*
            L. — Syngénésie.

Plante herbacée, vivace, à tige haute d'un à deux pieds, à feuilles radicales trois fois divisées (tripinnatifides), celles de la tige deux fois divisées (bipinnatifides), celles du sommet entières. Toutes ont leurs segmens lancéolés, ovales et obtus : fleurs en grappes axillaires, à fleurons jaunes. Toutes les parties de cette plante, excepté les fleurs, sont couvertes de poils soyeux, d'une couleur grisâtre et argentée. L'absinthe est originaire du midi de la France : elle est cultivée dans tous nos jardins.

. L'absinthe est d'une très-grande utilité en thérapeutique : c'est un médicament tout-à-la-fois tonique et excitant : son amertume passe dans toutes les liqueurs animales sécrétées , et particulièrement dans le lait des vaches et des nourrices. On a fréquemment recours à ce médicament pour remédier à l'inertie de l'estomac et des intestins , pour exciter l'appétit , et pour favoriser la digestion (extrait d'absinthe suisse). La propriété tonique et stimulante de cette plante est très-efficace pour opérer la guérison des fièvres intermittentes , des maladies atoniques du système lymphatique , de l'engorgement des glandes, de la lenteur de la circulation de la lymphe , de l'anasarque, de l'hydropysie , etc. On emploie encore ce médicament avec succès dans le traitement de la leucorrhée : son action fait cesser très-promptement les douleurs d'estomac qui accompagnent si fréquemment cette affection. — L'absinthe a encore été préconisée dans le traitement des affections goutteuses ; c'est le privilége de tous les amers. On la prescrit avec succès dans les maladies venteuses et vermineuses : cette plante jouit aussi d'une grande réputation comme emménagogue.

On administre l'absinthe en poudre et en extrait , à la dose de dix grains à un scrupule, en infusum aqueux, vineux (vin d'absinthe), alkoolique (teinture d'absinthe) , par tasses et par cuillerées. L'absinthe communique , à ces liqueurs, une propriété enivrante très-remarquable. — Les Anglais substituent fréquemment l'absinthe au houblon , dans la fabrication de la bière. — On emploie encore cette plante en fomentation , pour favoriser la cicatrisation des plaies , et pour la préparation des bains et des fumigations aromatiques. — Le sel d'absinthe préparé autrefois dans toutes les pharmacies , n'est autre chose que du carbonate de potasse : on le remplace par ce sel alkalin.

ABSINTHE DU VALAIS. — Genipi blanc , *Artemisia vallesiaca* , ALLIONI.

Tiges couchées à la base , grêles , couvertes d'un duvet épais, feuilles trilobées, à lobes étroits, linéaires, couvertes également d'un duvet épais ; fleurs en panicule ou en épis lâches ;   écailles du calice d'un jaune roussâtre.

L'absinthe du Valais croît dans les lieux les plus chauds de cette partie de la Suisse ; elle y acquiert des propriétés tellement actives., que son usage fait naître très-promptement l'excitation la plus vive : cette plante doit être considérée comme un des meilleurs agens médicinaux parmi les excitans. Déjà un grand nombre de pharmaciens, instruits de ses éminentes propriétés, l'emploient de préférence à la grande absinthe. On en fait usage d'ailleurs dans les mê mescirconstances.

ABSINTHE DES GLACIERS. — Absinthe des Alpes. — Petit genipi blanc , *Artemisia glacialis*. L. *.

Les feuilles de cette petite plante sont radicales , supportées sur de long pétioles , divisées en quatre ou cinq lobes multifides, couvertes d'un duvet soyeux et brillant ; les tiges sont simples, hautes de trois à quatre pouces et terminées par des fleurs disposées en corymbes; les écailles du calice sont bordées d'une ligne noire ; les fleurs sont jaunes. — Cette absinthe croît sur les Alpes, dans le voisinage des glaciers.

Cette petite plante répand un parfum délicieux ; l'infu-

---

* *Absinthium alpinum, candidum , humile* , C. B.

sion s'en imprègne et le conserve long-temps. Les Suisses montagnards font usage de cet infusum pour exciter la sueur, dans les maladies mêmes les plus aiguës. M. Tissot, dans son *Avis au peuple*, se recrie, avec raison, contre cette coutume meurtrière. L'absinthe des glaciers réunit d'ailleurs toutes les vertus de la grande absinthe, et n'en a aucune qui lui mérite la préférence sur la première. Cette plante entre dans la composition des faltranck ou thés suisses.

ABSINTHE PONTIQUE. — Petite absinthe. — Absinthe mineure. — Absinthe romaine ; *Artemesia pontica*, L.

Cette absinthe, cultivée dans les jardins, est originaire des bords du Pont-Euxin : elle est très-reconnaissable à ses feuilles découpées finement, blanches et soyeuses, à ses fleurs petites et penchées. Cette plante est employée dans les mêmes circonstances que la grande absinthe.

ABSINTHE AURONE. — Aurone mâle. — Citronelle. — *Abrotanum*. — *Artemisia abrotanum*, L.

L'aurone est une plante vivace, un peu ligneuse, dont les feuilles très-nombreuses, sont découpées finement en lanières capillaires : elles sont vertes et peu velues ; elles répandent une odeur suave de citron. — Cette plante, originaire du midi de l'Europe, est cultivée dans les jardins. — Ses propriétés sont les mêmes que celles des espèces précédentes.

Toutes les espèces de ce genre de végétaux ont des vertus analogues: celles qui croissent dans les pays étrangers sont employées aux mêmes usages par leurs habitans ; telles sont les *artemisia judaïca, tanacætifolia rupestris*, *spicata*, *pectinata*, *cerulescens*. L'absinthe champêtre ou aurone femelle, *artemisia campestris*, L., qui croît partout aux environs de Paris, a moins d'arome et moins de vertus médicamenteuses que les autres espèces : cependant LINNÉE assure que ses graines ont plus d'efficacité contre les vers que celles du *semen-contra* ou *artemisia contra*, L. Quelques espèces d'absinthes paraissent douées de vertus particulières qui les rendent spécialement utiles dans quelques genres d'affection : c'est ainsi que les *artemisia contra, judaica et maritima*, sont préconisées comme d'excellens vermifuges ; que l'armoise (*artemisia vulgaris*) est regardée comme un puissant emménagogue, et que, d'après cette propriété connue, on la prescrit habituellement contre l'éménorrhée. J'ai cru devoir ranger ces plantes dans l'ordre de leurs propriétés dominantes, parmi les vermifuges et les emménagogues.

CAMOMILLE ROMAINE.—Camomille noble ; *Chamœmelum* ; *Anthemis romana* ; *A. nobilis*, L. — Famille des Corymbifères.

Plante herbacée, vivace, à tiges de quatre à six pouces, couchées, divisées en trois ou quatre rameaux uniflores ; les feuilles sont nombreuses, courtes, bipennées, à divisions presque capillaires, terminées en pointes et un peu velues : fleurs terminales à calices velus, fleurs du rayon blanches, celles du disque jaunes. Dans les fleurs pleines, tous les fleurons sont blancs. Odeur de toute la plante, balsamique : saveur amère. On retire des fleurs une huile essentielle de couleur bleue.

La camomille croît aux environs de Paris, à Meudon,

à Ville-d'Avrai : on la cultive pour l'usage pharmaceutique.

La camomille est un médicament que l'usage et l'habitude vulgaires ont consacré ; il est tout-à-la-fois tonique, amer et stimulant, stomachique et fébrifuge, carminatif et vermifuge, sudorifique, emménagogue et antispasmodique. Tant de propriétés appartenant à autant de genres de médicamens, sont cependant l'attribut de cette plante seule : sa poudre, son extrait, son infusum aqueux et vineux, ses fleurs, ses feuilles, son eau distillée, son huile essentielle, récèlent presque également, des vertus actives et stimulantes, et conviennent dans un grand nombre d'affections différentes. Dans le traitement des fièvres intermittentes simples, la camomille peut souvent tenir lieu du quinquina, administrée de la même manière et aux mêmes doses que ce médicament*. On sait avec quel avantage ce remède domestique est employé dans les débilités d'estomac, l'inappétence, les aigreurs, les flatuosités, les diarrhées chroniques, le météorisme, la tympanite, les spasmes hystériques, etc. On ne saurait choisir un meilleur vermifuge pour l'enfance, ni une boisson plus appropriée à la faiblesse des organes digestifs pendant la convalescence.

La camomille, par son impression stimulante, occasionne quelquefois des nausées, le vomissement et la diarrhée : on prévient ces accidens en associant à cette plante quelque substance astringente ou narcotique.

On administre la camomille en substance, en poudre, en extrait, en infusum aqueux et vineux, en sirop : on prend l'infusum aqueux par verrées, l'infusum vineux

---

* Voyez le *Cours de botanique médicale comparée* de M. BODARD. — Paris 1810.

et le sirop par cuillerées : on la donne en lavemens ; on l'emploie en cataplasme ; on en prépare des fomentations et des bains aromatiques. — On emploie aussi l'huile en frictions dans l'atonie musculaire ; alors il est très-avantageux d'y faire dissoudre un peu de camphre, un gros par once : on l'administre quelquefois à l'intérieur, comme carminative et vermifuge. — Dans toutes les préparations de la camomille romaine, on donne la préférence aux fleurs, et surtout aux fleurs pleines; elles sont plus suaves que les parties vertes. Il parait que la culture développe encore leur principe odorant.

On emploie fréquemment à la place de la camomille romaine, la camomille des champs, *matricaria chamomilla*, L., dont les feuilles et les fleurs sont également amères et aromatiques, mais d'un arome moins agréable que celles de la camomille romaine. La camomille des champs qui croît aux environs de Paris, est, selon M. le docteur MÉRAT, une autre plante que celle de LINNÉE : ce botaniste l'a nommée, dans sa Flore parisienne, *anthemis perforata*, parce que ses graines sont perforées d'un ou deux trous au - dessous du sommet : caractère dont, ni LINNÉE, ni SMITH, qui a décrit, avec la plus grande exactitude, la plante désignée par ce célèbre botaniste, ne font mention. Cette erreur est d'ailleurs de fort peu d'importance pour le médecin, et ne doit intéresser que le botaniste. Les *anthemis mixta* et *arvensis* des environs de Paris peuvent être également substituées à la camomille romaine : mais la camomille puante, *anthemis cotula*, et la matricaire, *matricaria parthenium*, ont d'autres propriétés et appartiennent à uu autre genre de médicament *.

---

* *Voyez* les antispasmodiques et les emménagogues.

Santoline. — Garde-robe. — Aurone femelle. — *Santolina chamœcy pari,ssus* L. —Fam. nat. des Corymbifères.

Plante souligneuse, haute d'un à deux pieds, couverte d'un duvet blanc ; feuilles nombreuses, très-petites, imbriquées sur leur pétiole commun ; rameaux simples, portant chacun, à leur sommet, une fleur à plusieurs fleurons jaunes, contenus dans un calice hémisphérique et imbriqué. Les fleurons sont tous flosculeux et hermaphrodites ; ce qui leur donne, étant réunis dans leur calice, la forme d'un bouton d'or.

La santoline, à laquelle on a attaché des vertus miraculeuses, et qu'on a appelée *herbe sainte*, est fortement stimulante, carminative et vermifuge : elle entre dans la composition des bains et des fumigations aromatiques.

Marrube blanc, *Marrubium vulgare*, L. —Fam. nat. des Labiées.

Le marrube est une des labiées les plus communes des environs de Paris ; elle croît dans tous les fossés qui bordent les grandes routes : ses tiges hautes d'un à deux pieds et rameuses, sont carrées et cotonneuses ; ses feuilles opposées sont arrondies, crénelées, rugueuses et couvertes, comme la tige, de poils soyeux, surtout en dessous. Ses fleurs sont verticillées ; leurs calices sont terminés par des dents épineuses et recourbées ; ses fleurs sont d'un blanc un peu jaunâtre. Toute la plante répand une odeur aromatique, fraîche et agréable : sa saveur est amère.

Le marrube, produit sur les organes, une impression

forte et durable : maché , il excite une salivation abondante ; introduit dans l'estomac , il augmente la tonicité
de cet organe , et accélère la digestion ; il provoque les
sueurs en excitant la circulation, et favorise la mens-
truation. L'action médicamenteuse et si remarquable
du marrube sur le poumon , dépend encore de sa vertu
excitante , qui favorise la sécrétion des mucosités bron-
chiques et leur expectoration ; cette plante convient, par
conséquent , dans le traitement des catarrhes chroniques,
de l'asthme humide, et peut-être dans quelques espèces
de phthisie. Mais ces dernières maladies ne sont-elles pas
au-dessus de toutes les ressources de la médecine? les
auteurs qui assurent les avoir guéries , ne doivent-ils pas
être soupçonnés de mauvaise foi ou même d'ignorance?
J'ai lu plusieurs histoires de ces guérisons miraculeuses;
mais je ne me rendrai jamais qu'à ce qui me sera dé-
montré par les faits mêmes. Eh ! qui pourrait donc me
convaincre, après avoir vu succomber des milliers de
victimes, malgré tous les moyens réunis de la pharmacie
et de l'hygiène ?

On donne le marrube en poudre. ALEXANDRE DE
TRALLES, qui a recommandé cette plante dans le traitement de la phthisie pulmonaire, administrait sa poudre mêlée avec le miel. L'infusum aqueux ou vineux se
préparent en suivant les proportions d'une demi-once
sur une pinte de liquide. On donne le premier par verrées , le second par cuillerées. Le sirop de marrube est
peu usité aujourd'hui : c'est un médicament presque
sans action.

GERMANDRÉE PETIT-CHÉNE. — Chamedrys ; *Teucrium Chamœdrys*, L. — Fam. nat. des Labiées.

Plante herbacée, souligneuse, à tiges de sept à huit pouces, couchées, cylindriques, velues ; à feuilles opposées, ovales, crenelées, soutenues par un court pétiole, lisses en dessus, pâles en dessous, ressemblant un peu à celles du chêne, portant dans leurs aisselles deux ou trois fleurs labiées, rouges ou blanches, formant au sommet de la tige des verticilles incomplets. Odeur faiblement aromatique : saveur amère. — Cette plante croît dans tous les pâturages des montagnes.

Le petit-chêne contient une plus grande quantité de principe amer que de principe balsamique : c'est pour cela que cette plante est plus tonique qu'excitante ; elle est très-utilement prescrite dans le traitement des fièvres intermittentes simples, et contre la débilité des voies digestives : on l'a aussi recommandée dans l'ictère, l'aménorrhée, l'hémoptysie passive, les affections lymphatiques et goutteuses. Elle entre dans la composition de la poudre du duc de Portland. — On prescrit le chamedrys en poudre, en extrait, en infusum aqueux et vineux, à la dose de la plupart des amers-aromatiques indigènes.

GERMANDRÉE DES MONTAGNES, *Teucrium montanum*, L.

Cette espèce de *teucrium* est aussi souligneuse : ses tiges ont cinq à six pouces de longueur ; elles sont rondes et un peu velues ; ses feuilles petites, lancéolées, entières, à bords un peu roulés, et blanches en dessous : les fleurs petites, blanches, sont réunies en tête au sommet des tiges. — Cette espèce est plus aromatique que la précédente ; elle est employée aux mêmes usages. On la rencontre également dans les pâturages secs, mais sur des lieux plus élevés.

GERMANDRÉE IVETTE , *Bugula*. — *Teucrium chamœ-pytis*, L.. ; *Ajuga chamœpytis*, SCHREB.

Cette espèce de germandrée est très-facilement reconnaissable par ses feuilles découpées en trois lobes, ou divisions profondes et linéaires, un peu visqueuses au toucher ; par ses fleurs solitaires, jaunes et marquées d'un point pourpre. — Elle est annuelle, et croît dans tous les champs : elle a une odeur et une saveur aromatique et un peu résineuse. — Ses vertus médicinales sont semblables à celles des espèces précédentes. On la donne en poudre, en infusum aqueux et vineux.

Les ouvrages de botanique indiquent un grand nombre de germandrées : on en connaît maintenant près de quatre-vingts, dont la France possède plusieurs espèces très-actives, et qui font partie du commerce de la droguerie et de l'herboristerie : telles que la germandrée pouillot (*teucrium* ou *polium* des montagnes, *T. polium*, L.), et la germandrée couronnée (*T. capitatum*) connue sous le nom de thym couronné. J'ai vu employer fréquemment, en Italie, la germandrée musquée, *teucrium iva*, L. , dans les mêmes circonstances où nous employons le petit-chêne. Les germandrées botryde (*T. botrys*, L.) et la germandrée sauvage ou sauge des bois (*T. scorodonia*) sont faiblement stimulantes. J'ai placé parmi les excitans, à cause de ses propriétés actives et stimulantes, la germandrée marum (*T. marum*, L.) et parmi les antispasmodiques, la germandrée des marais (*T. scordium*, L.)

ACHILLAIRE MILLEFEUILLES. — Millefeuilles. —Herbe à la coupure.—Herbe au charpentier.—Herbe militaire , *Achillæa millefolium* , L. — Fam. nat. des Corymbifères.

Plante herbacée, vivace, haute d'un pied à dix-huit pouces, ronde et un peu velue, divisée en deux ou trois rameaux qui supportent des corymbes de fleurs : feuilles très - profondément et très - finement incisées ; chaque division est terminée en pointe acérée ; les fleurs sont petites, nombreuses, blanches, roses ou rouges, renfermées dans un calice à folioles obtuses et bordées d'une ligne rougeâtre : odeur de toutes la plante, aromatique , agréable : saveur amère.

La mille feuilles croît dans les terrains sablonneux , aux bords des routes , et dans tous les pâturages secs.

Il serait bien long d'énumérer toutes les vertus qu'on lui a attribuées : cette plante, pénétrée d'un principe balsamique et astringent *, tonique et stimulante en même temps, est propre à remplir un grand nombre d'indications thérapeutiques. Elle paraît surtout convenir dans les maladies nerveuses avec atonie et relâchement; dans les fièvres nerveuses, malignes, accompagnées de pétéchies, d'hémorrhagies ou de sueurs passives; dans les coliques venteuses ou spasmodiques, l'hysterie et l'hypochondrie avec faiblesse et débilité des organes. La millefeuilles a aussi paru très-utile dans le traitement des affections catarrhales chroniques, de la

---

* Le decoctum de la millefeuilles noircit le solutum de sulfate de fer.

phthisie scrophuleuse et de l'asthme humide : c'est encore un médicament salutaire dans la leucorrhée : on fait des injections dans le vagin avec un decoctum composé de cette plante, de trèfle-d'eau et de melilot ; on y ajoute, quand l'écoulement est moins abondant, et à la fin du traitement, des roses de Provins et du gros vin. Les lotions faites avec le decoctum ou l'infusum vineux de la millefeuilles, favorisent la cicatrisation des anciennes plaies et des ulcères atoniques : on les fomente aussi quelquefois avec le suc de cette plante ; mais il ne faut pas, en suivant la méthode vulgaire, en laver les plaies récentes. La millefeuilles contusée et appliquée sur le périnée, augmente la force tonique de la peau de cette partie, et cicatrise très-promptement les crevasses ou gerçures que la marche occasionne : c'est un militaire qui m'enseigna ce remède, quand je voyageais en Italie. Ce topique est encore très-utile dans les affections hémorroïdales, et le célèbre STAHL le regardait comme un remède spécifique de ces maladies. Enfin la millefeuilles a encore été recommandée dans l'aménorrhée, la cardialgie et la plupart des affections spasmodiques.

On donne l'infusum aqueux ou vineux de la millefeuilles par tasses ; le suc par onces ou par cuillerées ; l'extrait, aujourd'hui très-peu usité, par gros ; l'eau distillée, par cuillerées ; l'huile essentielle, par gouttes : c'est un excellent carminatif. On associe fréquemment cette plante au quinquina et au scordium ; elle peut, dans bien des circonstances, remplacer la camomille romaine : on en prépare des fumigations et des bains aromatiques.

Le genre *achillæa* est très-nombreux en espèces ; la plupart jouissent de vertus analogues à celles de la millefeuilles commune. J'indique spécialement, pour l'usage médicinal, les *achillæa magna* et *nobilis* qui ont beaucoup de ressemblance de forme avec la première ; les *achillœa falcata, abrotanifolia, œgyptiaca* et *clavenœ*, qui sont toutes étrangères ; l'*achillœa ageratum* * du midi de la France, dont l'odeur, comme la forme et la couleur des fleurs, se conservent plusieurs années sans altération. La millefeuilles musquée ou génipi blanc (*achillœa moschata*, L. **), petite plante des hautes-Alpes, renommée par son odeur exquise, et que j'ai vu fleurir auprès des glaciers ; la millefeuilles noire ou génipi noir (*achillœa nigra*, L. ***), qui croît à la même hauteur et dont le parfum est aussi très-agréable, et se conserve fort long-temps dans les herbiers : ces deux dernières espèces entrent dans les thés ou vulnéraires suisses ****.

---

* *A. foliis lanceolatis, obtusis, acutè serratis.*

** *A. foliis pinnatis, pinnulis simplicibus, floribus umbellatis.*

*** *A. foliis pinnatis, pectinatis, integriusculis, pedunculis villosis.*

**** Les plantes qui entrent dans la composition des faltranks, ou thés suisses, sont les suivantes : les millefeuilles noire et musquée, le petit-chêne et la germandrée des montagnes (*T. montanum*), l'absinthe du Valais et celle des glaciers, le thym des Alpes, le millepertuis, l'aspérule odorante, la véronique mâle, les feuilles de la reine des prés (*spirœa ulmaria*), les fleurs de l'arnica : ces plantes réunies répandent une odeur très-balsamique, qu'elles communiquent à l'infusum. Les thés, que l'on vend à Paris, ne ressemblent pas du tout au thé des Alpes, et sont composés de végétaux qui ont souvent des vertus dissemblables ; d'astringens et d'émolliens, d'excitans et de narcotiques. J'ai trouvé, dans un de ces rouleaux, des feuilles de scolopendre, d'aigremoine, des fleurs de mauve, de pas-d'âne et de coquelicot. Les herboristes en gros font emplir des milliers de ces rouleaux, des débris hachés de leurs magasins, composés de toutes sortes de végétaux qui ont perdu la plupart, leur force médicamenteuse ; et voilà ce que les charlatans vendent au peuple, pour guérir tous les maux, au son d'une musique bruyante.

Les thés vulnéraires n'ont d'ailleurs que des vertus communes aux substances amères-aromatiques et excitantes qui entrent dans leur composition.

ÉCORCES D'ORANGES AMÈRES, *Cortices aurantii amari.— Aurantiorum cortices.*

Écorces en segmens arrondis, secs, coriaces, épais de moins d'une ligne, d'une couleur jaunâtre, recouverts d'un épiderme rougeàtre, chagriné ; odeur balsamique de citron ; saveur aromatique, chaude, amère. Ces écorces proviennent des oranges ou des citrons ; celles qui proviennent de ces fruits sauvages, sont plus amères.

Les écorces d'oranges amères, chargées d'huile essentielle très-odorante, sont toniques et stimulantes. On prescrit surtout ce médicament dans la débilité des voies digestives et dans la faiblesse qui accompagne les convalescences. On le donne en poudre, à la dose de dix grains à un scrupule : on en prépare un infusum aqueux, un infusum vineux, une teinture, un sirop (sirop d'écorces d'oranges), qui est très-employé ; et par distillation , des huiles essentielles balsamiques, de citron, de neroli, de bergamotte, de cedrat, etc , etc.

Les écorces d'oranges et de citrons entrent dans la composition du vin amer, de la teinture stomachique amère, de l'esprit carminatif de SYLVIUS, de l'alkool thériacal et impérial et d'autres compositions actives de la pharmacie.

HOUBLON, *Humulus lupulus*, L. — Famille des Urticées, JUSS.

Le houblon, que l'on cultive avec le plus grand soin en Angleterre, en Flandre et dans tous les pays du nord, pour la fabrication de la bière, croît partout naturellement dans nos haies. C'est une plante vivace, souligneuse , à tige volubile de dix à quinze pieds , simple, striée, rude, hispide, garnie de feuilles opposées ou alternes, âpres au toucher, échancrées à la base, divisées en trois lobes à l'extrémité. Les fleurs mâles sont en grappes axillaires lâches ; les fleurs femelles également en grappes axillaires, sont formées de cônes oblongs, à écailles imbriquées, grandes, minces, ovales, un peu concaves, jaunes-verdâtres, d'une odeur et d'une saveur amères-aromatiques, particulières à cette plante ; enveloppant à la base une petite graine arrondie, ressemblant à celle du chanvre, et enveloppée elle-même d'une membrane mince et foliacée : la base de ces écailles est couverte, à l'époque de leur maturité, d'un grand nombre de petites granulations, assez semblables à des grains de sable très-fin, transparens et d'une belle couleur d'or. Cette singulière production, que M. PLANCHE et moi avions prise pour les poussières des étamines, est une excrétion particulière formée par un appareil glanduleux. La substance de ces granulations se dissout entièrement dans l'alkool affaibli ; il en résulte une matière d'un jaune-roux, très-sapide, très-odorante, très-inflammable, et ayant tous les caractères des résines; étendue sur des plaques de métal poli, elle les colore d'une belle couleur jaune vernissée. Il est probable que c'est dans ce produit du houblon que résident toutes ses propriétés médicamenteuses.

Le principal usage du houblon est d'imprégner la bière d'une amertume aromatique et de servir à sa conservation : cette boisson en acquiert une vertu plus tonique et plus stimulante. — Cette plante ne mérite d'attention que sous ce seul rapport économique. Il ne faut nullement compter sur les hautes vertus que les médecins lui ont attribuées, de guérir le rachitis, le carreau, les maladies scrophuleuses, etc., et pour lesquelles maladies ils la recommandent, moins sans doute, par raisonnement que par habitude, sans faire attention qu'il n'existe pas de médicament amer ou amer-aromatique, moins tonique et plus faiblement excitant.

On prescrit les fleurs femelles ou les cônes du houblon (*turiones lupuli*) en infusum aqueux : leur extrait n'a guère plus de vertu; le sirop de houblon en est tout-à-fait dépourvu. L'extrait alkoolique-résineux mériterait seul l'attention des médecins, s'il ne pouvait être remplacé avantageusement par les amers les plus faibles. Le houblon n'a d'ailleurs aucune vertu spéciale. On fait coucher les enfans rachitiques sur un sommier de houblon. Je ne connais point l'avantage de cette méthode. — On mange au printemps les jeunes pousses du houblon comme les asperges; cet aliment passe pour être apéritif et diurétique.

EXCITANS.

* EXCITANS VÉGÉTAUX.

Écorce de Winter.
Canelle blanche.
Canelle rousse.
Cascarille.
Gérofle.
Gengembre.
Zédoaire.
Cardamome.
Poivre.
Cubèbes.
Piment.
Capsique.
Serpentaire de Virginie.
Contrayerva.
Muscade.
Macis.
Vanille.
Calamus.
Aunée.
Arnica.
Ail.
Bourgeons de Sapin.
Baies de laurier.
Baies de genévrier.
Extrait de genièvre.

LABIÉES.

Romarin.
Sauge.
Lavande.
Thym.
Serpolet.
Mélisse.
Hysope.
Origan.
Basilic.
Sariette.
Marum.
Cataire.
Menthes.

Feuilles de noyer.
Feuilles de myrthe.
Mélilot.

SUBSTANCES VÉGÉTALES TORRÉFIÉES.

Café.

PRODUITS IMMÉDIATS DES VÉGÉTAUX.

BAUMES.

Baumes.
Solides. { Benjoin. / Storax.
Liquides. { Baume du Pérou. / Baume de Tolu. / Baume Styrax.

GOMMES-RÉSINES.

Encens.
Labdanum.
Bourgeons de peuplier.
Résines.

R. liquides ou Térébenthines. { Tér. de Venise. / Tér. de Strasbourg. / Tér. de Chio. / Tér. de Copahu. / Tér. de la Mecque.

R. solides ou Poix. { Poix de sapin. / Poix élémi. / Poix animé. / Poix mastic

PRODUITS DE L'ART.

Vin.
Bière.
Alkool.

HUILES VOLATILES DE

— Canelle.
— Gérofle.
— Citron.
— Cédrat.
— Bergamote.
— Fenouil.
— Genièvre.
— Térébenthine.
— Romarin.
— Menthe, etc.

Goudron.

ALKOOLS OU ESPRITS ODORANS DE

— Angélique.
— Anis.
— Basilic.
— Bergamote.
— Cédrat.
— Citron.
— Canelle.
— Rose, etc.

ALKOOLS COMPOSÉS DE

— Mélisse.
— Cologne.
Eau vulnéraire.
Elixir de Garus.
Alkool carminatif de Sylvius.
Baume de Fioraventi.
Gouttes céphaliques anglaises, etc.

EAUX DISTILLÉES AROMATIQUES.

De roses.
D'oranger.
De lavande.
De Mélisse.
De Menthe, etc.

** EXCITANS MINÉRAUX ET SUBSTANCES INORGANIQUES.

Oxygène gazeux.
Ammoniaque.
Soufre.
Phosphore.
Sulfures hydrogénés de
— Potasse.
— Soude.
— Ammoniaque.
— Chaux.
— Magnésie.
Eaux minérales sulfureuses.
Bains.
Fumigations.
Douches.

*** EXCITANS PHYSIQUES ET MÉCANIQUES.

Calorique.
Lumière.
Electricité.
Galvanisme.
Titillations.
Frictions.
Compressions.
Massage.

**** EXCITANS MORAUX.

Musique.
Passions.

EXCITANS.

Les médicamens auxquels on a donné le nom d'exci-
ans ou de stimulans, * portent leur action, comme ceux
les classes précédentes, sur la sensibilité et la contrac-
ilité des organes, qu'ils élèvent au delà de leur rhytme
u de leur mesure ordinaire d'excitation, et déterminent,
n même temps, d'une manière plus prompte, et à un
egré plus énergique, l'exercice de leurs fonctions.

Les excitans favorisent d'une manière très-remar-
uable l'action des organes spéciaux de la vie organi-
ue, et en particulier celle du cœur et de ses vaisseaux,
es poumons, de l'estomac, des intestins, de l'appareil
rinaire, génital et nerveux, des glandes, etc. ; ils en
avorisent les fonctions et en accélérent les mouvemens
itaux.

Un caractére propre aux médicamens de cette classe,
'est de manifester leur action aussitôt qu'ils sont en con-
ct avec les organes, et dès qu'ils sont introduits dans
s premières voies, à la manière des alimens et des bois-
ons promptement restaurantes, dont la vertu for-
ifiante s'exerce indépendamment de la vertu nutritive,

---

* Synonymie. — Stimulans, de *stimulare*, piquer, aiguillonner :
hauffans, alexipharmaques, alexitéres, cardiaques, céphaliques,
iffusibles. Excitans, d'*excitare*, exciter, émouvoir.

ou la précède, *assumpto alimento statim corroboratur*
Ce caractère si prononcé dans ces médicamens, les dis
tingue essentiellement des toniques, des astringens, de
acides et des amers.

La médication des excitans est prompte, mais de pe
de durée : l'action médicamenteuse des toniques, des as
tringens, des amers, se manifeste au contraire d'un
manière lente et graduée ; elle laisse une impressio
profonde et bien plus durable.

Les excitans diffèrent encore des médicamens to
niques-amers, etc., des classes précédentes ; soit sous l
rapport de leurs qualités sensibles, soit sous celui d
leur composition chimique. La plupart de ces substance
contiennent, dans leurs élémens primitifs, des huiles vc
latiles, des baumes, des résines, de l'acide benzoique, * d
camphre : et elles ont aussi la plupart une odeur aromati
que, agréable, pénétrante ; une saveur chaude, piquante
et âcre : à ces caractères qui établissent la différence d
ces médicamens avec ceux des classes précédentes, o
peut réunir ceux de leurs propriétés. Les substance
excitantes conviennent quand il y a inertie dans les mou
vemens organiques ; quand ces mouvemens se faisan
avec trop de lenteur, on veut leur communiquer un
vive impulsion. Les toniques, les astringens, etc., for
tifient, accroissent le degré de cohésion des parties

---

* Acid, de consistance solide, blanc, légèrement ductile, rou
gissant très-sensiblement la teinture de tournesol, d'une saveu
piquante, chaude, un peu amère ; sans odeur, quand il est pur ; mai
odorant, quand il est uni aux résines ; cristallisable en prisme
blancs, opaques et satinés. On l'extrait du benjoin, par sublimation
on le rencontre dans les vrais baumes, dans un grand nombr
d'autres substances aromatiques, et dans l'urine des herbivores. C
baume est soluble dans l'eau chaude et dans l'alkool.

et l'énergie vitale , sans accélérer les mouvemens , sans susciter un plus grand développement de la chaleur animale , sans accroître d'une manière prompte et instantanée, ni la circulation, ni l'exhalation, ni aucun genre de sécrétion.

Les médicamens excitans sont en très-grand nombre, et appartiennent à des familles très-différentes : ils composent une série de substances végétales si bien caractérisées et tellement remarquables * , si constantes dans leurs propriétés, qu'il est très-facile de les reconnaître à la première inspection.

Des familles entières de végétaux, recèlent les qualités, et les vertus des médicamens de cette classe ; telle que la famille si naturelle des labiées, celle des laurinées, des myrthes, des conifères, la plupart des balisiers, des thérébintacées, et des corymbifères. Les principes médicamenteux et balsamiques pénètrent presque toujours toutes les parties des végétaux de ces familles , quelquefois seulement les racines , l'écorce, les fleurs , les fruits ; ces dernières parties les contiennent toujours en plus grande proportion. Les sucs propres aromatiques dans lesquels résident toute la vertu des excitans, sont le résultat d'une sécrétion particulière , qui s'opère dans les fleurs, dans le fruit , dans les feuilles, dans l'écorce et même dans la racine, au moyen d'un appareil glanduleux, qui n'est pas toujours très-apparent, mais que l'on distingue très-bien dans les fleurs, les feuilles et dans toutes les parties tendres , délicates , membraneuses, et demi-transparentes des végétaux de

---

* Leur odeur suave aromatique , leur saveur agréable et pénétrante, les ont fait rechercher dans tous les temps , pour assaisonner les alimens , et pour augmenter l'appétit.

ces familles : ces glandes sont très - apparentes dans les feuilles du giroflier (*caryophyllus aromaticus*, *L.*) du myrthe , dans les labiées et dans les fleurs de l'oranger : ce sont ces glandes qui exhalent ces parfúms suaves qui embaument l'air , et que l'on recherche avec tant d'empressement.

On rencontre aussi les principes médicamenteux des excitans, dans les résines , les baumes , et dans les autres produits immédiats des végétaux: Quelques-uns ne développent leurs principes que par l'addition du calorique, tels que le café ; d'autres sont produits par l'art , tels que le vin , l'alkool , et toutes les boissons éminemment restaurantes. — Les frictions , les bains , l'électricité , le galvanisme , les titillations , le massage , tous moyens excitans , ne doivent-ils pas appartenir aussi à la même classe ? ne réveillent-ils pas la sensibilité? n'augmentent - ils pas la force des organes? n'accélèrent-ils pas leurs mouvemens ? Quelques-uns de ces moyens thérapeutiques , plus du domaine de l'imagination que de la médecine , ont encore l'influence la plus marquée sur les fonctions organiques, et sont les causes très–déterminantes de l'augmentation de leurs mouvemens ; tels sont ces agens désignés dans ma classification , sous le nom de moyens moraux ; la musique et les passions. Le règne minéral et les corps inorganiques , tels que l'eau , les gaz , etc. , fournissent aux excitans, quelques espèces de médicamens, dont les propriétés énergiques sont généralement reconnues , et l'usage généralement adopté.

Le but de la médication des excitans, est de ranimer la sensibilité , et d'augmenter la contractilité des organes , au-dessus de son degré ordinaire dans l'état sain ou de la ramener à son degré ordinaire d'excitation , lorsqu'elle a été affaiblie. Cette médication est susceptible de outes les modifications, selon la constitution du sujet, a nature et la dose du médicament; mais cette médica-ion au fait est toujours la même; et ne varie que dans-on intensité. *

Le premier effet de cette médication a lieu sur l'or-ane du goût : elle y développe une saveur aromatique, haude et même brûlante et caustique, qui provoque bondamment la secrétion de la salive; et qui laisse sur a gorge l'impression d'une chaleur âcre : dans l'estomac t les intestins cette médication produit les mêmes ef-ets; les molécules actives dés excitans mises en expan-iŏn par la chaleur vitale, pénêtrent toutes les parties, ous les organes, tous les tissus, et portent partout avec lles leur impression stimulante **. C'est par son exci-ation sur l'estomac que cette vertu augmente la force igérante de cet organe, et l'appétit; qu'elle favorise insi la digestion et l'absorbtion du chyle, et qu'elle oc-asionne enfin la constipation.

La vertu médicatrice des existans, ne se borne as aux surfaces avec lesquelles on les met en con-act; les molécules les plus atténuées et les plus actives énètrent au sein de l'économie par absorbtion, y cir-ulent et donnent lieu à plusieurs phénomènes, tels que l'accélération des mouvemens du cœur et de la

---

* Elle est quelquefois si énergique, qu'elle provoque le vomisse-ment, comme cela arrive quand on prend un infusum chargé de leurs d'*arnica*, d'aunée (*enula helenium*) ; d'*érigeron âcre*, de camo-ille romaine, ou d'autres fleurs corymbifères : mais ce phénomène e rattache au même mode de médication ; il est toujours dépendant e la même vertu excitante. C'est, dit M. BARBIER, un phénomène articulier, qui s'ajoute seulement aux effets constans, aux effets aractéristiques que suscite l'administration de ces matières. *Dict. les S. médicales* au mot *excitans*.

** Médicamens diffusibles.

respiration, l'augmentation du pouls, de la chaleur, de la rougeur : cet accroissement des forces toniques peut être porté jusqu'à l'inflammation. L'augmentation de l'énergie des sens et des facultés intellectuelles, est encore un effet direct de la médication des stimulans. Les excitans diminuent quelquefois la fréquence du pouls, quand celle-ci est l'effet de la faiblesse et de l'épuisement, et qu'en développant les forces organiques de l'appareil circulatoire, ils ramènent son action à un rythme plus naturel et plus régulier : dans cette circonstance, les excitans paraissent se rapprocher des toniques, dont l'action médicamenteuse, tend moins à augmenter l'excitation des organes, qu'à ramener ceux-ci à leur type le plus constant et le plus naturel d'action. Dans quelques circonstances, les médicamens excitans semblent porter leur action stimulante, plus sur les capillaires sanguins que sur les artères, et devenir la cause directe des fréquentes hémorrhagies qui ont lieu aux surfaces muqueuses du nez et du vagin, chez les personnes qui font usage d'alimens fortement épicés, de vins généreux et de liqueurs fortes : il se fait alors un dégagement si abondant de chaleur, que la peau en paraît enflammée, ce qui cause une sensation insupportable. Les excitans augmentant ainsi l'action vitale de cet organe, favorisent l'éruption des affections cutanées et préviennent leur délitescence ; ainsi l'eau chargée des principes volatiles de ces substances convient très-bien dans ces affections, par son double effet excitant et sudorifique.

Ces médicamens sont encore très-avantageusement administrés dans les fièvres intermittentes accompagnées de symptômes nerveux : ils en arrêtent assez constamment les accès, surtout si on les unit aux toniques et aux amers : la nature nous présente cette utile association dans la classe des amers-aromatiques.

Les excitans augmentent bien évidemment la vivacité des sensations, la mémoire, l'intelligence *; ils
chassent le sommeil, éveillent l'imagination et la ré-
créent ; leur excès cause le trouble et l'ivresse. Ces propriétés les rendent précieux pour ces hommes, dont la
vie n'est qu'un besoin continuel de sensations, et qui
ont besoin d'entretenir leur moral dans un état d'activité permanente.

Il y a des tempéramens tout opposés, auxquels les
excitans conviennent aussi beaucoup: ce sont ceux qui
sont caractérisés par la prédominance de la lymphe et
de la graisse ; la peau et le tissu cellulaire lâche et per-
méable présente alors un état remarquable de flaccidité,
d'atonie et de décoloration. Les individus de cette
constitution, sont faibles, inactifs, sédentaires et dépourvus de toute énergie : l'usage des excitans imprime
à leurs organes une activité salutaire, favorise leurs digestions toujours laborieuses, augmente leur circulation
ralentie, ranime la tension de leurs fibres ; leurs membres maigrissent **, leur peau se colore ; alors leur imagination et leurs idées s'étendent : tout prend une vie nouvelle sous l'influence de ces médicamens dont on soutient
l'action par tous les moyens assortis du régime et de
l'hygiène.

Les excitans presque toujours nuisibles au commencement des maladies aiguës, sont au contraire d'une
grande efficacité, lorsque les maladies prennent un état
chronique ; lorsque, par suite d'un traitement trop long,
les organes, surtout les organes membraneux, tombent
dans le relâchement et l'atonie.

---

* *Voyez* antispasmodiques.
** Tous les médecins sont d'accord sur cet effet des excitans.

Les praticiens ont reconnu l'avantage de l'emploi des excitans dans les catarrhes des bronches, des intestins, de l'urèthre, de la membrane vaginale ; dans la dysenterie chronique, les hémorrhagies passives, la goutte, les rhumatismes, les affections venteuses, vermineuses, etc. On sait de quelle utilité sont les substances balsamiques et résineuses dans les plus anciennes gonorrhées, lorsque, pour les guérir, tous les autres moyens ont été vainement employés. Les affections nerveuses trouvent encore de grands secours dans les remèdes excitans : mais je me réserve de parler de leur influence dans ces maladies, en traitant les antispasmodiques.

Indépendamment de cette action générale, quelques excitans agissent sur certains organes, avec une prédilection bien marquée : tels sont les alliacées et quelques labiées sur l'appareil de la respiration et sur l'appareil absorbant ; les résines, les baumes sur l'appareil urinaire ; le café sur l'appareil cérébral et nerveux : la plupart ont une action immédiate, d'autres une action médiate ou sympathique ; quelques-uns enfin présentent selon diverses circonstances, de nombreuses modifications dans leurs manières d'agir.

Les médicamens dont je viens de faire connaître les effets salutaires, auraient les plus pernicieux effets, si leur administration n'était pas conduite avec prudence. En général il ne faut pas que l'organe pêche par trop de ton ou par trop de faiblesse : dans le premier cas, on causerait une inflammation ; dans le second, on agirait vainement, la nature se trouvant trop faible pour réagir. Les excitans sont constamment nuisibles au début des maladies aiguës, et pendant leur cours, tant qu'elles sont accompagnées d'inflammation : on doit également en proscrire l'usage, lorsque la débilité générale est l'effet sympathique d'une inflammation qui a son siège sur un autre organe, comme dans la gastrite, la péritonite, etc. On ne doit aussi les employer qu'avec circonspection dans la faiblesse, qui provient d'une évacuation excessive, d'un excès d'inaction, de la privation d'alimens, de la masturbation. Il faut bien en mesurer l'emploi sur les diverses périodes des maladies : si, au début d'une fièvre adynamique on abuse de ces moyens, on reste sans ressources pour la fin.

On doit discontinuer l'usage des excitans, lorsqu'ils augmentent la transpiration, les secrétions intestinales et urinaires ; ces secrétions affaiblissent le malade, et n'ont d'ailleurs aucun résultat avantageux. Leur usage trop long-temps continué, jette d'ailleurs les organes dans l'atonie, et se change en habitude qui annihile leur action : on évitera cet inconvénient en suspendant, quelque temps, l'usage de ces médicamens, pour le reprendre ensuite, en variant les doses, et en substituant des médicamens analogues, qui remplissent la même indication, etc., etc.

Les médicamens excitans conviennent très-bien comme moyens médicinaux et hygiéniques, à la constitution des habitans des climats chauds qu'affaiblissent des passions prématurées, et l'abus de ces passions, réuni à une continuelle déperdition d'humeur perspératoire; qui, privés pour ainsi dire des forces musculaires, vivent entièrement sous l'empire des forces nerveuses. Ces peuples, tels que ceux de la zône torride, et même sans sortir de notre zône tempérée, ceux de l'Espagne et de l'Italie, mangent peu, digèrent peu, parce que leur estomac est dans l'inertie et dans un rapport de force qui répond à leur constitution délicate et débile ; ils ont donc un besoin continuel d'excitans ; aussi se font-ils une habitude

des assaisonnemens les plus échauffans, et même des substances âcres que mâchent sans cesse le plus grand nombre. Au contraire, les peuples des zônes froides, ayant
continuellement à lutter contre un agent destructeur
du principe vital, (le froid), se tiennent dans un exercice continuel et nécessaire au développement de toutes
les puissances digestives, assimilatrices et musculaires
de la vie organique et animale. Ils ont besoin pour être
soutenus dans cette lutte, d'une nourriture forte et restaurante ; et lorsque le dérangement de leur santé réclame l'usage des médicamens, ils doivent les choisir
dans la classe des toniques, des astringens et des amers.

Le principe médicamenteux des excitans, réside
dans l'huile essentielle éthérée, les baumes et les
résines que ces substances contiennent ; ce principe
est facile à dissoudre par l'alkool et les menstrues mixtes ;
il s'évapore facilement à une température peu élevée.
Aussi est-il peu rationel d'employer la décoction à la
préparation de ces médicamens ; elle a le double inconvénient d'évaporer leurs principes et de développer une
amertume désagréable, ce qui ne remplit pas la même indication. Le meilleur mode est de les administrer en poudre, seule, ou incorporée au miel ou à un électuaire. On
en prépare par infusion des médicamens liquides; on emploie à cette opération l'eau, le vin, l'alkool. L'infusion
aqueuse se fait à chaud et à vase clos ; on verse sur cinq
à dix parties de substances, environ cent parties d'eau.
On choisit les substances les plus aromatiques; on prépare des sirops avec ces infusum très - rapprochés. Les
eaux chargées de l'arome des plantes de ce genre sont
employées seules ou pour servir d'excipient : telles sont
celles de fleurs d'orange, de meuthe, de mélisse, d'hysope, etc.

Le vin, le vinaigre, l'alkool et l'éther dissolvent très-bien les principes aromatiques des excitans, s'imprè-gnent de leurs odeurs, se pénètrent de leurs propriétés, les conservent long-temps et en augmentent l'énergie. L'alkool chargé de ces principes et distillé, fournit ces eaux spiritueuses, ces esprits tant en usage en médecine et dans la cosmétique, et qui fournissent à la première les médicamens actifs, à la dernière les parfums les plus suaves.

On obtient encore de ces substances, par distilla-tion, des huiles essentielles, médicamens actifs jusqu'à la causticité, employés quelquefois à l'extérieur, et que l'on n'administre à l'intérieur que rarement, et à doses très-faibles.

On prescrit les excitans à doses moins fortes que celles des médicamens des classes précédentes : cette condition est attachée à leur manière d'agir prompte et intense. On divise ces doses par fractions : on les administre de manière à entretenir long-temps l'excitation, en prolon-geant ainsi leur médication.

On prescrit ces médicamens en poudre, à la dose de six grains à un demi-gros, en infusum aqueux par tasses, en maceratum vineux, par cuillerées, en maceratum alkoolique (teintures), également par cuillerées, mais étendus dans un véhicule. Ces alkools ainsi préparés et chargés de beaucoup de principes balsamiques et d'huiles essentielles, troublent l'eau et lui donnent une couleur blanchâtre et lactescente ; mais cette altération dans leur couleur ne nuit pas sensiblement à leur pro-priété. Les baumes se prescrivent par gros, dissous dans un véhicule, ou réunis à des substances pulpeuses ; les huiles essentielles par gouttes, versées sur du sucre,

ou préparées par trituration avec cette substance.
(*Oleosaccharum.*)

On prescrit ces doses pour vingt-quatre heures, et par fractions, que l'on donne à des intervalles plus ou moins rapprochés , et que l'on répète ensuite si cela est nécessaire. On est beaucoup moins rigoureux sur la prescription des boissons excitantes, quand on en a contracté depuis long-temps l'habitude , comme celles du café , du vin , de l'eau-de-vie , de la bière et de toutes les liqueurs fermentées qui font partie de nos alimens, et qui deviennent souvent les médicamens les plus sûrs, en même temps qu'ils sont les plus agréables aux malades.

ÉCORCE DE WINTER, *Cortex Winteranus.* — *Winterana aromatica*, SOLAND. —*Winterania.* — *Drymis Winteri*, LINN. — Magnoliacées, JUSS.

L'écorce de Winter, doit tenir la première place parmi les végétaux stimulans. Son odeur est forte et aromatique, sa saveur extrêmement pénétrante, chaude piquante : cette écorce détermine l'inflammation par son application prolongée ; elle est en fragmens roulés , du diamètre d'un pouce environ ; elle a l'épaisseur d'une ligne , et quelquefois plus ; sa surface extérieure est légèrement raboteuse, d'un jaune-roux, et quelquefois couverte de tubercules, dont quelques - uns ont la forme régulière d'une rosace en croix. J'ai observé ce caractère si remarquable et tout-à-fait particulier à cette écorce, sur de magnifiques échantillons conservés dans la pharmacie de M. PLANCHE. La surface intérieure de l'écorce de Winter est d'un jaune-pâle, et d'un tissu moins serré et moins fibreux ; elle se pulvérise facilement ; sa saveur ressemble beaucoup à celle de la muscade.

L'écorce de Winter provient d'un arbre élevé qui croît dans toute l'Amérique méridionale ; c'est le *Drymis Winteri* : mais il paraît , par la différence des écorces que j'ai eu l'occasion d'observer, qu'elles sont fournies par plusieurs espèces du même genre *. Le capitaine Winter, apporta les premières en Europe en 1579.

L'écorce de Winter est fortement stimulante : elle

---

* Tous les drymis sont amers-aromatiques et stimulans : plusieurs espèces sont encore mal connues.

convient dans les maladies atoniques, dans la fièvre adynamique accompagnée d'une extrême prostration des forces. Le capitaine Winter fit faire usage de cette écorce à son équipage, pour le préserver du scorbut. Les anglais de l'Amérique s'en servent pour assaisonnement, comme la canelle ; c'est un puissant stomachique. Cette écorce est rare en France, où on la remplace par la canelle blanche.

La dose de l'écorce de Winter en poudre, est de dix grains, jusqu'à un demi-gros. On associe cette poudre au quinquina, à la cascarille, à la canelle, etc. On en prépare une teinture très-active.

CANELLE BLANCHE, *Costus Corticosus.* — *Canella alba*, MURAY. — *Winterana canella*. — Méliacées, JUSS *.

L'origine de cette écorce est restée long-temps inconnue : on la confondait avec l'écorce de Winter ; on lui imposait le même nom : on sait aujourd'hui que l'arbre qui fournit la canelle blanche est d'une famille et d'un genre différens.

L'écorce de canelle blanche est en morceaux de diverses longueurs, minces et quelquefois applatis ; mais ordinairement roulés et très-serrés : la surface extérieure est unie, et comme raclée, d'une couleur jaune-roux ; l'intérieur est blanc, d'un tissu spongieux ; l'odeur et la saveur sont aromatiques, et ont quelque analogie avec celles du gérofle ; mais ces caractères sont bien moins prononcés que dans l'écorce de Winter. Ses propriétés sont toutes semblables, et on l'administre

---

* *C. foliis oblongis, obtusis, nitidis, racemis terminalibus.*

aux mêmes doses. La canelle blanche a été employée avec le plus grand succès, contre le scorbut : il paraît d'après les effets obtenus par son usage, qu'elle est très-convenable dans le traitement du scorbut qui règne dans les pays chauds, et qu'elle remplace dans ces climats les végétaux crucifères, qui y sont très-rares.

CANELLE. — Canelle rousse, *Cortex cinnamomi*. — *Laurus cinnamomum*, L. — Laurinées, JUSS.

La canelle est un des plus agréables aromates que produise l'Asie. Les anciens qui la connaissaient lui ont donné les plus grands éloges : les voyageurs et les naturalistes modernes nous ont laissé la description la plus complète du canellier, et les détails les plus étendus, sur la manière de recueillir son écorce précieuse.

Le canellier est originaire de l'île de Ceylan et de quelques autres îles du grand archipel de l'Asie : on l'a transporté de là à l'Ile-de-France, à Cayenne et aux Antilles, où on le cultive avec le plus grand succès. L'Amérique méridionale produit plusieurs arbrisseaux du même genre, dont l'écorce ne le cède presqu'en rien aux qualités de l'écorce du canellier asiatique *.

Le canellier est un arbrisseau très-rameux, qui s'élève jusqu'à vingt pieds, à feuilles lancéolées comme celles du laurier ordinaire, et dont les fleurs sont disposées en bouquets à l'extrémité des rameaux : toutes les parties de cet arbrisseau exhalent une odeur suave très-agréable, et qui se répand au loin.

On écorce les canelliers deux fois par an ; au prin-

* Voyez *la Matière médicale* de M. le docteur ALIBERT.

temps et en automne : on sépare l'épiderme des écorces, on les expose ensuite au soleil , où elles sèchent promptement en se roulant sur elles-mêmes : on procède ensuite au choix de ces écorces, que l'on dispose en paquets ou faisceaux, pour être embarquées.

Parmi les nombreuses variétés des canelles que fournit le commerce, on distingue surtout trois espèces :

La canelle fine ou canelle de Ceylan qui est très-mince, roulée à plusieurs doubles, d'une couleur jaune-rousse, très-fragile, d'une odeur très-suave.

La canelle moyenne qui est la canelle ordinaire du commerce. Son écorce est plus épaisse que celle de la canelle fine, et moins roulée. Sa couleur est plus rousse, sa saveur plus prononcée.

La canelle commune, improprement appelée canelle de Chine, ou *cassia lignea* *, est en morceaux peu roulés, épais, recouverts d'un épiderme rugueux, d'une couleur jaune-brun, d'une saveur âcre, assez désagréable.

Ces différentes variétés proviennent du même arbre, mais sont recueillies sur des rameaux d'âges différens. La culture et l'exposition concourent aussi à les produire; car, même à Ceylan, la canelle varie selon les

* Il ne faut pas confondre cette variété de canelle avec l'écorce du laurier cassia, *laurus cassia*, L., connue chez les droguistes sous le nom de casse en bois (*xylo-cassia*), et aussi désignée sous le nom de *cassia lignea*, de canelle de Chine, de canelle de Malabar cette écorce est épaisse, peu roulée, brune, d'un tissu grossier d'une saveur de canelle, mais âcre, un peu amère et visqueuse. Ses qualités médicamenteuses sont bien inférieures à celles de la canelle de Ceylan. — Les feuilles de cet arbuste sont très-chargées d'huile essentielle aromatique; elles portent le nom de *malabathrum* ou de feuilles indiennes. On les emploie en infusum théiforme comme stimulantes et stomachiques.

sites. On préfère la canelle fine à la canelle moyenne
pour l'emploi médicinal : la première contient moins
d'huile essentielle.

En général toutes les espèces de canelles ont une
odeur suave, une saveur agréable, aromatique, chaude,
piquante, légèrement sucrée, et qui a quelque chose de
la punaise.

On retire par la distillation de la canelle, une huile
essentielle, qui a une belle couleur d'or, une odeur
extrêmement suave, une saveur brûlante, mais d'un
prix excessivement élevé *. On obtient aussi de l'écorce
et de toutes les autres parties du canellier, surtout des
racines, un camphre très-pur : ce produit immédiat
appartient à tous les lauriers. M. VAUQUELIN a découvert
dans la canelle une grande quantité de tanin et une
matière colorante d'une nature particulière.

La canelle a des usages très-multipliés. Elle est
employée en médecine ; dans l'assaisonnement des
alimens et dans diverses préparations cosmétiques : mê-
ée aux alimens, elle en facilite la digestion, en stimulant les voies digestives et en augmentant leur con-
ractilité. On l'administre avec succès dans le traitement des diarrhées rebelles et de la leucophlegmatie,
dans quelques maladies nerveuses et dans quelques
fièvres éruptives, quand l'éruption languit. — On a
attribué à la canelle une action spéciale sur les organes
utérins : on la regarde encore généralement comme un
médicament propre à favoriser le travail de l'enfante-
ment, la sortie du placenta, et à supprimer les pertes.

---

* Cette huile essentielle de canelle a valu jusqu'à 70 francs le gros ;
celle qui arrive en Europe est presque toujours falsifiée avec l'huile
de gérofle ou celle de Ben.

Plusieurs sages - femmes ont l'habitude de donner aux femmes en travail, du vin chaud dans lequel on a fait infuser cette écorce. Dans la supposition que cette boisson excitante soit toujours prescrite dans des circonstances convenables, ses bons effets sur un organe en particulier dépendent toujours d'une vertu stimulante générale qui s'exerce sur tous les organes en même temps. — On associe la canelle aux médicamens toniques, astringens, amers, etc., etc. ; elle entre dans la composition de la thériaque, du diascordium et d'autres confections. On en prépare une eau distillée, qui a une couleur lactescente, une teinture avec les racines d'angélique, etc.; un vin. Son écorce parfume agréablement l'haleine ; elle entre dans la composition de l'élixir gengival et odontalgique.

On donne la poudre seule, mais rarement, à la dose de dix grains jusqu'à un demi-gros. — L'eau de canelle et la teinture par gouttes (dix à vingt), dans quatre à cinq onces d'un véhicule aqueux ou vineux ; le vin et le sirop par cuillerées. — On prépare l'infusum de canelle avec de l'eau de gomme, d'orge ou de riz, afin de corriger son impression trop vivement stimulante.

L'huile essentielle s'emploie à l'extérieur ; elle entre dans la préparation de quelques linimens. *Voyez les huiles essentielles.*

CASCARILLE. — Chacrille. — Ecorce éleuthérienne. — Quinquina aromatique, *Cortex cascarilla.* — *Croton cascarilla*, L. — Fam. nat. des Euphorbiacées. *

L'écorce de la cascarille est en morceaux roulés, de la grosseur de la canelle de Ceylan, mais beaucoup moins longs, et de l'épaisseur d'un quart de ligne; l'épiderme est brun, ridé dans le sens de sa longueur, souvent caché par des lychens cendrés ou blanchâtres; le corps de l'écorce est fauve; la surface intérieure est brune te de couleur d'oxyde de fer : l'odeur et la saveur de cette écorce sont fortement aromatiques. La cascarille est très-inflammable; elle répand, en brûlant, l'odeur du musc.

La cascarille croît dans les îles de l'Amérique, à la Jamaïque, à Eleuthera, dans la Virginie, la Floride, et dans l'Amérique méridionale. — On aromatise quelques liqueurs des îles avec le *croton balsamiferum*, L., et d'autres espèces d'écorces de ce genre, douées probablement de vertus semblables. L'écorce de cascarille n'a joui de quelque crédit en médecine, que vers la fin du quinzième siècle; ce sont moins ses propriétés que sa grande ressemblance avec les écorces des quinquinas gris, qui lui ont fait donner le nom qu'elle porte, et sous lequel elle est connue partout. La cascarille a été employée comme fébrifuge, dès les premiers temps de sa découverte; elle convient, surtout à cause de son principe aromatique, dans le traitement des fièvres nerveuses et ataxiques : dans ces maladies, on la com-

---

* C. *foliis lanceolatis, acutis, integerrimis, petiolatis, subtùs mentosis, caule arboreo.*

bine avec le plus grand avantage au quinquina, à partie
égale ; elle rend ce médicament plus promptement actif, et plus supportable à l'estomac. On prépare aussi une
teinture de cascarille qui est très-excitante : un vin où
entrent des substances amères ; un extrait, un sirop, etc.
On mâche la cascarille pour se parfumer l'haleine , et
fortifier les gencives ; elle provoque abondamment la sécrétion de la salive, et augmente l'appétit. — L'usage
de la fumer avec le tabac est très-répandu dans les
États – Unis et en Angleterre : elle lui communique
un parfum ambré très-agréable.

GÉROFLES. — Girofles. — Clous de Gérofle, — *Caryophyllus aromaticus* , L. — Myrtinées , Juss.

Calices et fleurs réunis, imitant un petit clou à tête
ronde, de couleur brune, bistrée ; la corolle est globuleuse à quatre pétales ; les étamines nombreuses in-
sérées sur l'ovaire ; le calice allongé a quatre divisions
au sommet : il se renfle à la maturité et forme une baie
qui est le véritable fruit. On donne aux clous de gérofle
parvenus à ce degré de développement, le nom d'*an-
tolfes, mère des gérofles, clous matrice.* La saveur des
clous de gérofle est aromatique et âcre ; l'odeur est pénétrante et très-tenace : ces fruits sont chargés d'une
huile essentielle abondante, brune, épaisse, se précipitant au fond de l'eau, d'une saveur caustique et brûlante. L'arbrisseau qui fournit les gérofles, croît naturellement dans les îles de l'Asie méridionale, surtout
dans les Moluques ; toutes ses parties sont fortement
aromatiques.

Les gérofles sont très-stimulans et très-stomachiques
on en fait beaucoup d'usage comme assaisonnement ; on

n prépare aussi des liqueurs et des parfums : mâchés, s excitent beaucoup la salivation, et quelques méde- ins les ont employés comme masticatoires. On donne es gérofles en poudre, à la dose de quelques grains, oêlés avec du sucre, comme excitans, stomachiques, et mménagogues : l'huile essentielle ne s'emploie qu'à extérieur ; elle arrête la carie des dents, et en appaise a douleur ; son action est si caustique, qu'elle rubéfie a peau et y fait naître des ampoules.

ENGEMBRE, *Radix zingiberis.* — *Amomum zingiber,*
    L. — Famille naturelle des Drymyrhisées.

Les racines du gengembre sont tubéreuses, de la osseur du doigt, palmées, aplaties, couvertes d'une orce jaunâtre, présentant des écartemens à bords rallèles d'une couleur verdâtre. Substance de la ra- ne, tubéreuse, cassante et pulvérulente, d'une couleur une ; saveur âcre, fortement aromatique. Cette cine contient une grande quantité de fécule amère. - Le gengembre croît spontanément dans les deux des. Les Chinois donnent à sa culture des soins rticuliers, et font un fréquent usage des racines nfites.

On a fait long-temps usage du gengembre comme saisonnement, avant qu'on ne l'employât en méde- ne. Dans l'Inde, on mâche cette racine, comme on âche le bétel, sous la Zône Torride : elle provoque e abondante salivation, excite l'appétit, favorise la gestion des alimens, et est généralement regardée ns toute l'Asie, comme un bon aphrodisiaque, et mme un puissant moyen d'augmenter l'excitation des ns et d'étendre la mémoire. — Le gengembre a quel-

quefois été administré avec succès contre les dévoiemens opiniâtres , les coliques flatueuses et spasmodiques. — On administre le gengembre en poudre, à l
dose de cinq à vingt grains; en infusum aqueux, p
tasses ; en infusum vineux, par cuillerées. On se sert
pour préparer ces infusum, des proportions de deux
quatre gros de racine pour une pinte de liquide.

Zédoaire , Zérumbeth , *Zedoaria longa* , *rotunda*
— *Kœmferia.* — Famille naturelle des Drymyrhisées

Les zédoaires appartiennent également à la famil
des drymyrhisées : leurs racines sont tubéreuses, com
pactes , de la grosseur d'un œuf, et plus ou moins a
rondies : on les trouve rarement entières chez les dr
guistes, mais coupées en segmens. L'épiderme a une cou
leur jaune-fauve ; il est couvert de radicules ; la part
ferme et intérieure de la racine est charnue, d'une consi
tance et d'un tissu granuleux ; l'odeur de ces racines e
aromatique, la saveur camphrée. Quelques naturalist
ont pensé que les zédoaires longue et ronde appa
tiennent à une seule racine ; que l'une en forme
partie supérieure, et l'autre la partie inférieure. C
racines , qui nous viennent des Indes-Orientales , so
employées dans les mêmes circonstances que cell
du gengembre.

La plupart des racines de la famille naturelle d
drymyrhisées ont des vertus analogues à celles des de
précédentes : elles sont très–nombreuses et appartie
nent toutes aux genres *kœmferia* , *costus*, *curcuma* ,
bina, *amantha* , *emdlia* , *amomum* * , *stissera*, etc.

---

* On emploie encore quelquefois en médecine les amomum , co

te. : elles sont toutes amères , aromatiques , stimu-
ntes, chaudes , et contiennent une certaine quantité de
cule , ordinairement colorée ; et quelques-unes, telles
ue celle du *curcuma*, une matière colorante. Les mêmes
rincipes aromatiques se retrouvent dans les graines des
nomum , et quelquefois dans leurs péricarpes · toutes
es espèces contiennent une petite quantité d'huile vola-
le ; toutes sont employées comme médicamens excitans,
omme assaisonnemens et comme parfums. Les racines
u *marantha indica* , contiennent une fécule analogue
u sagou et qui est très-nourrissante. M. PLANCHE , phar-
acien à Paris , en a retiré des racines du gengembre ,
ui avait la blancheur de l'amidon.

OIVRE BLANC ET NOIR , *Piper nigrum*, L. —Famille des
Urticées *.

Les Poivres sont des plantes sarmenteuses , qui crois-
nt dans la partie chaude des deux Indes , et qui four-
ssent des baies ou des fruits aromatiques , d'une saveur
quante et stimulante. La famille des poivriers est très-
ombreuse : le seul genre *piper* renferme beaucoup d'espè-
s , la plupart des Indes-orientales ; c'est de ce pays que
ous vient le poivre de nos cuisines ; petits grains blanchâ-
es , recouverts d'une pulpe desséchée , noire et ridée.
e poivre blanc est la même graine , débarrassée de son
veloppe extérieure. Le poivre est aromatique , d'une
veur piquante , et d'une odeur agréable : il n'y a

---

s sous le nom de grand et petit cardomome , de maniguette , de
ains de paradis , etc. , les racines du galanga , *marantha galanga* ,
les du costus d'Arabie ou chianfou , *costus Arabicus* , etc.
* P. *foliis ovato subseptem nervis , glabris , petiolis simplicis-*
nis.

pas de graine qui soit plus généralement et plus communément employée. Le poivre est un stimulant très-actif
il laisse sur la langue une impression brûlante ; il excit
l'appétit et la soif: on en assaisonne les alimens ,
surtout la charcuterie. On prépare un vin stimulant
stomachique en y faisant infuser une très-petite quanti
de poivre , à peine cinq à six grains par pinte. Les alimer
poivrés sont très - aphrodisiaques. On a quelquefois en
ployé le poivre pour guérir les fièvres, en faisant prend
avant l'accès quelques grains de poivre concassés et infus
dans l'eau-de-vie : c'est un remède dangereux, lors-mêm
qu'il réussit, par son impression trop fortement stimu
lante sur les organes digestifs. On remédie à la chu
de la luette , en appliquant sur cet organe du poiv
infusé dans du fort vinaigre. Le poivre entre aussi da
la préparation des électuaires excitans, tels que
thériaque , le diaphœnix, etc. — On trouve les mêm
propriétés stimulantes , et aromatiques dans la plupa
des espèces de poivres des deux Indes. Dans le gen
piperonia , les feuilles elles-mêmes possèdent ces pr
priétés : le *piper longum* est remarquable par la form
de ses fruits ; le *piper cubeba* , ou poivre à queue, p
l'adhérence du pédicule à sa baie ; le *piper anisatum*
nouvellement décrit par MM. HUMBOLDT et BONPLAN
exhale une agréable odeur d'anis. Le *piper betel* et
piper siriboa d'Amboine font la base du masticatoi
appelé *bétel.* Les Insulaires de la mer du sud prépare
une boisson enivrante avec le suc du poivrier enivran
piper inebrians.

IMENT.—Poivre de la Jamaïque. —Poivre de Thévet.
— Amomi. — Piment des Anglais. —Toutes Epices.
— Coques d'Inde aromatiques. — Têtes de clous.
— Grains de gérofles. — Fruits ou baies du *myrtus
pimenta*, L. —Fam. nat. des Myrtinées, Juss *.

C'est une espèce de myrthe des Antilles qui produit
tte graine, ou cette baie globuleuse : elle est de la gros-
ur d'un pois, portant les débris du calice et du pédon-
ule : son écorce est brune et légèrement chagrinée ; elle
nferme deux ou trois graines aplaties, enveloppées
une pulpe desséchée. Ce fruit a l'odeur et la saveur du
érofle, de la canelle et du poivre. Le piment est un des
romates les plus agréables : les Anglais l'emploient beau-
oup dans leurs assaisonnemens. Ce fruit est aussi un très-
on stimulant, stomachique et emménagogue. On prescrit
es graines entières, au nombre de deux ou trois ; on
es fait aussi infuser dans du vin, après les avoir con-
assées.

APSIQUE. — Poivre d'Inde. — Poivre des jardins.
— Poivre de Guinée. — Poivre du Brésil. — Poivre
long. — Corail des jardins. — Piment, *Capsicum
annuum*, L. — Famille des Solanées, Juss.

Plante annuelle, à tige rameuses, à feuilles lan-
éolées, d'un vert sombre ; à fleurs petites, blanches ;
ronopétales, à cinq divisions, soutenues par un pédon-
ule rouge et charnu : le fruit est une capsule longue de

---

* M. *foliis oblongo ovatis, glabris, alternis, racemis terminalibus
et lateralibus.*

trois à quatre pouces, et de six lignes à un pouce de diamètre vers sa base ; d'une forme cônique : elle est formée d'une enveloppe membraneuse, unie, luisante, d'abord verte, et qui devient à sa maturité d'un beau rouge de corail. Cette capsule est divisée à l'intérieur en deux ou trois loges qui renferment un grand nombre de semences plates, réniformes, jaunâtres, d'une saveur excessivement piquante.

Il n'y a point de substance plus promptement et plus vivement stimulante que les graines et les capsules du capsique : une de ces graines suffit pour provoquer des flots de salives ; pour produire de l'irritation et une chaleur sensible sur l'œsophage, l'estomac et les intestins. Appliquées sur la peau, ces graines la rubéfient très-promptement. Ces qualités stimulantes n'ont point empêché l'introduction du capsique dans nos assaisonnemens ; il sert à alonger le poivre, à donner de la force au vinaigre et à l'eau-de-vie, à confire les cornichons : on le mange aussi confit ; il a alors perdu presque toute son âcreté. Les Italiens mangent les capsules crues, avant leur entière maturité ; elles fortifient l'estomac et excitent à l'amour. Tous les capsiques ont une saveur âcre et brûlante : il y en a dont l'âcreté surpasse encore celle du capsique des jardins

SERPENTAIRE DE VIRGINIE, — Vipérine de Virginie, *Aristolochia serpentaria*, L. — *Viperina radix. ContrayervaVirginiana.*—Famille des Aristoloches, JUSS.

Les racines de serpentaire sont fibreuses, menues, presque capillaires, nombreuses, fasciculées, à fibres

---

* *A. foliis cordato-oblongis, planis, caulibus infirmis, flexuosis, teretibus, floribus solitariis.*

rameuses, recouvertes d'un épiderme jaunâtre ; d'une couleur blanchâtre à l'intérieur ; d'une odeur et d'une saveur aromatique, chaude, piquante, résineuse, térébenthinacée. Ces racines nous viennent de la Caroline et de la Virginie. Les naturels de ces pays emploient, de temps immémorial, la serpentaire contre la morsure des serpens : ils emploient au même usage *l'aristolochia anguicida*, qui croît dans les mêmes lieux. Ces plantes servaient aussi en Amérique à guérir les fièvres, avant que les médecins ne les comprissent parmi les médicamens usités. Les plus célèbres praticiens sont aujourd'hui d'un sentiment unanime sur la propriété excitante de la serpentaire de Virginie : ils ont reconnu à cette plante une grande efficacité dans le traitement des fièvres adynamiques et ataxiques avec prostration, langueur de la circulation, délire, stupeur, pétéchies, etc. Ce médicament est très-avantageusement combiné au quinquina et aux autres amers. On le donne seul en poudre, à la dose de dix grains à un demi-gros, en infusum aqueux ou vineux, etc.

CONTRAYERVA, *Radix Contrayerva*. — *Dorsthenia Contrayerva*, L. — Fam. des Urticées, Juss. *

La racine du contrayerva est de la grosseur du petit doigt, rugueuse, tuberculeuse, terminée par une queue très-alongée, et portant des radicules ou fibres latérales, qui lui donnent la forme d'un scorpion (racine scorpionnée) ; l'épiderme est brun, le corps blanchâtre, tubereux, féculent. Cette racine a l'odeur

---

* *D. scapis radicatis, foliis pinnatifido palmatis, serratis, receptaculis quadrangulis.*

aromatique des plantes ombellifères, et particulière-ment du panais ; la saveur amère, piquante et mu-cilagineuse et légèrement astringente.

Le contrayerva était, comme la serpentaire, employé en Amérique contre la morsure des reptiles vénimeux ; ce qu'indique encore son nom. Sa vertu excitante l'a rendue recommandable dans le traitement des fièvres malignes accompagnées de faiblesse et de prostration. On la mélange, dans cette circonstance, avec beau-coup de succès au quinquina, et à d'autres toniques. Sa dose, quand on l'administre seule, est de 10 à 30 grains en poudre. On en prépare une infusion vineuse à laquelle j'ai vu produire de bons effets, dans la con-valescence des fièvres adynamiques, accompagnée d'une grande faiblesse.

Le dorstenia est une plante de l'Amérique méridio-nale et des Antilles : elle a été apportée en Europe par Drack en 1581. On pense que les racines qui ar-rivent en Europe, proviennent de plusieurs espèces du même genre.

Muscade. — Noix muscade, *Nux moschata*. — *My-ristica officinalis*, L. — *Myristica aromatica*, Swartz. — Fam. nat. des Myristicées *.

La muscade est une noix arrondie et oblongue, couverte de sillons longitudinaux, droits ou tortueux, formant ensemble une espèce de réseau : la surface est roussâtre, recouverte d'une matière pulvérulente blan-che ; le corps de la noix est dur, d'un tissu uniforme, d'une couleur blanchâtre et marbrée, d'une odeur suave, aromatique, très-agréable. La muscade sauvage,

---

* *M. foliis lanceolatis, fructu glabro.*

qu'on appelle aussi *nouasse* et *azerbe*, est plus alongée, oliviforme, moins grosse, moins odorante que la muscade cultivée, et contient moins d'huile essentielle. La muscade, avant sa maturité, est revêtue de deux enveloppes : la première entière et charnue, que l'on nomme *broue* ; la seconde, que l'on nomme *mace*, ou *macis*, et improprement *fleur de muscade*, est sous la forme de membrane demi-transparente, élastique, divisée en laciniures ou digitations à bords parallèles, obtuses, d'une couleur rousse, d'une consistance cornée, ayant l'odeur et la saveur de la muscade, mais plus douce et plus agréable.

La noix muscade donne à l'analyse beaucoup d'huile grasse-odorante, d'une couleur jaune-rougeâtre, qui se fige et prend la consistance du suif; on l'appelle *beurre de muscade* ; et une petite quantité d'huile volatile très-odorante et très-active.

Le muscadier est indigène des îles Moluques. On a rencontré cet intéressant arbrisseau dans l'Amérique méridionale et dans les Antilles.

On emploie la muscade dans les assaisonnemens ; elle entre dans la composition des liqueurs et des parfums. Les pharmaciens font entrer le beurre de muscade et son huile essentielle dans quelques linimens et dans quelques onguens. Quand on tient dans la bouche une noix muscade, elle excite une abondante salivation : c'est un moyen masticatoire que l'on a quelquefois recommandé contre la paralysie des muscles qui servent à la déglutition. La muscade administrée à grande dose, cause des vertiges, l'ivresse, l'assoupissement et la stupeur, à la manière des poisons narcotiques. Cette perversion de la sensibilité nerveuse est occasionnée sans doute par un principe particulier, contenu dans ce fruit, et qui diffère du principe excitant.

Vanille. — Gousse ou fruit du Vaniller, *Vanilla offi-cinalis*, *Epidendrum Vanilla*. L. — Famille des Orchidées. Juss. *

La vanille est une des plus agréables productions végétales du nouveau monde. La suavité de son parfum, jointe à sa vertu éminemment stimulante, la rendent, essentiellement recommandable. Le liquoriste, le cuisinier, le confiseur, le pharmacien revendiquent également cette substance, tout-à-la-fois économique et pharmaceutique : elle est toujours utile à la médecine, comme stimulante et analeptique, quelque préparation qu'on lui ait fait subir.

Les fruits du vaniller, ou la vanille, sont des gousses longues de huit à dix pouces, larges de deux à trois lignes, retrécies aux deux extrémités, et ridées, sillonnées; d'une couleur brun-noir, renfermant un grand nombre de grains, petits, arrondis, bruns, enveloppés dans une pulpe noirâtre : toutes ces parties sont imprégnées d'une huile essentielle très-balsamique et très-odorante, mêlée de beaucoup d'acide benzoïque, qui s'effleurit et se cristallise sur les anciennes gousses.

Ce fruit est originaire du Mexique et du Pérou ; la plante qui le fournit, est parasite, et s'attache aux troncs des vieux arbres.

La vanille est stimulante, sialagogue, stomachique, aphrodisiaque, emménagogue : on la donne en substance, réduite en pulpe, avec du sucre ou du miel, ou en infusum vineux ; on en prépare une teinture

---

* *E. scandens, foliis ovato-oblongis, nervosis, sessilibus, caulinis, cyrrhis spiralibus.*

très-active et un sirop très-agréable , dont M. ALIBERT
a donné la composition dans sa thérapeutique. Ce
sirop , que j'ai eu occasion de goûter dans la pharmacie de M. CADET, a beaucoup d'analogie avec le sirop
balsamique de TOLU. On mêle la vanille à la pâte de
chocolat, pour la parfumer , ou pour la rendre plus
analeptique.

ACORUS VRAI. — Acorus odorant.— Roseau aromatique,
Acorus verus. — *Calamus aromaticus* , L. — Pal-
miers, JUSS.

Le feuillage de cette plante a l'aspect de celui de l'iris
des marais, *Iris pseudo-acorus* , L. Ses feuilles sont longues, étroites, en forme d'épée. La fructification est un
épi serré, d'une couleur rousse , supportée à l'extrémité
d'une tige nue et non ramifiée. Les racines sont traçan-
tes , de la grosseur du doigt, articulées , chargées de
radicules et des cicatrices des anciennes feuilles. L'épiderme est roux ; le corps de la racine est blanc-jau-
nâtre , spongieux, pulvérulent, d'une odeur et d'une
saveur aromatiques et pénétrantes , analogues au poivre.
Cette plante croît dans les marais et les étangs , en
France et dans toute l'Europe tempérée. Les racines
du calamus sont stimulantes : on les mâche pour exciter la salivation, pour calmer les douleurs de dents
causées par la carie, ou pour fortifier l'estomac. On
en prépare un infusum aqueux et vineux que l'on
prend par cuillerées. Elles entrent dans la composition
de quelques électuaires, et de l'alkool général.

Aunée. — Racine d'aunée, *Enula campana.* — *Enula helenium*, L. — Fam. nat. des Corymbifères, Juss.

L'aunée est une belle plante, dont la tige a au moins trois ou quatre pieds de hauteur. Elle est striée, velue, couverte de feuilles oblongues, embrassantes, velues et cotonneuses en dessous, ressemblant à celles du bouillon blanc, *verbascum thapsus.* Ses fleurs très-grandes et disposées en corymbe, terminent la tige; elles sont radiées : leurs rayons, comme ceux de toutes les inules indigènes, sont étroits, linéaires et très-allongés. Les racines sont rameuses, grosses, longues, charnues, fibreuses, recouvertes d'un épiderme brun; d'un tissu jaunâtre, compact, glutineux, d'une odeur aromatique, d'une saveur piquante, amère, camphrée. Quand elles sont sèches, elles répandent une odeur très- agréable de violette. L'aunée est une plante indigène : elle croît surtout dans le midi de la France : on la rencontre aussi aux environs de Paris.

La racine d'aunée, la seule partie en usage, contient beaucoup d'extrait amer, un peu d'huile volatile très-odorante et très-active, une petite quantité d'une matière résineuse analogue au camphre, et une substance semblable à l'amidon, à laquelle M. Thompson a donné le nom d'inuline. Dans la racine desséchée, on aperçoit quelques cellules qui renferment une matière cristallisée.

La racine d'aunée est stimulante, stomachique, tonique, diaphorétique, apéritive, emménagogue, vermifuge. Doit-on s'étonner, avec tant de propriétés diverses, de la multitude de compositions pharmaceutiques où on la fait entrer ? — L'aunée a été administrée avec succès dans le traitement des engorgemens des glandes, du foie, de la rate et d'autres viscères abdominaux. L'action tonique de cette racine porte également son influence salutaire sur le poumon : elle est prescrite avec avantage dans les affections catarrhales de cet organe. On la donne pour exciter les sueurs, dans quelques maladies de peau, aiguës ou chroniques, et dans celles qui menacent de délitescence. On l'emploie aussi à l'extérieur, sous forme d'onguent, contre la gale.

On donne la racine d'aunée en substance, à la dose d'un à deux gros. Quelquefois on se borne à la mâcher et à avaler la salive imprégnée de son suc. On en prépare un decoctum, dans la proportion d'une à deux onces pour une pinte d'eau, que l'on fait réduire à trois demi-setiers. Son infusum vineux (vin d'aunée) est le plus en usage : il se prépare dans les proportions d'un à deux gros de racine, pour une chopine de vin ; on le prescrit à la dose de deux jusqu'à douze onces par jour : c'est un excellent stomachique. On prépare encore avec l'aunée une conserve, un extrait et un sirop : cette dernière préparation est souvent employée dans les maladies du poumon.

On connaît un grand nombre d'inules : la plupart sont européennes : l'inule odorante d'Italie , *inula odora*, est plus aromatique et plus active que l'aunée : l'inule dysentérique, *inula dysenterica*, L., a été recommandée dans les dysentries chroniques , comme un tonique très-salutaire.

ARNIQUE. — Tabac des Vosges. — Bétoine des montagnes, *Caltha.* — *Alysma montana.* — *Arnica montana,* L. — Corymbifères, Juss.

L'arnica est une plante herbacée, vivace, d'un pied à dix-huit pouces de hauteur; ses racines, de la grosseur du petit doigt, sont couvertes de filamens fibreux : ses feuilles radicales et caulinaires sont ovales, entières, nerveuses, celles-ci sont opposées; la tige se divise en deux ou trois rameaux, qui portent à leur extrémité de grandes fleurs radiées, solitaires, à disque et à rayons jaunes : les graines sont pourvues d'aigrettes soyeuses. Toute la plante a une odeur agréable et une saveur aromatique et piquante : ces propriétés sont surtout remarquables dans la fleur et dans la racine. — Cette plante est commune sur les Alpes; son infusum est amer et très - chargé d'arome : il occasionne la cardialgie, des nausées, et quelquefois le vomissement.

Les propriétés éminemment excitantes de l'arnica, l'ont rendue recommandable pour le traitement de plusieurs maladies; mais on en a vanté, jusqu'à l'exagération, les bons effets dans des circonstances mêmes où elle est presque constamment nuisible. Les expériences de COLLIN, médecin de Vienne*, les observations que le célèbre STAHL a faites des effets de ce médicament, qu'il appelait le *quinquina du pauvre*, sont les seules sur lesquelles on puisse compter. COLLIN traita heureusement avec l'arnica une fièvre intermittente épidémique, que le quinquina faisait dégénérer en fièvre adynamique.

---

* *Arnicæ in febribus et aliis morbis putridis vires.* Viennæ Austriæ , 1775.

D'autres praticiens ont constaté ces propriétés, en administrant ces substances dans les mêmes circonstances. STAHL administrait l'arnica dans les fièvres muqueuses et adynamiques , et dans la dysenterie adynamique ; après avoir évacué les premières voies , et lorsqu'il n'existait plus aucune trace d'inflammation. Ces faits constatés par des observateurs aussi judicieux , confirment bien la haute opinion , que tous les médecins qui ont administré l'arnica , doivent avoir eue de ses vertus. Je crois cependant qu'il ne faut admettre qu'avec une juste méfiance les assertions de quelques praticiens, sans doute plus zélés que fidèles observateurs , sur les éminentes propriétés de cette plante , dans le traitement des convulsions , de l'amaurose, de l'apoplexie, des maladies laiteuses , de la goutte , etc.

La propriété dont jouit l'arnica , d'occasionner la cardialgie , favorise le dégorgement des vaisseaux capillaires artériels : c'est pourquoi l'infusum de cette plante a été tant vanté comme vulnéraire , contre les contusions et les meurtrissures, les épanchemens sanguins ; à la suite des coups ou des chutes violentes. L'épithète de *panacea lapsorum* , qu'on a donné à ce remède , est relative à cette propriété : mais le peuple en abuse en l'administrant sans discernement.

La poudre d'arnica est fortement sternutatoire * ; sa racine mâchée provoque abondamment la salive.

On donne l'arnica en poudre , mêlée avec le miel ou un électuaire, et à la dose de dix à trente grains. — Son infusum aqueux se prépare avec environ une demi-once de racine ou de fleurs , dans un litre d'eau bouillante ;

---

* HALLER (*Histor. stirp.*) croit que le mot *d'arnica* dérive de *tarmica.*

le decoctum est toujours trop chargé et désagréable : on prend indifféremment les racines ou les fleurs. Stahl donne la préférence à celles-ci. On donne cet infusum par tasses, toutes les deux ou trois heures. On prépare un extrait avec les fleurs d'arnica, dont la dose est de vingt grains à un gros. On ajoute à l'infusum un sirop muci- lagineux de gomme ou de guimauve, afin de rendre son action vivement excitante, plus supportable à l'estomac ; on l'associe, dans quelques circonstances, au camphre et au quinquina.

Ail , *Allium.*

La famille des aulx présente des caractères d'analogie de formes, de propriétés physiques et chimiques, ex- trêmement remarquables : ces plantes sont toutes bul- beuses, leurs feuilles radicales sont fistuleuses ou planes, comme dans le poireau ; leur tige est une hampe, ter- minée par les fleurs, disposées en têtes arrondies, ou en corymbe, toujours enveloppées d'une spathe membra- neuse, avant leur épanouissement ; les corolles offrent six divisions profondes, six étamines, un style, et une cap- sule à trois loges.

On connaît un grand nombre d'aulx; la France seule en produit plus de vingt espèces, dont plusieurs sont alimentaires ; telles que, l'ail commun ou cultivé, *allium sativum*; l'ail échalote, *allium escalonicum*; l'ail oignon, *all. cœpa* ; l'ail civette ou appétit, *all. schœnoprasum* ; l'ail poireau, *all. porrum.* Toutes ces plantes, dont on mange également les bulbes et les feuilles, ont une odeur forte, pénétrante, et une saveur piquante ; toutes sont en même temps alimentaires et stimulantes; toutes donnent à l'analyse chimique une matière mucoso-sucrée abon- dante ; une huile volatile, très - soluble dans l'eau, plus ou moins âcre, qui stimule les yeux, et provoque la sortie des larmes ; un peu de souffre, et même de phosphore ; toutes dégagent par la décoction du gaz hydrogène sulfuré, qui colore les vases de cuivre ou d'argent qui servent à leur préparation culinaire ; toutes perdent par l'impression d'une forte chaleur, une grande partie de leurs principes âcres et stimulans, qui s'adoucissent aussi dans les climats chauds, et se dissipent presqu'entièrement par la dessication : ces propriétés ont une ressemblance très-remarquable avec celles des végétaux crucifères, et cette analogie existe également dans leur médication.

L'ail cultivé et l'ail des vignes (*allium vineale*) sont les espèces de notre climat, les plus stimulantes ; mais on donne, avec raison la préférence au premier, étant plus commun, et plus employé pour l'usage économique. L'ail introduit dans l'estomac, avec les alimens, stimule cet organe, excite l'appétit, favorise la digestion, et devient un des plus utiles assaisonnemens ; ses parties odorantes, exaltées par la chaleur du corps, en pénètrent, et en imprègnent en peu d'instans, tous les organes et toutes les humeurs. L'odeur de l'ail se communique à l'urine, à la sueur, au lait des nourrices, à l'humeur des cautères, et jusqu'à la liqueur spermatique ; l'air qui s'échappe des poumons dans la respiration en est pour ainsi dire infecté, et il est impossible de masquer, ou de faire disparaître cette odeur repoussante. Cette même propriété de l'ail d'imprégner de son odeur tous les tissus, se manifeste sur les animaux. L'ail mêlé au manger des volailles, communique son odeur à leur chair ; le lait des vaches, qui broutent dans les pâturages des montagnes, une espèce d'ail qui y croît très-communément (*allium ursinum*), retient l'odeur de cette plante.

Le même effet a encore lieu quand on pratique des friction avec ce bulbe sur le bas — ventre, sur les jambes, à la plante des pieds, etc.

On emploie l'ail dans les assaisonnemens, pour relever le goût des alimens, pour en favoriser la digestion; il est lui-même, avec la plupart des espèces de ce genre, un aliment très-nourrissant.

L'ail est le stimulant de tous les organes : c'est en vertu de cette propriété, qu'il s'oppose à la contagion, en augmentant l'activité organique, et en rendant les tissus moins susceptibles de l'impression des miasmes. Le peuple mange de l'ail, souvent dans cette seule intention : les personnes qui ne peuvent souffrir sa saveur âcre et désagréable, en portent dans leurs poches *.

L'ail agit sur l'organe pulmonaire, et favorise l'expectoration ; il convient de l'administrer sous forme de médicament ou d'aliment, aux personnes affectées de catarrhes chroniques, d'asthme humide ou pituiteux. J'ai souvent prescrit, dans ces circonstances, le sirop d'oignons blancs, préparé par décoction, à vase clos, et édulcoré avec le miel.

Quelques médecins pensent que la vertu pectorale des substances alliacées, dépend en partie de la petite quantité de souffre qu'elles contiennent, et de l'hydrogène sulfuré qui se forme pendant la décoction et la digestion de ces végétaux.

L'ail est un bon vermifuge : on le donne aux enfans en decoctum dans du lait ; ou on l'applique en frictions

---

* Les anciens attribuaient à l'ail, la vertu d'éloigner les serpens.

At si fortè sopor fessos depresserit artus ,
Anguibus à nocuis tuti requiescare possent.

sur le bas-ventre ; l'absorbtion est prompte, et les vers sont rendus encore vivans ; les lombricoïdes paraissent surtout très-sensibles à cette médication.

L'ail réduit en pulpe, et appliqué sur la peau, la rubéfie et produit des ulcérations qui sont assez difficiles à cicatriser : c'est un bon vésicatoire extemporané : la pulpe de l'ail favorise beaucoup l'action des sinapismes.

De toutes les propriétés de l'ail, la plus singulière est celle d'exciter la fièvre, en en introduisant dans l'anus un cayeu dépouillé de son épiderme ; mais cette propriété est encore dépendante de la vertu excitante de cette substance : c'est encore la même vertu qui agit comme diurétique, sudorifique, lymphatique, alexipharmaque, aphrodisiaque, carminative, fébrifuge, antiscorbutique, antispasmodique, etc.

BERGIUS recommande le suc d'ail contre la surdité, (*in surditate rheumatica*) : on imprègne de son suc un morceau de coton, que l'on maintient dans le conduit auditif, jusqu'à la rubéfaction de la peau. — Le même auteur prescrit l'ail dans le traitement des fièvres intermittentes.

Les aulx perdent par la cuisson, leur huile essentielle, et presque toute leur activité : la pulpe cuite de ces végétaux, n'est plus qu'émolliente. On l'applique avec avantage sur les tumeurs inflammatoires un peu indolentes; on prépare souvent des lavemens et des cataplasmes excellens avec le poireau (*allium porrum.*)

L'ail s'emploie sous différentes formes : on le mâche; on en avale les gousses, dépouillées de leur épiderme, et trempées dans l'huile : c'est ainsi que BERGIUS prescrit l'ail comme fébrifuge. On prépare avec la pulpe, et quelqu'autre substance molle ou pulvérulente, des pilules, qu'il ne faut pas conserver plus de trois jours : un sirop ; un liniment ; un élixir ; un oxymel, etc. L'ail est un des principaux ingrédiens du vinaigre des quatre voleurs.

On attribue à l'ail une propriété antispasmodique ; ce que paraît indiquer son odeur fétide et pénétrante. Est-ce par son action sur le système nerveux, que cette substance dissipe si promptement l'ivresse ? une soupe à l'oignon produit presque toujours cet effet.

L'ail a été prescrit avec succès dans le traitement de l'anasarque et de l'hydropisie ; il entre avec des résines purgatives dans la composition des pilules hydragogues d'Helvétius.

Bourgeons de sapin, *Gemmæ abietis.*

Jeunes rameaux de sapin, recueillis à la pousse du printemps, ayant la forme de petits cylindres coniques ; ils n'ont point encore acquis la consistance ligneuse, et sont recouverts des feuilles naissantes et d'écailles épidermoïques, membraneuses et rousses. Leur odeur et leur saveur sont aromatiques, résineuses, un peu acides et astringentes. On fait au mois d'avril et de mai la récolte de ces bourgeons, sur toutes les espèces de sapins ; ceux du pin sauvage (*pinus sylvestris*) sont plus gros et plus résineux.

La sève qui gonfle ces bourgeons à l'époque de leur récolte, est mêlée à une matière résineuse encore peu élaborée, et miscible à l'eau : le decoctum se charge de ce principe ; cette eau résineuse et légèrement astringente passe facilement dans la circulation, et imprègne en peu d'heures toute l'économie de ses molécules stimulantes : les propriétés des bourgeons de sapins ont la plus grande analogie avec celles des substances balsamiques et résineuses ; mais leur médication plus douce, n'est point accompagnée des mêmes inconvéniens. On recommande ces bourgeons dans l'atonie des viscères, le scorbut, la blennorrhagie, la leucorrhée chroniques, l'asthme humide, les affections catarrhales, et dans quelques phtisies. —Les habitans des Alpes mangent ces bourgeons frais. Je n'ai jamais remarqué que ce singulier aliment, dont j'ai fait long-temps usage, lorsque j'étais en Suisse, pour me guérir du scorbut, causât le moindre trouble à mes digestions. — On administre aussi les bourgeons de sapins en infusum aqueux et vineux. — On les a quelquefois employés en lotion, contre les gales et les dartres rebelles.

Baies de laurier, *Baccæ lauri.* — Fruits du *Laurus nobilis*, L.

Fruits oblongs, pisiformes, bruns-noirâtres, verts avant leur maturité, recouverts d'un brou sec, membraneux, renfermant un fruit pulpeux, mucilagineux, huileux, ayant à-peu-près la couleur et la consistance de la muscade, et la saveur aromatique du piment. — Les baies de laurier contiennent une huile très-aromatique, d'une saveur chaude et brûlante, que l'on obtient par expression, par décoction ou par distillation. On prépare avec cette huile un onguent, en la mêlant avec de l'axonge ou du cerat ; c'est un médicament très-excitant et employé avec avantage en frictions dans l'atonie des muscles, les rhumatismes, et pour le pansement des plaies qui suppurent. — L'huile de laurier est carminative : on l'administre en lavemens : elle entre dans un grand nombre d'alkools composés et dans quelques onguens.

BAIES DE GENÉVRIER , *Baccœ juniperi.*

Les baies du genévrier *juniperus communis.* L. ont la forme d'un pois : écailleuses avant leur maturité *, recouvertes alors d'un épiderme brun , renfermant une pulpe jaunâtre et deux ou trois graines anguleuses et très-dures; la saveur de ces baies est aromatique , chaude et résineuse ; leur odeur est aussi aromatique , surtout quand on les brûle ; elles contiennent de l'huile essentielle et un extrait amer , un peu résineux : ces baies sont stomachiques , carminatives et légèrement diurétiques. On en prépare un extrait ou rob liquide, épais, brun, aromatique ; ayant une saveur légèrement amère, résineuse, sucrée et un peu empyreumatique : ce rob est un très-bon stomachique ; on le donne à la dose d'un gros.

J'ai souvent réuni ce rob à celui de gentiane et à l'extrait de quinquina , pour l'usage des convalescens de longues maladies , qui avaient épuisé presqu'entièrement leurs forces. — L'huile volatile de genièvre , que l'on retire par distillation , est un très-bon stomachique et un excellent carminatif, qu'il faut donner seulement à la dose de quelques gouttes sur du sucre ou dans une potion édulcorée : cette huile entre dans quelques composés pharmaceutiques. —Les baies de genièvre, mises sur des charbons ardens , répandent une fumée très-aromatique , et très-propre à masquer la mauvaise odeur de la chambre des malades. Des flanelles imprégnées de la vapeur du genièvre et appliquées sur la peau, augmentent l'action de ces exhalans , et en général l'action

---

* Ces baies sont des cones arrondis , comme ceux des cyprès et des thuyas.

onique de cet organe et des organes soujacens. J'ai sou-
ent employé ces fumigations dans le traitement des
humatismes. On prépare en Belgique et en Allemagne
ne eau-de-vie de genièvre, dont l'usage est très-ré-
andu dans ces contrées, et qui remplace avantageusement les autres liqueurs alkooliques ou fermentées.

Le bois de genevrier est sudorifique : j'en parlerai
en traitant de ce genre de médicamens verticillées.

LABIÉES.

« Les Labiées, dit M. DECANDOLE, constituent la
famille la plus naturelle peut-être, de tout le règne
végétal ; la ressemblance de leurs formes est telle,
qu'aucun naturaliste n'a tenté de les désunir, et qu'à
peine on peut les séparer en groupes secondaires, ou en
genres : les propriétés de ces plantes offrent une ressemblance tout aussi frappante, et nulle part l'accord des
propriétés avec les formes n'est mis aussi complettement
à découvert par la nature. »

Les labiées présentent en effet la plus grande ressemblance dans leurs formes botaniques ; leurs tiges herbacées ou ligneuses, sont symétriques, simples et quarrées,
leurs rameaux et leurs feuilles opposées deux à deux ; celles-ci ordinairement simples et crénelées ; les fleurs verticillées ou disposées en anneaux ; et composées d'un calice
persistant d'une seule pièce, d'une corolle monopétale
à deux lèvres, de quatre étamines, dont deux constamment plus longues, d'un style bifurqué et de quatre
graines nues. Toutes les parties de ces plantes sont

couvertes de glandes qui sécrètent une huile volatile et balsamique d'une odeur plus ou moins agréable. Les labiées croissent de préférence dans les climats chauds.

Les labiées renferment deux principes bien distincts: un principe amer, fixe, gommeux et résineux; et un principe aromatique et volatile. Ils existent dans ces plantes à diverses proportions ; le premier abonde dans les labiées amères, telles que les bugles (*ajuga*), les *lamium*, les *stachys*, et d'autres labiées peu en usage : le principe aromatique abonde dans toutes les labiées très-odorantes, l'hysope , le basilic , la sariette , le romarin , la mélisse, la menthe. Quelques espèces contiennent ces deux principes à proportion égale : ce sont les labiées *amères-aromatiques*, dont j'ai fait une classe séparée, en les réunissant à d'autres substances qui ont les mêmes propriétés médicales : la plupart des germandrées (*teucrium*), le marrube , etc. , sont amères-aromatiques. Les labiées donnent encore d'autres principes moins essentiels ; tels que du tanin , de l'acide gallique, et du camphre ; cette dernière substance est dissoute dans les huiles essentielles de toutes les espèces aromatiques de ce genre , et se cristallise dans ces liquides tenus en repos et exposés en plein air , à une température capable de les volatiliser.

Les labiées aromatiques , qui font partie de cette classe de médicamens, sont essentiellement excitantes ; dans leurs médications elles stimulent, elles échauffent tous les organes , elles augmentent leur force et leur action tonique ; tantot , agissant comme stomachiques , elles facilitent la digestion des alimens , auxquels on les associe pour l'assaisonnement ; comme sudorifiques , en favorisant les sueurs ; comme emménagogues, en provoquant les règles ; comme béchiques , en favorisant l'expectoration. Ces différens modes de médication, ne sont que des effets divers d'une même cause et d'une même propriété : cependant les premiers observateurs de ces médications, ont cru devoir considérer les labiées sous le rapport de ces diverses propriétés spéciales, comme formant plusieurs groupes appartenant à plusieurs classes de propriétés différentes. Cette erreur ressemble beaucoup à celle que LINNÉE a commise en négligeant le type essentiel de cette famille naturelle, pour placer dans la seconde classe de son système les espèces à deux étamines. (Labiées diandriques.) Il faut convenir cependant que quelques labiées paraissent, indépendamment de leurs médications communes, agir d'une manière plus spéciale, ou plus marquée, sur quelques organes ou sur quelques appareils organiques : ainsi les germandrées, sur l'appareil digestif; les lamiers, l'hysope, et le lierre-terrestre (*glechoma*), sur l'appareil pulmonaire ; les menthes et le scordium, sur l'appareil nerveux ; la balotte ou marrube noir, sur l'utérus ; que les unes doivent être par conséquent employées de préférence comme fébrifuges, les autres comme béchiques, céphaliques, antispasmodiques, quoique jouissant toutes, mais à différens degrés de ces mêmes propriétés. C'est ainsi que les diverses élaborations, et les divers mélanges auxquels la nature soumet le même principe aromatique, modifient et changent dans les différentes espèces de ces végétaux, l'odeur et la saveur ; les uns, tels que les origans, la sarïette, le basilic, le thym, sont imprégnés d'une huile essentielle abondante et parfumée, qui les rend propres à l'assaisonnement de nos mêts ; d'autres, tels que la mélisse, le romarin, la lavande, servent à la préparation des eaux spiritueuses, et des parfums ; d'autres enfin,

par des combinaisons nouvelles du principe aromatique
avec le principe astringent, communiquent aux infusum l'odeur et la saveur du thé.

Les labiées sont fréquemment employées en médecine;
et comme tous les individus de cette famille contiennent
le même principe excitant, elles jouissent toutes d'une
propriété commune ; ainsi chaque pays, chaque climat
emploie indifféremment les labiées que la nature y fait
naître: cette différence dans le choix des espèces est déjà
très-sensible, du nord au midi de la France. La plupart
des labiées en usage en Italie sont des espèces différentes
de celles que nous employons ; et si l'on remarque
quelques différences dans leurs vertus, elle dépend
moins de celles des formes, que de celles des climats
et de la température.

Les labiées sont toutes stimulantes, stomachiques
cordiales, carminatives, sudorifiques, antispasmodiques
et emménagogues ; leurs parties volatiles et aromatiques,
atténuées et exaltées par la température du corps, irra-
dient du centre à la circonférence et pénètrent toutes
les parties de l'économie, dont elles augmentent le degré
d'excitation et de force tonique. On emploie ces plantes
ou leurs produits immédiats, pour fortifier l'estomac, favoriser la digestion, pour augmenter l'action
du cœur, des vaisseaux sanguins, de l'appareil pulmonaire et nerveux. Les labiées excitent la transpiration,
la sécrétion menstruelle et l'expectoration, augmentent
l'action du système lymphatique, dissipent l'anasarque et favorisent, dans les diverses hydropisies, l'ab-
sorption des membranes séreuses. On les a employées,
avec succès, dans la chlorose, dans les affections soporeuses, dans la paralysie et l'apoplexie. On les administre

n poudre, en infusum aqueux, vineux ou alkoolique, n extrait, etc.; en bains et en lotions aqueuses et vi-euses *.

ROMARIN, *Rosmarinus officinalis*, L.; *Herba rosma-rini hortensis.*

Ce sous-arbrisseau toujours verd, est originaire du midi de l'Europe; ses feuilles sont linéaires, réfléchies ar leurs bords, et blanchâtres en dessous; ses fleurs *anthos* fleurs par excellence) sont, verticillées, et dis-osées en bouquets latéraux. Toute la plante répand une deur forte, aromatique et camphrée : elle contient une uile volatile très-odorante, dans laquelle PROUST a ouvé un seizième de camphre. —On recommande l'in-sum de cette plante dans la faiblesse des organes qui rvent à la digestion, dans la chlorose, les diarrhées roniques et opiniâtres, dans l'atonie nerveuse et les fections spasmodiques qui dépendent de la même cause. n prépare avec le romarin, l'eau spiritueuse de la eine d'Hongrie.

SAUGE, *Folia salviæ*: *Salvia officinalis*, L.

La sauge est une plante souligneuse, dont les feuilles rsistantes sont pétiolées, ovales, crénelées, rugueuses réticulées, velues, cotoneuses en dessous, et d'un rt glauque ou violacé : leur odeur est forte, aroma-ue, camphrée, approchant un peu de celle du ro-arin : leur saveur aromatique, amère, est légèrement

---

* La dessication des labiées, en dissipant leur eau de végétation, gmente nécessairement la proportion du principe aromatique exci-t : il en faut donc un volume moindre pour produire le même et.

astringente. Aucune plante n'a été plus vantée que l
sauge, et ne mérite moins l'oubli presque général o
elle est restée depuis un siècle. Son nom latin *salvia*, qu
vient, à ce que l'on croit, de *salvere*, sauver, ren
dre la santé, répond à ses propriétés médicatrices, dé
connues des anciens : l'ecole de Salerne s'exprime, ave
enthousiasme, sur ses vertus :

Cur moriatur homo, cui salvia crescit in horto ?

La sauge est en même temps excitante et tonique
ces deux propriétés sont dues au mélange intime d
deux principes que cette plante contient dans ses tig
et dans ses feuilles : l'huile essentielle balsamique et l'
cide gallique ; ce dernier principe astringent, en mod
fiant la vertu excitante de la sauge, la rende très-propr
à remplir plusieurs indications, où l'union de ces deu
propriétés est nécessaire; elle convient ainsi dans le trai
tement des fièvres muqueuses, adynamiques et ataxique
accompagnées en même temps de la faiblesse des organe
de dévoiemens, de sueurs colliquatives, d'hémorrhagi
passives et de l'atonie du système nerveux; dans la dia
rhée, la dysenterie chronique, la boufissure, l'anasa
que, l'hydropisie ; dans les vertiges, les tremblemer
nerveux, la paralysie, etc.

On donne, avec le plus grand avantage, l'infusu
aqueux de sauge, dans les sueurs passives, qui accon
pagnent les affections adynamiques, les maladies orga
niques, la fièvre hectique, etc. Cette médication serai
elle produite par le transport du principe astringent d
cette plante sur les vaisseaux exhalans ?

On a recommandé les bains de sauge, dans l'endurci
sement cellulaire des enfans nouveaux-nés, comme u
moyen presque constamment salutaire : je n'ai jama

u l'occasion d'observer l'effet de ces bains, dans le trai-
:ment de cette singulière maladie.

On emploie le vin de sauge dans le scorbut des gen-
ves, les aphtes et les ulcères atoniques.

On préfère, pour l'usage médicinal, la sauge à pe-
tes feuilles ou sauge de Provence, *salvia officinalis
ngustifolia*, qui n'est qu'une variété de la grande
auge, mais plus chargée d'huile essentielle et qui est en
nême temps plus aromatique.

La sauge entre, comme assaisonnement, dans quel-
ues mets. J'approuve beaucoup la coutume que l'on
, dans la Suisse allemande, d'envelopper de feuilles
e sauge, les viandes que l'on fait rôtir.

AVANDE. — Grande Lavande. — Spic. — Aspic. —
Faux Nard, *Lavendula spica*, L.

Tige de quinze pouces à deux pieds, menue, droite,
esque nue ; les feuilles sont linéaires, étroites, à bords
fléchis, et blanchâtres : fleurs en épis terminaux,
rticillées, bleues, très-aromatiques, très-suaves : la
vande est originaire du midi de l'Europe.

On extrait de la lavande une huile essentielle d'un
ert glauque, d'une odeur et d'une saveur très-aroma-
ques. PROUST a obtenu de cette huile une grande quan-
té de camphre ; cependant elle n'en a pas l'odeur.

On fait très-souvent usage de la lavande à l'intérieur :
le entre dans la composition des bains aromatiques :
n emploie son huile essentielle, en frictions, dans les
aumatismes chroniques et dans la paralysie. On prépare,
vec la lavande, une eau distillée et une eau spiritueuse
lorantes. Les fleurs entrent dans plusieurs composés
harmaceutiques, dans l'eau vulnéraire, l'alkool im-
érial, le vinaigre antiseptique, etc.

LAVANDE STÆCHAS. — Stæchas d'Arabie, *Lavandula
stœchas*, L.

Cette espèce est remarquable par ses épis garnis de
larges bractées, qui les font paraître écailleux, et par la
touffe de feuilles qui les couronne : cette plante est indigène dans le midi de l'Europe, et particulièrement dans
les îles Stæchades (îles d'Hyères). Ses fleurs sont pl
odorantes et plus aromatiques que celles de la grande la
vande : ses propriétés sont d'ailleurs les mêmes. Elle
est peu en usage aujourd'hui. On en prépare encore
un sirop, que l'on emploie dans les maladies nerveuses.

THYM VULGAIRE OU DES JARDINS. — Pouliot, *Thymu
vulgaris*, L.

Cette petite plante ligneuse est couverte de feuille
très-menues, très-nombreuses, étroites, blanchâtres : se
tiges sont terminées par des épis de fleurs rougeâtres: tou
tes ces parties sont très-aromatiques et chargées d'huil
essentielle. Le thym est originaire des provinces chaude
de l'Europe : on le cultive dans les jardins pour servi
d'assaisonnement. Une variété, a l'odeur agréable d
citron. — Le thym est employé aux mêmes usages qu
les autres labiées : on en tire, par la distillation, un
huile essentielle brune, très - aromatique et très - âcre
que l'on n'emploie jamais qu'à l'extérieur, dans les pom
mades et dans les linimens.

Le thym entre dans la composition d'un onguent ar
tipsorique qui a la propriété de guérir la gale, en l'em
ployant en friction sur les mains : on le prépare en mê

lant ensemble partie égale de poudre de thym, de fleur de soufre et d'axonge : on ajoute à cette pommade un peu d'huile essentielle de thym ou de lavande ; et par once, vingt grains de précipité rouge mercuriel (deutoxyde de mercure). — On use de cette pommade matin et soir, en frictions sur les mains et les poignets, à la dose d'un gros chaque fois : on pratique ces frictions pendant une demi-heure, et on nettoye ensuite la peau dans de l'eau légèrement savonneuse. On frictionne les petits enfans avec un demi-gros de cette pommade, à la plante des pieds. Ce remède excite pendant les premiers jours de son usage, une légère fièvre, et provoque la sortie d'un grand nombre de boutons, qui se dessèchent et tombent en écailles, dans l'espace de quinze à vingt jours : il n'a ni l'odeur désagréable du soufre, qui est masquée par celle du thym, ni aucun des désagrémens des autres pommades antisporiques.

On pourrait faire servir à l'usage médicinal un grand nombre d'espèces de thyms, telles que les *thymus acynos* et *alpinus*; le thym serpolet, *thymus serpillum*, dont on prépare dans les pharmacies une eau distillée aromatique, encore en usage dans les affections spasmodiques du poumon : ces espèces *succédanées*, sont toutes douées de propriétés analogues, et ne méritent de préférence qu'autant qu'elles croissent plus communément dans les contrées où on les emploie comme assaisonnemens et comme médicamens.

MÉLISSE. — Herbe de citron. — Citronelle. — *Apiastrum.* — *Melissa officinalis*, L.

Plante herbacée, à tiges droites d'un à deux pieds, à feuilles ovales, crénelées, un peu luisantes en dessus;

fleurs en grappes axillaires, blanches ou rosées; odeur aromatique, suave, de citron. — Originaire du Midi.

La mélisse jouit de toutes les propriétés des labiées. On l'emploie fréquemment en médecine, comme stimulante, stomachique, diaphorétique, antiasthmatique, anticatarrhale, emménagogue; contre la débilité musculaire, la paralysie, la syphilis, soit en infusum aqueux, soit son eau spiritueuse, si connue sous le nom d'*eau de mélisse* ou d'*alcoholat*; à l'intérieur ou à l'extérieur, en bains, en fumigations ou en frictions. — C'est une des labiées qui garde le plus long-temps son odeur. — La mélisse entre dans la composition de l'eau vulnéraire.

Hysope, *Hysopus officinalis*, L.

Plante souligneuse, à tiges dressées, velues, arrondies, hautes d'un à deux pieds; à feuilles linéaires, lancéolées, d'un vert intense; fleurs axillaires, serrées, nombreuses, ordinairement bleues, quelquefois rouges ou blanches. Cette plante, abondante dans tous les pays chauds, croît aux environs de Paris. L'hysope a une odeur gracieuse, aromatique, qui ne ressemble à celle d'aucune autre labiée, et qu'elle communique à son infusum : elle a été employée dans tous les temps, comme pectorale et incisive, dans les catarrhes chroniques et l'asthme humide. On prend alors l'infusum de la plante seule, ou mêlée à d'autres plantes pectorales, adoucissantes ou excitantes; mais je ne sais ce qu'il y a de réel dans ces propriétés de l'hysope, sur lesquelles je n'ai d'ailleurs aucune expérience : je l'ai vu souvent prescrire par des médecins qui n'en savaient pas plu

uemoi, et qui suivaient machinalement un usage reçu,
t indiqué par toutes les Pharmacopées.

Origans. — Marjolaines, *Origana.*

Les origans sont des labiées très-remarquables, par la
orme de leurs fleurs, garnies de bractées ovoïdes
mbriquées ; par leur disposition en corymbe, et
urtout par l'odeur suave et balsamique qu'exhalent
outes leurs parties. — On connaît un grand nombre
l'espèces d'origans ; quelques-unes sont indigènes et du
nidi de la France : la plupart croissent dans le midi de
Europe. On en fait usage comme des autres labiées :
n en prépare des bains et des fumigations aromatiques,
t des huiles essentielles fort actives. — L'origan vul-
aire ou sauvage, *origanum vulgare*, L., croît partout
n France dans les pâturages secs, et fleurit en été. On
ultive dans les jardins l'origan marjolaine, *or. majo-
ana*, L., et l'origan nain, *or. humile.* L'origan d'E-
ypte, ou l'origan à coquilles, *or. Ægyptiacum*, L.,
r. *majoranoïdes*, Wild., est une plante d'orangerie,
ont l'odeur aromatique est une des plus agréables que
e connaisse ; elle sert dans les assaisonnemens.

Basilic, *Ocymum basilicum*, L.

Le basilic est une plante herbacée, annuelle, origi-
aire des Indes orientales ; dont toutes les parties, fraî-
hes ou desséchées, exhalent l'odeur aromatique la plus
énétrante et en même-temps la plus suave : cette plante
artage les propriétés stimulantes de toutes les labiées
romatiques, et ne mérite pas l'oubli dans lequel la
aissent la plupart des médecins. — Le basilic est un
ssaisonnement fort recherché des méridionaux. On en

prépare, avec la sauge, un infusum qui a un arome très-
agréable, et qui stimule l'estomac et favorise la digestion ; on en prépare aussi des bains et des fumigations :
on obtient de cette plante, par distillation, une eau aromatique et une huile volatile très-odorante. Elle entre
dans plusieurs alkools composés, tels que l'alkool général, celui de menthe composé, l'alkool aromatique
de SYLVIUS, etc.

On cultive dans nos jardins, une autre espèce
de basilic dont toutes les parties sont beaucoup plus
grandes (*ocymum majus*); mais elles sont moins chargées d'huile essentielle.

SARIETTE, ou SADRÉE, *Satureia hortensis*, L.

Je ne dirai qu'un mot de cette plante aromatique
Son odeur est forte et pénétrante; elle est chargée de
glandes brunes qui recèlent beaucoup d'huile essentielle
son action stimulante sur les glandes salivaires es
très-prononcée : mêlée aux alimens, elle leur donne
un bon goût et en facilite la digestion. Elle stimule auss
très-vivement les organes sexuels et provoque le flu
menstruel. La sariette est originaire de l'Europe méridionale : elle est cultivée dans tous les jardins. — Le
satureia thymbra ou *capitata* (thym de Crète), son
fréquemment employées en Italie.

GERMANDRÉE MARITIME, OU COTONNEUSE. — Marum
— Marum de cortuse, *Teucrium marum*, L.

Petite plante ligneuse, dont les ramilles sont nombreu
ses, couvertes d'un duvet blanchâtre, et portent de petite
feuilles ovales, lancéolées, à bords réfléchis, blanchâtres en-dessous, semblables à celles du thym; les fleu

ont rougeâtres, dans des calices velus, et disposées en
pis lâches : odeur suave, aromatique, camphrée; sa—
eur amère, chaude, aromatique. — Cette jolie plante
st originaire de l'Europe méridionale : on la rencontre
ir les plages sablonneuses de la Méditerranée.

Le marum renferme beaucoup d'huile essentielle
mprégnée de camphre; son action sur l'économie est
uissamment stimulante : elle est analogue à cette sub-
ance active à laquelle M. le docteur BODARD donne le
narum pour succédané : cette labiée semble réunir
out-à-la-fois la vertu stimulante et antispasmodique, et
onvenir par conséquent dans les maladies asthéniques
t nerveuses, dans la langueur des digestions, la fai-
lesse du système circulatoire et musculaire, dans les
naladies soporeuses, la syncope, l'hypochondrie, la
aralysie, etc.

Les chats ont un amour singulier pour cette plante;
s la recherchent avec encore plus de passion que la
rande valériane et la cataire (*nepeta cataria*, L.). Il
st très-difficile de la sauver de la destruction de ces
nimaux qui se roulent sur elle avec une sorte de
reur érotique.

MENTHES, *Menthæ*.

Les menthes sont des végétaux très-remarquables,
t qui forment dans la famille des labiées le genre
 plus distinct, par leur corolle presque régulière et
 lobes planes, par leurs étamines écartées et presque
gales, par leur odeur pénétrante et volatile, par
ur saveur éthérée, et même par les lieux où elles
roissent la plupart.

Toutes les menthes ont une odeur aromatique, qui

n'appartient à aucune autre espèce de plantes : leurs
feuilles mâchées impriment à la bouche une sensation
ardente, qui est suivie au même instant d'une sensation
de froid semblable à ce qu'on éprouve quand on ouvre
la bouche à un courant d'air. Cet effet est probablement produit par la prompte volatilité de l'huile essentielle de ces végétaux, mise en expansion par la
chaleur vitale ; ce qui a lieu d'une manière bien
remarquable dans la volatilisation de l'éther, versé
sur quelque partie du corps. Les menthes contiennent
toutes, une plus ou moins grande quantité d'huile essentielle volatile et éthérée : celles qui croissent dans
les marais, en fournissent davantage. Proust a découvert aussi dans ces labiées une petite quantité de
camphre.

Les espèces des menthes sont fort nombreuses : on
en connaît aujourd'hui plus de soixante. La plupart
appartiennent aux climats tempérés ; quelques espèces
croissent dans le Nord. Un sol humide et sablonneux
paraît particulièrement leur convenir.

Les menthes sont toutes stimulantes, et essentiellement antispasmodiques : ces vertus que possèdent éminemment ces végétaux, les rendent recommandables
dans le traitement des maladies internes et externes ; et
c'est sans doute à cause de ces propriétés, que la plupart ont été qualifiées du nom de *baumes*.

On prescrit les menthes dans les fièvres nerveuses
accompagnées de mouvemens spasmodiques et irréguliers ; elles agissent puissamment sur l'estomac et sur les
intestins, en ranimant la faiblesse de ces organes, et
en dissipant leur spasme. J'ai vu remédier à des vomissemens opiniâtres, par un infusum de menthe
poivrée. On fait cesser, par un moyen aussi simple,

les coliques spasmodiques très-douloureuses qui accompagnent fréquemment l'hystérie et l'hypocondrie ; et les coliques venteuses qui tourmentent les personnes faibles, et qui troublent leurs digestions.

On a placé les menthes parmi les antilaiteux ; mais je ne sais pas si cette propriété appartient particulièrement à quelques végétaux.

Appliquées à l'extérieur et en cataplasmes, les menthes agissent comme résolutives. On prépare avec les menthes, des bains et des fumigations aromatiques. Leurs feuilles et leurs fleurs entrent dans plusieurs préparations pharmaceutiques.

On administre les menthes en substance, en poudre, à la dose d'un scrupule : plusieurs fois en vingt-quatre heures : cette préparation est préférable à l'infusion, dans le traitement des fièvres nerveuses. On fait communément usage de l'infusum aqueux et théiforme : l'eau distillée est plus active. Les infusum vineux et alkoolique sont des préparations très-stimulantes et très-énergiques, que l'on donne par cuillerées, seules ou étendues dans une potion. — On administre l'huile essentielle par gouttes : on en prépare un oléo-saccharum que l'on étend dans une tasse de véhicule. Le sirop de menthes est encore très-usité. — Les pastilles de menthes parfument l'haleine, fortifient l'estomac, et calment la soif ; mais leur usage immodéré irrite beaucoup.

Les menthes les plus remarquables par leurs propriétés, et les plus usitées en médecine, sont, en suivant l'ordre de leur énergie médicamenteuse.

La menthe poivrée, ou baume des jardins, *méntha piperita*, L., plante commune en Angleterre, où on la cultive en grand : son huile essentielle est très-précieuse ; elle est la seule employée pour parfumer les pastilles. — La menthe cultivée, ou menthe des jardins (*mentha gentilis*), moins parfumée et moins active que la précédente. —La menthe frisée, ou crêpue (*mentha crispa*, L.), moins stimulante que la menthe poivrée, et plus convenable dans les affections nerveuses, accompagnées de beaucoup d'irritation : elle est très-usitée en France, comme antispasmodique, carminative, emménagogue, anticatarrhale et antilaiteuse.

— La menthe verte, menthe d'Angleterre, menthe romaine ou baume vert, *mentha viridis*, L.

— La menthe aquatique ou hérissée, *mentha aquatica*. — *Mentha hirsuta*, L. — Cette espèce, commune dans les marais, a le goût de la menthe poivrée.

— La menthe cervine, *mentha cervina*; L. petite plante à feuilles étroites, originaire de la France méridionale, et qui est cultivée dans nos jardins ; elle a une odeur suave et gracieuse ; son infusum est très-agréable.

— La menthe pouliot, ou pouliot couronné, *mentha pulegium*. L. — Très-jolie plante qui croît avec profusion, sur la fin de l'été, dans les fossés où l'eau a séjourné l'hiver : ses feuilles sont petites et arrondies ; ses fleurs rougeâtres, en anneaux, et disposées par étages. Cette plante a joui de la plus grande réputation en médecine, comme résolutive, béchique et emménagogue. On l'emploie encore fréquemment en topique, sur les plaies et les ulcères atoniques, et sur les tumeurs indolentes ; on en prépare des lavemens antispasmodiques.

— La menthe sauvage, ou baume d'eau, *menthas-*

rum, *mentha sylvestris*, L.; et la menthe à feuilles ron-
es, ou baume sauvage, *mentha rotundifolia*, L. ne sont
plus usitées. HALLER recommande, contre la surdité,
les sommités fleuries de la menthe sauvage, introduites
dans les oreilles, après avoir froissé ces fleurs entre
les doigts. J'ai vu faire assez souvent usage de ce remède, en Suisse et quelquefois avec succès.

J'ai parlé de la plupart des labiées en usage en médecine; j'ai exposé brièvement leurs propriétés physiques et médicinales. J'ai été obligé de négliger l'histoire d'un bien plus grand nombre d'espèces étrangères
à notre pays, et qui n'y sont pas usitées : une matière médicale générale, comprendrait d'ailleurs toutes les espèces
qui composent une des familles naturelles les plus nombreuses, comme elle comprendrait toutes les plantes connues *. Combien de vertus renfermées dans les diverses
espèces de sauges, dont quelques-unes croissent dans les
régions les plus chaudes du globe; dans les *teucrium*, dans
les sariettes, toutes vivement stimulantes et aphrodisiaques; dans les nepeta, les hysopes, les sidéritis, les
stachys, les marrubes, les nombreuses espèces d'origans, de thyms, de menthes, le thymbra, d'hormins,
le plectranthes et de dracocéphales, qui ont l'odeur
suave de l'orange et du citron !

---

* La matière médicale d'un pays doit ressembler beaucoup à sa
flore.

Feuilles de Noyer, *Folia juglandis.*

Feuilles grandes, ailées avec impair; folioles de cinq à neuf, entières, ovales à la base, veinées parallellement au-dessous, glabres. Odeur et saveur fortement aromatiques et astringentes. Ces feuilles, comme toutes les parties du noyer, contiennent une substance résineuse, âcre, un peu d'huile volatile, de l'extrait amer, du tanin et de l'acide gallique. — Leur action sur l'économie est fortement stimulante; appliquées sur la peau, elles la rubéfient et en soulèvent l'épiderme : j'ai vu cet effet produit par un decoctum trop chargé de leur principe stimulant et dont on se servait en lotion. — On n'emploie ce médicament qu'à l'extérieur, comme résolutif; on en lave les plaies et les ulcères atoniques, scorbutiques et scrophuleux, pour favoriser leur cicatrisation.

Feuilles de Myrthe, *Folia Myrthi.*

Feuilles petites, épaisses, lancéolées, opposées deux à deux, ou trois à trois, d'un beau verd; lisses, entières, d'une odeur et d'une saveur aromatiques très-agréables.— Leur infusum est stimulant, stomachique, emménagogue et aphrodisiaque : ces feuilles sont employées dans le midi à la préparation des bains aromatiques. Toutes les espèces de myrthes et leurs variétés peuvent servir au même usage.

Mélilot , *Trifolium melilotus*, L. — *Melilotus offici-*
nalis. — Papilionacées, Juss.

Le mélilot est une plante herbacée, annuelle, qui croît
parmi les moissons , et fleurit en juin : ses tiges hautes de
deux à trois pieds, sont rameuses ; ses feuilles ternées, à
folioles étroites ; ses fleurs disposées en grappes axillaires et nombreuses jaunes , papilionacées , d'une
odeur forte , aromatique, pénétrante , qui se conserve
long-temps après la dessication.

On emploie communément le mélilot comme une plante
émolliente , en lavemens , en fermentation , en cataplasme. Cette propriété n'appartient qu'aux feuilles et
aux parties vertes : les fleurs sont évidemment stimulantes : on les emploie , en raison de cette propriété,
comme toniques et résolutives , dans le traitement des
plaies, dont la suppuration languit ; dans les contusions ,
les échimoses , dans les ophthalmies chroniques , la lip-
pitude ou psorophthalmie.

Les fomentations du mélilot augmentent le ton de
la peau , en font disparaître les éruptions papuleuses ,
boutonneuses , etc. J'ai souvent employé dans le traitement préparatoire des maladies cutanées , des lotions fréquentes , d'eau de son et de mélilot ; et je crois
cette pratique utile. J'ai vu employer comme cosmétique, la poudre de maron d'Inde , mêlée à une
quantité égale de poudre de mélilot ; cette poudre adoucit la peau , et lui donne beaucoup de blancheur et d'é-
clat.

SUBSTANCES VÉGÉTALES TORRÉFIÉES.

CAFÉ, *Coffea.* — *Coffea arabica* , L.[*] — Fam. nat.
des Rubiacées.

Le café est une boisson éminemment agréable, stimulante, digestive et antivaporeuse : elle éveille l'imagination, fait naître des idées riantes, chasse le sommeil
ennemi du travail : tant de bienfaits sont concentrés dans
l'infusum de cette petite graine, et aucune liqueur ne
peut sans doute lui être comparée.

L'Yemen ou l'Arabie heureuse est la véritable patrie
du café : on le découvrit aux environs de Moka. Les circonstances de cette découverte paraissent trop fabu-
leuses, pour mériter la moindre croyance. L'arbre du
café ou le casier (*Coffea arabica* , LINN.) s'élève dans
les climats chauds, et en pleine terre, jusqu'à 45 pieds,
sur un tronc droit, divisé au sommet en rameaux
nombreux et opposés : les feuilles, également opposées,
sont grandes, lancéolaires, très-entières, lisses en-
dessus, d'un vert-pâle en-dessous, supportées par des
pétioles courts, et persistantes. Les fleurs naissent à
l'aisselle des feuilles, au nombre de cinq ou six ; elles
sont monopétales, à 4 ou 5 divisions, blanches, d'une
odeur suave et ressemblant beaucoup à celles du jasmin ; le fruit est une baie ovoïde, recouverte d'une
arille charnue, savoureuse, renfermant deux graines
on semences ovales, applaties et sillonnées d'un côté,

---

[*] *Cofea arabica ; jasminum arabicum lauri folio , cujus semen
apud nos* café *dicitur.*

convexes de l'autre, d'une consistance dure et cornée : d'une couleur grise : d'une odeur et d'une saveur aromatiques, qui se développent par la torréfaction ; leur infusion a une couleur brune, une odeur et une saveur amère, aromatique, extrêmement agréables.

On distingue plusieurs variétés de café ; celui de Moka, auquel on donne la préférence, et dont les grains sont petits, jaunâtres et très-aromatiques : le café de l'île Bourbon, le second en qualité, à grains allongés, blanchâtres et peu odorans : enfin le café des îles où café Martinique dont les grains sont verdâtres, et la saveur herbacée.

Le café n'a été connu à Paris que vers la fin du 17e. siècle, et le premier café fut établi à la foire Saint-Germain en 1672. — Les Hollandais en portèrent les premiers la culture à Batavia ; ils en envoyèrent un pied au jardin du roi à Paris, d'où M. DE CLIEUX, en 1720, en transporta aux îles d'Amérique : ce végétal se propagea facilement dans ces climats, et son fruit fut bientôt en usage dans le monde entier.

La chimie a découvert dans le café une grande quantité de mucilage, de l'acide gallique, une matière résineuse, une huile essentielle concrète, un principe aromatique et de l'albumine.

Pour obtenir l'infusum du café, chargé de tout son arome, il faut apporter des soins particuliers à sa préparation.

1°. On doit le torréfier dans un cylindre de tôle, jusqu'à ce qu'il ait pris une couleur dorée ou brun-marron, et qu'il ait perdu environ un sixième de son poids ; 2°. le laisser refroidir lentement, et l'enfermer ensuite dans des boîtes de tôles ; 3°. le réduire en poudre au moulin, et mieux encore dans un mortier ; 4°. faire l'infusion aus-

sitôt sa pulvérisation , au moyen de l'appareil à filtrer de
Dubelloy ; 5°. imprégner la poudre d'eau froide, y verser
ensuite la quantité d'eau bouillante nécessaire pour se
charger abondamment des principes du café : on emploie ordinairement une tasse d'eau , ou quatre onces,
par mesure ou par cuillerée de poudre, équivalant à une
demi-once ; 6°. faire chauffer brusquement le café au
moment de le prendre , et ne point le laisser bouillir ;
7°. le prendre très-chaud.

L'usage du café est généralement répandu : aucune
liqueur ne peut remplacer celle-ci ; ni le vin , ni les liqueurs spiritueuses , ni l'arome si parfumé et si suave de
l'œillet , de la rose, du jasmin , de la vanille ; ni aucun
genre de substance que l'on y mêle ou qu'on y substitue,
telles que l'orge , l'avoine , les pois chiches , les pepins
de raisin , les grains d'iris, les racines torréfiées de
chicorée sauvage , etc.

Le café manifeste sa vertu stimulante sur toute
l'économie , ou sur quelque fonction , ou quelqu'organe
en particulier : cette action locale s'exerce presque toujours aux dépens de la sensibilité des autres organes :
cette influence exclusive est surtout remarquable sur
l'encéphale ; c'est pourquoi le café , en excitant les fonctions de l'entendement, diminue les autres sensations physiques , et surtout la sensibilité des organes génitaux,
jusqu'à leur ôter la faculté générative *. Cette espèce
d'atonie a lieu, toutes les fois que les forces actives de
la vie sont appelées sur un point de notre système , par
un excitant quelconque. Le café fut regardé, dès le mo-

---

* C'est d'après l'observation de cette singulière propriété antaphrodisiaque , que quelques auteurs ont appelé la boisson du café ,
potus coponum.

ment de sa découverte, comme un puissant antaphrodisiaque. Simon PAULI, médecin danois, est un des
premiers qui l'ait considéré sous le rapport de ses
propriétés médicales; il lui reproche d'affecter les organes
de la génération et de leur ôter leur vigueur : cependant cette faculté antaphrodisiaque du café, n'a pas lieu
pour tous les individus également, et paraît être relative
à la constitution. Je connais un jeune homme à Paris, sur
lequel le café agit en retardant l'émission du sperme
dans le coït, et en diminuant sensiblement la volupté qui
l'accompagne : et un homme de quarante-cinq ans, d'un
tempérament sec et bilieux, qui ne prend pas de café,
qu'il ne se sente transporté d'une espèce de délire érotique.

Le café a la vertu d'activer les fonctions de l'estomac,
de favoriser la digestion. Il n'y a personne qui, à la suite
d'un long repas, n'ait senti les bienfaits de cette boisson salutaire ; elle répare les forces comme les alimens,
et les soutient pendant une longue abstinence ; c'est
pourquoi la religion l'interdit aux Turcs pendant le
jeûne austère du *ramadan*.

Le café augmente sensiblement la circulation, entretient une douce chaleur dans toute l'économie, dissipe
le sommeil sans causer une insomnie fatigante ; il
éveille, anime, entretient l'imagination, et cause une
ivresse légère et agréable, qui ressemble à une douce
rêverie. Si quelques personnes sont insensibles à ces
effets du café, ou ne ressentent de son usage que des
impressions désagréables, au moins il ne les rend jamais, comme le vin, tristes, fâcheuses, bavardes, que-
relleuses; il dissipe au contraire l'ivresse causée par le
vin, et la faiblesse qui suit l'usage abusif de cette liqueur.
Le café éveille le génie, et répand sur tout ce qui nous

entoure un charme séduisant : il donne au poète plus de chaleur et de verve dans sa composition * ; à l'orateur, plus de sublimité ; au savant, plus de persévérance. Le célèbre Francklin ne connaissait que la commotion électrique et le café, pour donner le plus grand degré d'énergie aux facultés intellectuelles.

La médecine a trouvé dans le café un médicament très-utile dans plusieurs affections **. On l'emploie comme tonique dans les fièvres d'accès ; comme emménagogue dans l'aménorrhée ; comme stimulant dans les maladies atoniques, dans la langueur des digestions et de la circulation ; il prévient ainsi la pléthore et l'apoplexie, dissipe la céphalalgie ou la migraine, excite la gaîté et chasse la mélancolie. Le café, en augmentant, comme tous les stimulans, la circulation du sang, de la lymphe, et la sécrétion des autres humeurs, diminue l'embonpoint excessif ou la polysarcie : comme médicament diffusible, il porte son action stimulante, du centre à la circonférence, excite la sueur, et devient ainsi un des meilleurs préservatifs des maladies contagieuses. On est dans l'usage en Amérique, de prendre du café le matin à jeun, avant de sortir. Les médecins qui fréquentent habituellement les hôpitaux, feraient fort bien de suivre un pareil usage.

---

* A peine j'ai gouté ta liqueur odorante ;
Soudain de ton climat la chaleur pénétrante,
Agite tous mes sens............. .. •
Et je crois, du génie éprouvant le réveil,
Boire, dans chaque goutte, un rayon du soleil. — DELILLE.

** Le café est la liqueur dont les malades se dégoûtent le moins. M. le docteur GRINDEL a proposé la poudre et l'extrait de café non torréfié, pour succédané du quinquina : ce médicament tonique a souvent réussi. Voyez *le Dict. des sciences médicales*, au mot *café*.

Le café est très-avantageux dans les affections catar-rhales-chroniques : il favorise l'expectoration, fortifie le poumon, calme la toux importune, prévient les accès d'asthme, et les fait quelquefois disparaître sans re-tour. Ce médicament est salutaire dans le traitement des affections muqueuses et catarrhales, des intestins, des reins et de la vessie. On dit qu'il apporte un soula-gement extraordinaire dans la gravelle, qu'il guérit quel-quefois la goutte, et ces maladies, rares dans les colo-nies, sont tout-à-fait inconnues chez les Turcs.

L'usage du café, qui convient surtout aux personnes molles, replètes, insouciantes, et aux tempéramens lymphatiques, doit être proscrit aux tempéramens san-guins et bilieux, aux personnes maigres, irritables et plé-thoriques, et doit être en général banni du régime des maladies'aiguës. On reproche au café d'occasionner des flueurs blanches : ce n'est point au café qu'il faut faire ce reproche, mais au lait avec lequel on le mêle. Cette liqueur animale devient alors facile à digérer pour les estomacs les plus délicats. Le café au lait est très-diurétique : c'est peut-être par suite de cette propriété excitante qu'il provoque une sécrétion abondante du mucus vaginal, propriété dont jouissent d'ailleurs beau-coup d'autres substances de cette classe. Le café est plus souvent nuisible aux femmes qu'aux hommes, à cause de la faiblesse de leur constitution et de l'irritabilité de leurs nerfs *.

Fontenelle a répondu par un mot très-spirituel à ceux

---

* *Non possum, non receptam, sed detestabilem consuetudinem im-probare, quâ fœminæ præsertim quæ debili nervoso genere utuntur, infusum fabarum coffeæ non semel, sed bis vel aliquoties de die sor-billant. Hâc enim ratione efficiunt ut, immoderatiori usu toti corpori*

qui accusaient le café d'être un poison lent : *je le crois bien*, dit cet homme célèbre ; *il y a quatre-vingts ans que j'en prends*. On pourrait opposer à ces détracteurs d'autres exemples de longévité ; je suis même convaincu que l'activité que donne le café aux forces nerveuses, contribue à l'entretien de la vie, en rallumant son flambeau presqu'éteint, en stimulant l'imagination de l'homme, qui trouve dans cette liqueur, dans l'âge le plus avancé, une ressource contre l'ennui et le froid de la vieillesse.

PRODUITS IMMÉDIATS DES VÉGÉTAUX.

———

BAUMES.

Les baumes naturels sont des produits immédiats des végétaux liquides ou solides, pourvus d'odeurs, de saveurs, de couleurs différentes : en général d'une odeur suave, aromatique, résineuse ; d'une saveur chaude, amère et pénétrante ; solubles en entier dans l'alkoôl et les huiles volatiles ; très-inflammables ; composés de résine, d'acide benzoïque * qui en constitue principalé-

———

et maximè nervis inducat imbecillitatem, undè si in morbum quemdam acutum incidunt, rarius, quod expertus sum, evadunt. — Fréd. Hofmann.

* Acide stimulant fortement les organes, et particulièrement les organes perspiratoires et la membrane muqueuse des bronches ; existant dans tous les vrais baumes, dans la canelle et la vanille : les baumes, privés de cet acide, diffèrent peu des résines. — On emploie quelquefois l'acide benzoïque isolé à la dose de cinq à dix grains.

ment le caractère, et quelquefois d'huile essentielle. On distingue cinq principales espèces de baumes : deux solides, le benjoin, et le storax : trois liquides; le baume du Pérou , le baume de Tolu et le styrax: ce sont ces derniers qui contiennent parmi leurs élémens composans, de l'huile essentielle. — Les baumes découlent naturellement de quelques écorces des arbres des pays chauds ; l'action de l'air augmente leur consistance , et l'intensité de leurs couleurs : ce phénomène est commun aux sucs résineux ; et aux gommes-résines.

Les baumes jouissent des propriétés communes à tous les médicamens excitans : leur impression sur l'organe du goût est fortement stimulante , et laisse une sensation durable de chaleur et d'àcreté ; ils provoquent une sécrétion abondante des glandes salivaires et des glandes muqueuses; ils excitent particulièrement l'estomac, et y développent une chaleur très - intense. Les baumes portent aussi leur activité médicamenteuse sur l'organe pulmonaire, dont ils excitent et favorisent tous les genres de fonctions et de sécrétions : ils excitent aussi la contractilité des intestins et des voies urinaires, mais d'une manière moins marquée que les substances résineuses ; celle du cœur et de ses artères , en excitant une sorte de fièvre et de turgescence capillaire. Leur influence médicamenteuse sur le système nerveux est aussi très-remarquable : ils en animent puissamment l'énergie; ce qui en rend l'usage très-avantageux dans les maladies accompagnées de la faiblesse de ce système, et dans les affections spasmodiques.

On a beaucoup écrit sur toutes ces propriétés des baumes : ces médicamens , d'une odeur si douce et si gracieuse, et préparés pour ainsi dire des mains de la nature ,

devaient faire augurer ces hautes et puissantes vertus : les
anciens qui les employaient surtout dans le traitement des
plaies, les regardaient comme des médicamens indispensables à leur guérison : et de-là sans doute sont venues ces
expressions employées encore aujourd'hui dans le langage
figuré : *ces paroles de paix , ces consolations , sont un
baume répandu sur mes blessures.* La chirurgie , plus
éclairée, a rejeté presqu'entièrement ces remèdes. C'est à
la même opinion des anciens sur les vertus vulnéraires
des baumes , qu'il faut attribuer leur introduction
parmi les médicamens internes : en comparant les lésions
ou les ulcérations des viscères , des intestins , du foie
des reins , du poumon , de la vessie, etc. , aux lésions e
aux ulcérations de la peau , des muscles , etc.; ils en concluaient, par analogie , une médication tout-à-fait semblable ; evde-là ces prescriptions de teintures , d'élixirs
de pilules balsamiques ; ces préceptes si contraires à l
saine doctrine , ces succès si extraordinaires , dont o
trouve un si grand nombre d'exemples dans tous les ouvrages anciens, et particulièrement dans ceux d'Hofman
et de Morton les premiers médecins de leur siècle.

Avec tous leurs inconvéniens , les baumes , et leur
composés , sont néanmoins des médicamens salutaires
mais leurs vertus chaudes et stimulantes, prescrivent a
médecin la plus grande réserve dans leur emploi , et l
plus grande prudence dans leur administration. On do
rejeter ces médicamens dans le traitement de toutes le
affections aiguës , accompagnées de fièvre , de chaleur
de douleur , d'inflammation : dans toutes les affection
du poumon avec les mêmes symptômes ; quand la ma
ladie est récente , qu'elle attaque de jeunes sujets ; qu
le pouls est plein et tendu , que la toux est sèche ou ac
compagnée d'hémoptysie aiguë; et dans les maladi

es voies urinaires, lorsque la diurèse est douloureuse, urine rare et sanglante. Ce n'est que dans des circon- ances très-peu fréquentes, qu'un état lymphatique, nt, chronique et muqueux, autorise l'emploi intérieur es substances balsamiques, administrées en pilules, en rop, ou inspirées en vapeurs.

On emploie les baumes à l'extérieur, dans le traite- ent des plaies et des ulcères atoniques, pour animer s chairs, prévenir la mortification et la gangrène : n s'en sert en friction, dans le traitement des tumeurs, es échymoses, des contusions, de l'atonie des muscles, e la paralysie.

Les baumes sont employés en pharmacie, à la compo- tion d'un grand nombre de médicamens liquides ou lides ; tels que le baume du Commandeur, le baume e vie, le baume de Lucatel, de Fioraventi, le baume e vie d'Hofmann, les pilules balsamiques de Morton, s onguens styrax et martiatum etc. etc., la plupart ncore très-usités.

La dose des baumes en substance, est de quelques rains jusqu'à un gros par jour; les teintures, par cuil- rées, dans un véhicule ; le sirop, d'une à plusieurs nces.

enjoin , *Benzoinum.* — *Assa dulcis.* — *Laurus ben-join* , L. —Laurinées , Juss.

Le benjoin est une substance végétale, solide, que on obtient d'abord dans un état liquide, en faisant es incisions au styrax-benjoin. Le commerce tire cette bstance des deux Iudes.

Le benjoin est en masses agglomérées, assez grosses, 'une couleur brune et rougeâtre, dont la cassure vi- euse présente des parties blanchâtres semblables à des

fragmens d'amandes, (benjoin amygdalin ou amygda-
loïde.) L'odeur de ce baume est agréable, sa saveur peu
marquée ; mis sur des charbons , il brûle en répandan[t]
une fumée blanche , d'une odeur très-parfumée.

Il existe chez les droguistes une autre espèce de benjoin, d'un rouge brun plus foncé, d'une consistance plu[s]
molle , et d'une odeur moins suave : c'est le benjoin e[n]
sorte.

Le benjoin donné à l'intérieur, active les fonctions d[e]
tous les viscères , et particulièrement celles de l'estoma[c]
et du poumon ; il rend la circulation plus rapide, les sécrétions et les exhalations plus abondantes. Aussi l'a-t-
on prescrit dans les faiblesses d'estomac, dans les lan-
gueurs de la digestion , et dans le traitement des fièvre[s]
adynamiques, ataxiques, et des fièvres éruptives. On l'[a]
aussi recommandé dans les affections catarrhales du poumon et dans la phtisie tuberculeuse : quelques médeci[ns]
l'ont cru , dans ces circonstances , d'une si grande effic[a]
cité , qu'ils l'ont surnommé *le baume du poumon.* On [a]
aussi recommandé le benjoin dans le traitement de[s]
rhumatismes et de la paralysie.

On prépare avec le benjoin la plupart des pastilles [et]
des clous odorans, pour parfumer les appartemens. S[a]
teinture donne à l'eau une couleur laiteuse : les femm[es]
se servent de cette préparation cosmétique , connue so[us]
le nom de *lait virginal.*

STORAX , *Baume storax.* — Baume de l'Alibousie[r.]
— *Styrax officinale.* L. —Ebénacées , Juss.

L'Orient est le pays de ce parfum agréable : c'est u[n]
baume solide, sec, friable, d'une couleur jaune-ro[u]
geàtre , parsemé de larmes blanches ; d'une od[eur]

très-agréable, d'une saveur aromatique, chaude, stimulante. On donne le nom de *styrax calamite* à ce baume, quand il est enveloppé dans des roseaux : il en est de meilleure qualité, plus rare et plus recherché que le *storax en sorte*, que l'on réserve pour les médicamens externes : on trouve aussi chez les droguistes, une espèce de storax en masse friable, mélangé avec de la sciure de bois. Le baume storax entre dans la composition de la thériaque, du baume du Commandeur, des onguens stimulans, des pastilles odorantes, etc.

BAUME DU PÉROU, *Balsamum Peruvianum.* — *Myroxylon Peruvianum*, LINN.— Légumineuses, Juss.

Le baume du Pérou est ordinairement liquide, d'une couleur noire quand il est réuni en masse (B. noir du Pérou) ; et d'une couleur brune, et rougeâtre, quand on l'étend légèrement sur un verre. Ce baume est d'une consistance sirupeuse, d'une odeur aromatique assez semblable à celle du styrax, un peu enfumée ou empyreumatique ; d'une saveur chaude, amère et piquante.

Le baume du Pérou sec ou en coque, est d'une consistance sèche, d'une couleur jaune-brun, d'une odeur suave. C'est le suc qui découle par les incisions faites à l'écorce des myroxylons ; il a d'abord une couleur jaune-pâle, et une consistance sirupeuse ; il s'épaissit ensuite et se colore à l'air ; on le conserve dans des coques de courges ou de cocos.

Le baume du Pérou noir et liquide s'obtient par décoction, des écorces et des rameaux des mêmes arbres.

On rencontre des forêts entières de myroxylons dans l'Amérique méridionale.

Le baume du Pérou est un remède stimulant que l'on emploie avec succès, dans quelques affections chroniques du poumon et des voies urinaires, dans les catarrhes chroniques, l'asthme humide, le catarrhe vésical, la blénorrhagie et la leucorrhée: on l'a aussi re commandé dans quelques maladies nerveuses, et particulièrement dans la paralysie; on l'applique comme vulnéraire sur les plaies et les ulcères atoniques. J'ai fait souvent usage avec succès, contre les douleurs et les tuméfactions goutteuses des articulations, d'un mélange à parties égales, de baume du Pérou, et de teinture de safran, dont on verse un ou deux gros, sur un cataplasme chaud de farine de lin.

BAUME DE TOLU. — Baume d'Amérique. — Baume de Carthagène, *Tolu balsamum.* — *Toluifera balsamum* Térébinthacées, Juss.

Le baume de Tolu est un des plus agréables parfums: il découle naturellement d'un arbre assez commun dans la province de Tolu, de l'Amérique méridionale, près de Carthagène; il est d'une consistance molle et pâteuse mais à la longue, il devient sec et friable; il est d'une couleur jaune un peu rousse: il exhale une odeur suave, analogue à celle du citron; sa saveur est aromatique douceâtre; mais moins amère et moins âcre que celle du baume du Pérou.

Le baume de Tolu est plus employé à l'intérieur que celui du Pérou: on l'administre dans toutes les circonstances que j'ai indiquées, en poudre, en pilules en électuaire, en teinture, en sirop, en fumigation et en vapeur. Le sirop de Tolu (sirop balsamique de Tolu qui se prépare à l'alkool, est un des plus agréables d

nos pharmacies. Dans quelques maladies du poumon,
dans les catarrhes chroniques, la phtisie catarrhale,
on fait respirer aux malades la vapeur de ce baume,
en solutum dans l'alkool ou l'éther, au moyen du flacons à vapeur, dont je donnerai la description en traitant des expectorans.

. Le baume de Tolu excite fortement la transpiration
cutanée.

Baume Styrax. —Styrax liquide. —Copalme.—*Liquidambar styraciflua*, L. — Huile de copalme. — Copalme de la Louisiane. —Amentacées, Juss.

Le styrax est un baume liquide, d'une couleur gris-
verdâtre, plus ou moins prononcée; opaque, d'une
consistance de miel, d'une odeur moins agréable que
celle du storax, d'une saveur aromatique, âcre : ce
baume est obtenu par décoction, de l'ecorce et des rameaux du liquidambar, arbre qui croît au Mexique et
dans quelques provinces de l'Amérique septentrionale :
on l'obtient aussi du *liquidambar orientalis*, qui croît
en Asie : ce baume est souvent falsifié par d'autres
baumes moins précieux. On trouve dans le commerce
une espèce de styrax, qui paraît être un mélange de
galipot, de storax, d'huile et de vin.

Le styrax liquide ne s'emploie que dans la composition des onguens.

GOMMES - RÉSINES:

Les gommes-résines sont des sucs propres des végétaux,
composés de gomme, de résine, à différentes proportions, et de quelques autres principes en moindre pro-

portion; d'huile essentielle, d'extractif, de muqueux, etc.
Elles sont fournies par les écorces des tiges , des branches et des racines des végétaux ligneux et herbacés.
D'abord liquides, elles se solidifient à l'air et deviennent
opaques ; leur couleur est variable : elles ont une odeur
aromatique , une saveur chaude, âcre, ou piquante ;
toutes sont plus pesantes que l'eau, toutes sont solubles,
partie dans l'eau, à laquelle elles donnent une couleur
laiteuse, partie dans l'alkool. Elles sont en partie solubles
dans le vin et le vinaigre ; elles s'unissent aussi aux
alkalis, et forment des savonules.

Toutes les substances gommo-résineuses sont stimulantes : ce caractère existe toujours indépendamment
d'autres propriétés qui dominent dans quelques-unes de
ces substances, comme la propriété purgative dans l'a-
loës et la gomme-gutte. C'est toujours d'après cette
propriété dominante qu'il faut considérer ces sucs
propres, dont les uns sont simplement stimulans, comme
l'oliban, la gomme-résine du peuplier, le labdanum ;
d'autres stimulans béchiques, comme la gomme ammoniaque ; antispasmodiques , comme l'asa-fœtida, la
myrrhe, l'opopanax, etc., etc.

On prescrit les gomme-résines stimulantes , à-peu-
près dans les mêmes circonstances que les résines : leur
application est également interne ou externe. On les
donne en substance, en teinture vineuse ou alkoolique.
Elles entrent dans la composition de quelques onguens.

Encens. — Oliban, *Thus.* — *Oleum Libani.* — Térébinthacées, Juss.

Gomme-résine sèche, dure, cassante, friable, jaunâtre , demi-transparente , pulvérulente à sa surface,
d'une odeur suave, surtout quand on répand sa poudre

sur des charbons ardens; d'une saveur chaude , aromatique et amère.

L'encens *fin*, l'encens *en larmes* ou l'encens *mâle*, est en morceaux détachés , d'une consistance ferme , et très-pur.

L'encens *en sorte* ou l'encens *femelle* , est en masses agglomérées , irrégulières, moins pures , il est moins odorant.

Le véritable encens vient des Indes Orientales. Il est fourni par un arbre de la famille des térébinthacées, qui a été décrit par ROXBURGH. C'est le *Bosswellia serrata*. — On retire aussi une substance résineuse trèsanalogue à l'oliban, d'une espèce de genévrier qui croît en Orient , *juniperus lycia*, L.

L'encens est un parfum très-agréable, que toutes les religions de l'ancien monde ont employé dans leurs sacrifices , et dès l'antiquité la plus reculée. Les médecins grecs, depuis Galien, ont introduit l'encens dans la matière médicale, et s'en servaient à l'intérieur comme excitant. Cette substance entre encore aujourd'hui dans la composition de plusieurs médicamens officinaux, tels que la thériaque, le mithridate, le baume de Fioraventi, le baume du Commandeur, l'onguent des Apôtres, le vésicatoire de Wauters, et dans un très-grand nombre d'emplâtres. — On prépare avec l'encens , la myrrhe , le benjoin , le baume de Tolu, et d'autres substances balsamiques et résineuses, une teinture alkoolique trèschargée, et que j'ai vu administrer avec beaucoup de succès par un empirique, sous le nom d'*élixir égyptien,* dans quelques affections atoniques des voies digestives. — L'encens est , avec le benjoin , la base de presque toutes les pastilles odorantes.

LABDANUM. — Ladanum. — Gomme de Ladanum. —
Gomme-Résine de Ladanum, *Cistus ladanum*, L.
— Cistinées, DECAND.

Gomme-résine en morceaux cylindriques, aplatis,
roulés en spirale, gris, granulés, d'une odeur agréable,
d'une saveur aromatique. On en connaît plusieurs variétés dans le commerce : le ladanum *en barbe*, le ladanum *en sorte*, et le ladanum *tortis*.

On obtient le ladanum de plusieurs espéces de cistes.
Celles qui en fournissent le plus sont : le *cistus creticus*,
le *C. ladanifer*, LAM., et le *C. Ledon*, LAM.

Le ladanum est stimulant, tonique, stomachique :
il entre dans la composition de quelques emplâtres ;
mais il est peu en usage.

GOMME-RÉSINE DU PEUPLIER. — Baume de Peuplier. —
Bourgeons. — Gemmes ou Yeux de Peuplier. —
Amentacées, JUSS.

Les bourgeons du peuplier sont imprégnés, avant
leur épanouissement, d'une substance résineuse, glu-
tineuse, d'une couleur rousse, d'une odeur aromatique,
et qui forme un vernis naturel sur les écailles qui recouvrent les parties tendres et délicates des feuilles et des
chatons. Cette substance gommo-résineuse est commune
aux bourgeons de toutes les espèces de ce genre : elle est
cependant plus abondante et d'une odeur plus forte sur
les bourgeons du peuplier noir (*populus nigra*, L.) et
sur ceux du peuplier d'Amérique, (*populus balsamea*), L.

Cette gomme-résine jouit des propriétés communes
à toutes les substances de ce genre. Elle est tonique et
stimulante ; elle fait la base de l'onguent populeum, qui
est encore très usité.

Résines.

Les résines sont des substances liquides ou solides, à cassure vitreuse, plus ou moins transparentes, différemment colorées, un peu plus pesantes que l'eau, peu odorantes, insipides ou âcres, insolubles à l'eau, solubles dans l'alkool, l'éther, les huiles grasses et essentielles ; idioélectriques ; se fondant à une chaleur modérée, s'enflammant facilement et brûlant avec une fumée épaisse ; composées d'une grande quantité de carbone, d'hydrogène et d'une petite quantité d'oxygène ; contenant plus ou moins d'huile essentielle, d'où dépend leur consistance liquide ou solide, et une partie de leurs propriétés ; contenues dans l'écorce et dans les parties ligneuses des arbres résineux : la plupart appartiennent à la famille des conifères et des térébinthacées.

Les résines liquides portent le nom de *térébenthines* ; les résines solides celui de *poix*.

Les résines sont toutes excitantes ; elles produisent sur l'organe du goût, une sensation très-remarquable de chaleur et d'âcreté, et une irritation très-vive sur l'estomac, sur les intestins et sur les voies urinaires. Les résines purgent et excitent la sécrétion de l'urine ; mais cet effet purgatif cède bientôt à l'habitude : la médication diurétique est plus constante. Quand on fait usage de ces médicamens, l'urine est plus abondante et prend une odeur agréable de violette. Ces qualités des résines se communiquent aux organes par absorbtion cutanée, en appliquant ces substances sur la peau, ou en restant plongées dans un air qui en est imprégné, comme dans un appartement nouvellement vernis. Ces qualités des résines, les distinguent assez des baumes, dont elles diffèrent d'ailleurs par d'autres propriétés chimiques, telles que l'absence de l'acide benzoïque , etc. , etc.

Toutes les résines sont stimulantes ; mais elles agissent plus particulièrement sur certains organes, surtout sur les membranes muqueuses de l'appareil urinaire. Je parlerai de cette propriété , en traitant des diurétiques. Les résines portent une impression active et générale sur l'économie, et sur ses fonctions : elles augmentent la circulation et la diaphorèse , et modifient la sensibilité du système nerveux ; appliquées sur la peau , elles l'excitent et la rubéfient : ces médicamens conviennent aux constitutions molles et lymphatiques , et pour le traitement des maladies chroniques. On doit les proscrire du traitement des maladies aiguës, quand elles affectent surtout des individus irritables et pléthoriques : on y a communément recours dans le traitement des rhumatismes chroniques, de la paralysie, et dans les affections chroniques des reins et de la vessie, du canal de l'urèthre et du vagin et dans l'hydropysie, etc. On emploie les résines à l'extérieur , seules ou comme excipient : elles entrent dans la composition d'un grand nombre d'onguens excitans et siccatifs.

On administre ces médicamens en substances , triturées avec un jaune d'œuf ou du sucre en poudre , intermèdes qui rendent facile leur suspension dans un liquide. On en prépare des pilules et des électuaires ; leur dose est de cinq à vingt grains , que l'on peut renouveller deux ou trois fois en vingt-quatre heures.— On les administre en lavement à la dose d'un à plusieurs gros.

On associe à la térébenthine, le carbonate d'ammoniac liquide et l'éther sulfurique , dans le traitement des maladies vermineuses.

Térébenthine de Venise ou térébenthine du Mélèze, *Pinus laryx*, L. ; *laryx Europœa.* — Conifères, Juss.

Résine jaune, pâle, claire, gluante, visqueuse, filante ; d'une odeur suave, aromatique, résineuse ; d'une saveur un peu amère ; se colorant à l'air et se durcissant jusqu'à devenir friable. Ce suc découle naturellement du mélèze, espèce de sapin très-abondant sur les Alpes suisses et du Tyrol.

Térébenthine de Strasbourg. — Térébenthine de Sapin. — Térébenthine commune.

Résine épaisse, très-visqueuse, de couleur jaune-claire ; d'une odeur fort agréable ; très-ressemblante à la précédente : elle s'écoule spontanément des trois espèces de sapins qui constituent les forêts des Vosges et de la Souabe : le *pinus picea*, L. (*abies taxifolia*), le *pinus abies*, L. (*abies epicia*), et le *pinus sylvestris*, Lin.

Ces deux espèces de térébenthines sont les plus communément usitées en médecine : on obtient par leur distillation une huile essentielle, légère, incolore, très-odorante, très-volatile, connue sous le nom d'*essence de térébenthine*, et dont les vertus sont plus actives que celles de la résine sans préparation ; mais d'ailleurs tout-à-fait analogues. — En faisant évaporer, par l'ébullition dans l'eau, l'huile essentielle de ces résines, on obtient une substance épaisse et pâteuse qui a la consistance du miel, presque entièrement dépourvue d'odeur, que l'on appelle *térébenthine cuite*, ou qui a beaucoup d'analogie avec le galipot ou la poix jaune. Elle entre dans quelques préparations de pharmacie : et on la prescrit quelquefois en pilules, dans le traitement des anciennes blennorrhagies.

On connaît la singulière propriété de cette huile, de produire du camphre artificiel, en faisant agir sur elle le gaz acide muriatique : ce camphre factice a cependant moins d'odeur et moins de saveur que le véritable camphre.

Térébenthine du Canada. — Baume du Canada, *Balsamum Canadense.*

Résine claire, limpide, verdâtre, s'épaississant à l'air, d'une odeur résineuse, douce : elle découle d'une espèce de sapin du Canada, *abies canadensis.*

Térébenthine de Chio, *Pistaciai terebinthus*, L. — Térébinthacées, Juss.

Espèce de résine qui découle en petite quantité, des térébinthes des îles de l'Archipel : elle est légère, limpide, d'un vert-bleuâtre ; d'une odeur et d'une saveur plus douces que les térébenthines de sapin. La résine de Chio est très-rare dans le commerce. On l'emploie d'ailleurs aux mêmes usages que la térébenthine ordinaire.

Térébenthine de copahu. — Baume de Copahu ou du Brésil, *Copahifera balsamum ; Copaivæ balsamum.* — Légumineuses, Juss.

Résine liquide, d'un blanc jaunâtre, plus ou moins foncé ; d'une odeur résineuse, désagréable ; fluide comme l'huile, quand elle est récente ; se colorant et s'épais-

issant à l'air. —La résiue que l'on obtient par décoction
:t que l'on enferme dans des calebasses, est plus rouge,
)lus épaisse, et d'une odeur désagréable ; d'une saveur amère et repoussante. Cette résine est fournie par
e *copaifera officinalis*, arbre de la Guiane et du Bré-
il, de la famille des légumineuses.

TÉRÉBENTHINE DE LA MECQUE.—Baume de la Mecque,
ou de Mecca, de Judée, d'Égypte, du Grand-Caire.
— *Balsamum Mecca.* — *B. Judaicum.* — *B. gilea-*
deuse. — *Opobalsamum verum.* — *Amyris opobal-*
samum. L.

Résine d'un bleu jaunàtre, fluide comme l'huile, lorsqu'elle est récente, s'épaississant et se durcissant à l'air;
'une odeur suave aromatique de citron ; d'une saveur
cre et un peu amère. Cette résine est très-rare : on ne
envoie qu'aux souverains : elle est renfermée dans des
alebasses cylindriques, renflées vers le milieu et sce-
:es du cachet du grand-seigueur. Le baume de la Mec-
ue découle naturellement et par incision de deux es-
èces d'*amyris*, l'*am. gileadensis* et l'*am. opobalsamum*,
rbres de la famille des térébenthacées, qui croissent en
:gypte, en Syrie et dans l'Arabie heureuse.

La térébenthine de la Mecque, à cause de sa rareté,
'est point employée en médecine. Il est d'ailleurs bien
ifficile de se procurer cette substance sans être sophis-
quée : les orientaux l'emploient dans la plupart de leurs
arfums et comme cosmétique. — Le baume de la Mec-
ue peut être remplacé par la térébenthine de Copahu, et
ar toutes les autres espèces de térébenthines.

Résine-Poix.

La poix est un suc résineux, mou ou solide; d'une odeur aromatique, d'une saveur chaude et piquante, insoluble à l'eau, soluble à l'alkool, se concrétant par l'exposition continuée à la chaleur, et perdant alors son huile essentielle, presque toute son odeur et sa saveur; excitant l'organisme ; excitant et rubéfiant la peau, quand on l'y laisse appliquée quelque temps.

Les poix s'emploient à l'extérieur, comme emplâtres rubéfians et pour servir d'excipiens à des substances irritantes, telles que la poudre de cantharides : elles entrent aussi dans la composition de plusieurs onguens et des parfums.

Poix de sapin. — Poix blanche. — Poix jaune. — Poix noire. — Poix de Bourgogne. — Poix grasse. — Poix résine. — *Pix*.

Ces différentes variétés de poix sont extraites des sapins qui fournissent la térébenthine. Les diverses préparations que l'on fait subir à ces sucs résineux, en modifient la couleur et la consistance ; sans influer, d'une manière sensible, sur leur propriété commune. Je parlerai de l'emploi de la poix en topique, en traitant des rubéfians.

Poix élémi. — Résine élémi. — Gomme élémi. *Elémi*.

Résine solide, jaunâtre ou d'un blanc tirant sur le vert, en morceaux cylindriques, secs en dehors, mollasses à l'intérieur, quelquefois marbrée; enveloppée ordinairement dans des feuilles de canne, de palmier

ou d'iris. Suivant quelques naturalistes, ce suc découle de
l'*amyris elemifera*, L. ; arbre de la famille des térébinthacées, qui croît en Égypte et dans quelques provinces
chaudes de l'Asie : d'autres naturalistes pensent que la
résine élémi est fournie par un arbre que l'on nomme
au Brésil *icicariba* ; c'est l'*Icica heptaphylla* d'Au-
blet. — La résine élemi est odorante, aromatique : elle
a une saveur chaude, amère et pénétrante ; son odeur
approche de celle du fenouil. Elle entre dans la composition des parfums, des onguens styrax martiatum,
du baume d'Arceus et de Fioraventi, etc.

POIX ANIMÉ. — Résine animé. — Gomme animé.

Résine d'un jaune de soufre, sèche, friable, à cassure nette ; recouverte d'une efflorescence farineuse ;
d'une odeur aromatique agréable, qui a quelqu'analogie
avec les baies du genévrier ; d'une saveur chaude, aromatique. Ce suc résineux provient du courbaril, *hymæ-
ea courbaril*, L., arbre de la famille des papilionacées,
qui croît dans l'Amérique méridionale. On l'emploie
aux mêmes usages que le précédent.

POIX MASTIC. — Résine mastic.

Résine d'un blanc jaunâtre, en petites larmes transparentes, d'une odeur agréable, d'une saveur aromatique, se ramollissant par la chaleur. — On trouve aussi
dans le commerce, le mastic en masses : ces deux variétés proviennent de deux arbres du même genre et de
la famille des térébinthacées : le premier, qui croît en
Arabie et dans quelques provinces d'Afrique, est le
pistachier de Barbarie, *P. atlantica*, DESFONT. ; le
second est le pistachier des îles de l'Archipel, *P. len-
tiscus*, L.

On prend quelquefois le mastic à l'intérieur comme fortifiant stomachique : on le mâche pour appaiser les douleurs de dents ; il entre dans un grand nombre de compositions pharmaceutiques.

PRODUITS DE L'ART.

Vin, *Vinum.*

Le vin est la liqueur spiritueuse le plus généralement et le plus anciennement en usage, et certainement un des plus grands restaurans, un des forts excitans, et un de ceux qui conviennent le mieux à notre constitution : ses excès mêmes, quand ils ne sont pas trop fréquemment répétés, sont rarement préjudiciables. Il est le meilleur ami de l'homme, le compagnon de sa vie, le consolateur de sa vieillesse, le soutien de ses forces, l'ornement de sa prospérité, et le meilleur véhicule des alimens. Qui n'a senti l'influence salutaire de cette liqueur analeptique, dans l'épuisement causé part un exercice violent, ou par une longue abstinence, ou au milieu de ses chagrins *?

C'est avec le jus du raisin, ou du fruit de la vigne (*vitis vinifera* L.), que l'on fait le vin : il est rouge ou blanc ; le rouge provient des raisins noirs fermentés

---

* . . . . *Sic tu sapiens finire memento*
Tristitiam viætque labores;
Molli, Plance, mero. — Hor.
. . . . *Dissipat Evius*
Curas edaces. — Hor.

avec leur enveloppe ou péricarpe; le blanc, des raisins blancs, ou du moût des raisins noirs fermentés sans leur enveloppe. On le rend mousseux, en le tenant bien enfermé avant que sa fermentation soit entièrement achevée. Il se forme alors de l'acide carbonique qui reste en dissolution et qui s'en échappe, en faisant mousser la liqueur, dès que l'on débouche le tonneau ou la bouteille qui la contiennent.

C'est après être resté quelque temps exposé à l'air, que le moût du raisin passe à la fermentation vineuse, et qu'il acquiert son principe spiritueux, son odeur, sa saveur, et toutes les qualités vineuses.

Tous les vins soumis à l'analyse donnent à-peu-près les mêmes produits: beaucoup d'eau, de l'esprit de vin (alkool) en quantité variable, un peu de mucilage et du tanin, une matière colorante bleue qui devient rouge en s'unissant aux acides, une matière colorante jaune, du tartrate acidule de potasse (tartre blanc et rouge), du tartrate de chaux, du sulfate de potasse, du muriate de soude, de l'acide nitrique. C'est à l'esprit de vin qu'ils doivent leur force et leur propriété enivrante : le tanin leur donne de l'âpreté ; l'acide acétique et les sels tartareux, de la verdeur. Dans les pays chauds, le principe sucré est plus abondant ; il rend le vin doux et spiritueux : dans les pays froids, les vins sont durs et âpres, parce qu'ils abondent en sels acides ; le temps et le repos qui favorisent le dépôt de ces sels, les adoucissent et les améliorent. Il ne faut pas attribuer à la présence de l'alkool seul la propriété du vin, d'être plus agréable au goût; car ceux de Bourgogne, si différens de ceux des environs de Paris, n'en contiennent guères plus. On croit devoir attribuer cette qualité sapide et odorante à ce principe, que les amateurs appellent *le bouquet* du vin , et dont on a ignoré jusqu'à présent la nature.

L'action variée du sol , du climat, de l'exposition, des saisons , de la culture , de la manipulation , a une influence plus marquée sur les qualités des vins , que la différence des espèces de raisins. Les climats chauds en favorisant le développement de l'arome et du principe sucré , produisent des vins très-parfumés et très-spiritueux. Les climats froids ne peuvent fournir que des vins faibles, dans lesquels il n'existe que la proportion rigoureusement nécessaire d'alkool , pour interrompre le mouvement de la fermentation putride.

On apprécie la qualité des vins par le goût, l'odorat, la couleur : on mesure leur degré de force au moyen d'un instrument appelé *oïnomètre*. A l'eau distillée, l'oïnomètre marque o ; plongé dans le vin , il marque depuis o jusqu'à 8o. Les vins faibles et les plus ordinaires marquent 2 degrès et demi et 3 degrés au-dessus de o ; les vins généreux , de 4 à 6 degrés ; les vins sucrés de liqueurs , de 4 à 7 degrés.

Le vin est une liqueur éminemment excitante et tonique ; elle augmente les forces digestive , circulatoire , musculaire et nerveuse ; facilite la perception des sens , anime et embellit l'imagination : malheureusement l'usage de cette liqueur salutaire et bienfaisante dégénère en un besoin irrésistible , et souvent en passion honteuse et funeste.

L'ivresse occasionnée par le vin et par toutes les boissons spiritueuses, est une suite ou une conséquence directe de l'état d'excitation , une *asthénie indirecte* , pour me servir du langage de Brown. Cet état de faiblesse a toujours lieu, quand l'excitation de l'organisme a été augmentée ; elle est en raison de la déperdition des forces et de l'épuisement occasionné par cette excitation ; mais cet état n'est sensible qu'à un certain degré ; et toujours hors des bornes de la modération et de la tempérance. Quelques physiologistes ont attribué l'ivresse à l'alkool ; d'autres , à l'acide carbonique. Je ne puis décider lequel de ces deux agens la déterminent exclusivement , ou s'ils y contribuent tous deux. Je crois avoir reconnu sur moi-même , que les vins blancs chargés d'acide carbonique , enivrent bien plus promptement que les vins rouges plus chargés d'alkool ; que l'acide carbonique des premiers , en se dégageant par la température de l'estomac , éteint l'irritabilité des organes et les jette dans la stupeur ; ce qui rend cette ivresse tout-à-fait semblable à celle causée par les narcotiques , et peut-être indépendante de l'excitation directe causée par l'alkool ou par un autre principe directement stimulant.

Les vins conviennent dans toutes les maladies asthéniques , et comme boisson restaurante pendant la convalescence. Leurs différences de qualités , d'âge, de couleur etc., en apportent beaucoup dans leur manière d'agir. Les vins blancs et légers sont promptement stimulans , causent une ivresse qui a peu de durée, et sont très-diurétiques : ils conviennent beaucoup dans le traitement des fièvres ataxico-adynamiques , de quelques névroses cérébrales, de la mélancolie, de l'hypocondrie, dans les maladies des voies urinaires et des membranes séreuses.

Les vins rouges sont plus toniques que stimulans : quand ils sont nouveaux , ils nourrissent beaucoup ; ils sont beaucoup plus sains , quand ils ont vieilli , et conviennent aux estomacs débiles et aux vieillards ; mais alors ils nourrissent peu , parce qu'ils sont dépouillés de leurs principes nutritifs , et qu'ils ne

contiennent presque pas d'autres principes que l'alkool. Les vins rouges , comme toniques et astringens ,
sont utiles dans la convalescence des fièvres muqueuses
et adynamiques, dans le traitement du scorbut, des hémorrhagies passives, des leucorrhées, etc.

Les vins sucrés et liquoreux sont de puissans cor-
diaux, très-recommandables dans les maladies chroniques, accompagnées d'épuisement et d'une extrême
prostration des forces , dans la langueur et l'atonie des
voies digestives, et dans presque toutes les névroses.

Les vins servent de véhicule à un grand nombre
de médicamens toniques, amers, stimulans, émétiques,
purgatifs, diurétiques, vermifuges, etc., etc. On y
fait infuser ou dissoudre ces substances; on les y mêle,
lorsqu'elles ont été préalablement dissoutes dans l'alkool (teinture) : le vin les conserve ainsi, très-long-
temps, et augmente leurs qualités stimulantes. On
prépare les vins médicinaux dans les pharmacies, avec
ceux qui marquent 4 à 5 degrés à l'oïnomètre : on prépare avec le vin blanc , les vins purgatifs et diurétiques ; et avec le vin rouge , le vin émétique, ceux
d'opium, de scille, de colchique, les vins toniques,
fébrifuges, amers , astringens , antiscorbutiques.

On se sert, pour préparer les cataplasmes astringens et
pour faire des lotions sur les plaies , des vins très-épais
et très-rouges qu'on nomme *gros vins* : ces applications
topiques sont très-avantageuses, et trop peu usitées.

Le vin mêlé à l'eau , forme une boisson saine et rafraîchissante. — On prépare le *baume samaritain*, en
mélangeant ensemble du gros vin rouge, de l'huile
d'olive, ou du sain-doux , à une faible chaleur ; c'est un
très-bon topique pour les plaies atoniques, pour les
contusions et les déchirures de la vulve, à la suite
d'un accouchement laborieux.

TABLE

Des vins, d'après leurs qualités physiques et médicamenteuses.

---

* **VINS TONIQUES, ASTRINGENS, EXTRACTO-ALKOO-LIQUES. — Rouges.**

Bourgogne. — Mâcon. — Dijon. — Chambertin. — Champagne méridionale. — Roussillon.

** **VINS EXCITANS, ACIDULES. — Blancs.**

Aï. — Chabli. — Pouilli. — Sautern. — Grave. — L'hermitage. — Rhin. — Champagne septentrionale. — Ile de France (département de la Seine et de l'Oise.)

*** **VINS TONIQUES, RESTAURANS, SUCRÉS, LIQUOREUX AMERS, — Blancs, jaunes ou rouges.**

Muscat. — Alicante. — Malaga. — Madère. — Malvoysie. — Calabre. — Tokey. — Naples. — Candie. — Rota. — Xérès. — Porto, etc.

BIÈRE, — *Cerevisia. — Vinum hordaceum.*

Boisson spiritueuse, acidule, amère, légère, un peu nourrissante. La bière a l'inconvénient de refroidir l'estomac, et sous ce rapport, elle n'est pas très-favorable à la digestion, surtout pour les personnes faibles et délicates : mais on corrige ce défaut en prenant après en avoir fait usage, du café ou quelque liqueur spiritueuse.

La bière est blanche ou rouge, selon son degré de fermentation ; la première est plus légère, et moins nourrissante que la dernière : toutes les espèces sont diurétiques, et portent quelquefois leur action excitante sur l'urèthre, de manière à y causer l'inflammation, et à simuler la blennorrhagie. La bière est peut-être la seule boisson que l'on ne frelate point à Paris, malgré sa prodigieuse consommation, surtout en été : aussi le nombre des brasseurs s'y est bien multiplié depuis plusieurs années : c'est une ressource contre la cherté du vin, et contre l'ivrognerie.

La bière est une liqueur légèrement tonique, et rafraîchissante ; elle calme la chaleur fébrile, dissipe les flatuosités, favorise la diurèse, la diaphorèse, et convient très-bien aux convalescens. BOERRHAAVE, préférait la bière, à quelque vin que ce fût, pour rétablir les forces : il faut être Hollandais pour penser ainsi. Toutes les graines qui contiennent un principe mucoso-sucré, sont propres à la fabrication de la bière. On emploie communément l'orge en Europe, le riz dans l'Inde, le maïs en Amérique. Le houblon donne à la bière son amertume et sa couleur, et sert à sa conservation : quelques brasseurs y substituent le buis ; mais cette fraude est facile à reconnaître par la saveur désagréable que ce végétal lui donne : le tréfle d'eau et la gentiane lui communiquent une détestable amertume. Les Hollandais et les Anglais du nord de l'Amérique, suppléent au houblon par les bourgeons de sapin (*pinus canadensis*) ; ils nomment cette boisson, *bière de Pruce* : et les Français, *bière d'épinette* ou *épinette blanche* ; elle est fort saine, et très-favorable dans le traitement du scorbut.

On prépare une bière de quinquina, très-salutaire

aux convalescens des fièvres intermittentes, et dans le traitement des maladies des membranes séreuses.

La bière peut servir de véhicule à quelques médica-mens toniques ou excitans.

ALKOOL. — Esprit-de-vin. — Eau-de-vie, *Spiritus vini, aqua vitœ.*

Les anciens, qui avaient sur la fabrication du vin et sur sa conservation, des idées exactes, ignoraient l'art d'en extraire les eaux-de-vies : cette découverte est due aux modernes. ARNAULD DE VILLENEUVE, qui professait la médecine à Montpellier au XIVe. siècle, trouva le premier l'art de l'extraire du vin, et ce fut lui qui l'introduisit dans la matière médicale. Non-seulement cette découverte a procuré à l'homme une liqueur incorruptible et une boisson éminemment stimulante ; mais elle a fait connaître aux arts et à la médecine le meilleur dissolvant des résines, de l'arome des plantes, et un moyen aussi simple que sûr, de préserver de toute décomposition putride, les matières végétales et animales.

On obtient, par la distillation, l'alkool du vin et du marc de raisin, de la bière, du cidre, des cerises (kirschenwasser), des prunes (koeschwasser), des baies de genièvre, du sirop de sucre (rhum), des graines céréales fermentées (Schnik), du riz (arack), des carottes, de la betterave, du lait (koumiss), et généralement de toutes les substances qui contiennent du sucre.

Le vin fournit le meilleur alkool, et l'eau-de-vie la plus agréable : ce principe y est tout formé, et d'autant plus abondant, que cette liqueur contient plus de matière sucrée. Il y a des vins dans le midi de la France qui en fournissent près d'un tiers, et les vins du nord en donnent à peine un quinzième ; le cidre , en contient un vingtième; la bière , un trentième. Les eaux-de-vies de cidre, de bière, de sucre, de grains, ont une saveur âpre et empyreumatique, due à la présence de l'acide malique, et d'un mucilage : on a beaucoup de peine à corriger cette saveur désagréable.

On évalue la force de l'eau-de-vie et de l'alkool au moyen de l'aréomètre ou pèse-liqueur : l'aréomètre plongé dans de l'eau distillé, à 10° de température, marque o ; l'eau-de-vie faible, marque de 16 à 18° ; au dessus de ce terme, l'eau-de-vie simple, et celle dont on fait usage comme liqueur de table, marque 18 à 22° ; l'eau-de-vie double de 22 à 32 ; l'alkool ou esprit-de-vin de 32 à 42°.

L'eau-de-vie a une couleur blanche, une saveur chaude, agréable, aromatique, pénétrante : elle se colore de la partie extractive de la futaie dans laquelle on la conserve, ou des matières colorantes que l'on y ajoute, du safran, du caramel, etc. C'est une liqueur promptement restaurante, qui augmente l'activité de tous les organes, et qui augmente beaucoup les forces musculaires : son usage modéré ne peut pas nuire ; mais son abus détruit la sensibilité et la contractilité des organes, les jette dans la stupeur et les paralyse.

En distillant l'eau-de-vie, on obtient l'alkool, ou la partie la plus légère du vin et la plus spiritueuse, surtout quand il est bien pur ou bien *déphlegmé*, selon l'expression des anciens chimistes. Il marque de 38 à 42°, à l'aréomètre ; il est limpide, incolore, d'une odeur vive, pénétrante, d'une saveur brûlante : quand on l'agite, il se forme à sa surface des bulles qui disparaissent promptement ; il ne se congèle que difficilement, et même en l'exposant à un froid de plus de 60°, thermomètre centig.; il est très-volatile et bout à 70 degré Th. centig. : il s'enflamme promptement, et brûle en répandant une flamme blanche très-étendue.

L'alkool dissout très-bien les résines et les baumes : il dissout un grand nombre de sels, et tous ceux qui sont solubles dans l'eau ; les sulfures alkalins, les alkalis fixes, le sucre, le camphre et les huiles volatiles ; il dissout en petite quantité le soufre et le phosphore ; il a de l'action sur presque tous les acides végétaux et minéraux : de cette action résulte la formation des alkools sulfurique, muriatique, et des éthers sulfurique, muriatique, nitrique, acétique, etc. Il est miscible à l'eau en toute proportion ; il contient suivant LAVOISIER, sur cent parties, dix-sept d'hydrogène, trente-quatre de carbone, et quarante-neuf d'oxygène.

L'alkool exerce sur l'économie une action prompte, mais momentanée, comme toutes les substances fortement stimulantes : il excite l'estomac, et fait naître sur cet organe un sentiment de chaleur très-marqué, augmente l'apétit et favorise la digestion et la circulation, la transpiration et la diurèse ; cependant, il modère les sueurs excessives, qui sont provoquées par la chaleur extérieure ; de-là l'usage où sont quelques personnes qui se livrent à de violens exercices, pendant les chaleurs de l'été, de mettre dans l'eau de leurs boissons quelques gouttes, d'eau-de-vie.

L'alkool excite aussi les fonctions de l'entendement, et la gaité ; mais ces différens genres d'excitations sont suivis d'une faiblesse relative, et le sommeil qui en résulte ressemble beaucoup à celui qui est occasionné par l'usage des narcotiques : on doit être très-réservé sur son emploi comme excitant, dans les fièvres ady-- namiques, lorsqu'il y a congestion au cerveau. On l'applique à l'extérieur en fomentation , ou en lotions pour exciter le ton de la peau et des tissus sousjacens , dans les pétéchies , les échymoses scorbutiques , les érysipèles gangreneux , les engelures , les plaies atoniques , les contusions , les entorses , les hémorrhagies , et pour prévenir les phlegmasies érysipélateuses , occasionnées par la piqûre des insectes.

On n'administre l'alkool à l'intérieur , qu'étendu dans l'eau ou le vin , et même dans du lait *. La proportion de ces liquides doit varier selon le degré d'intensité que l'on veut obtenir. On l'édulcore avec un sirop ; on y ajoute des acides , des substances astringentes , amères , aromatiques , des éthers , selon l'effet que l'on veut produire. On le donne à doses faibles , que l'on augmente graduellement. On laisse , entre chacune , un intervalle plus ou moins long ; mais quelqu'attention qu'on prenne en l'administrant , il cause toujours de l'irritation , et il est quelquefois nécessaire de le remplacer par un excitant d'une autre espèce.

On prépare avec l'alkool , les teintures de gaïac , d'aloès , d'absinthe , d'anis , de canelle , de myrrhe , d'opium , de camphre , d'ambre , de musc , de castoreum , de cantharides , de rhubarbe , de cachou , de gentiane , de romarin , d'hysope , d'orange , de cédrat , de valériane , de safran , de potasse , de phosphore , et de toutes les substances aromatiques , amères , astringentes , qui abandonnent leurs principes médicamenteux à ce dissolvant. On en prépare des élixirs et des baumes

---

* Je connais à Paris plusieurs colons qui font habituellement usage , dans diverses maladies accompagnées de faiblesse , et pendant leur convalescence, de lait dans lequel ils mêlent du rhum , dans la proportion d'une cuillerée par tasse , une ou deux fois le jour.

composés, des essences, des parfums et des liqueurs de table, enfin toutes les eaux spiritueuses employées en médecine et dans les arts.

L'alkool est, avec l'eau distillée, le meilleur dissolvant, et le véhicule le plus employé du sublimé corrosif (liqueur de VANSWIETEN.)

L'eau-de-vie savonneuse est un très-bon topique dans le traitement des échymoses, des contusions et des entorses, et un bon liniment dans les rhumatismes chroniques.

On mêle l'alkool à l'eau, dans diverses proportions, aux acides sulfurique (alkool sulfurique), muriatique, ou hydrochlorique (esprit de sel dulcifié), nitrique (esprit de nitre dulcifié), acétique et sulfurique (*aqua Thedeniana*), à l'éther sulfurique (liqueur anodine minérale d'HOFFMANN) , à l'ammoniac (alkool ammoniacal, etc.)

HUILES ESSENTIELLES VOLATILES, ou ESSENCES.

Les huiles essentielles sont des produits immédiats des végétaux, renfermés dans les glandes de leurs fleurs, de leurs feuilles, de leurs fruits, de leurs écorces, et même de leurs racines, et qui en constituent l'arome ou le parfum. Elles sont suaves, odorantes et d'une saveur brûlante, chaude et caustiques volatiles, sans viscosité, plus légères que l'eau *, limpides ou d'une couleur jaune-rouge, brune, bleue, améthiste, etc., inflammables, brûlant avec une fumée épaisse et résineuse ; s'épaississant, se colorant à l'air, et se convertissant en une substance fort analogue aux résines ; peu solubles à

---

* Excepté l'huile noire et pesante du gérofle , celles de sassafras et de canelle.

l'eau, une partie sur mille (eaux spiritueuses aromatiques), très-solubles dans l'alkool (esprits aromatiques),
s'unissant assez bien au sucre par trituration (oleo-saccharum), et incomplètement aux alkalis (savon tartareux
ou de Starkey).

On obtient les huiles essentielles , par la distillation
des substances qui les contiennent, avec de l'eau, que
ces huiles surnagent , et dont on les sépare facilement
à l'aide du récipient florentin , ou du chalumeau.
Les huiles essentielles les plus usitées, sont celles de térébenthine, de menthe, de citron, de thym, d'anis, de fenouil, de canelle, de gérofle , de genièvre, de romarin ,
de lavande. Ces huiles manifestent sur l'économie, une action stimulante, prompte ; elles déterminent l'irritation,
la rubéfaction et l'inflammation des tissus, et même l'escarre , quand elles sont concentrées. Cette action stimulante est très-bornée, quand elles n'ont point été séparées des parties des végétaux qui les contiennent, et
qu'elles sont étendues dans l'eau.

Ces huiles provoquent abondamment l'excrétion de
la salive, et laissent, bientôt après leur impression , une
sensation de sécheresse et d'âcreté ; elles excitent la contractilité de l'estomac, et y développent beaucoup de
chaleur. Leurs molécules absorbées , passent dans la
circulation , portent leur action médicamenteuse sur
les vaisseaux artériels ou capillaires, sur le poumon, sur
les voies urinaires , sur les organes génitaux ou utérins, et sur le système nerveux.

On emploie rarement les huiles volatiles isolées,
comme remède interne, excepté dans quelques circonstances rares où il est nécessaire de provoquer une action
stimulante très-vive ; dans la débilité, la prostration
des forces, dans la faiblesse des voies digestives et des

organes urinaires, lorsqu'il y a défaut d'excitabilité des organes génitaux ; dans toutes ces circonstances, il faut être très - circonspect dans l'administration de ces moyens stimulans.

On administre les huiles volatiles en substance, en en versant quelques gouttes (de cinq à dix) sur un morceau de sucre. On forme, en les triturant avec vingt à quarante fois leur poids de sucre, un *oleo-saccharum* que l'on administre directement, et que l'on réduit en tablettes ; on en aromatise le sucre, que l'on réduit aussi en pastilles (pastilles de menthe, de rose, d'anis, etc.)

On prépare des eaux aromatiques, en agitant dans une quantité donnée d'eau, une autre quantité déterminée d'huile volatile. Ces liquides sont très-analogues aux eaux distillées de ces mêmes substances. On prépare des alkools spiritueux, par un semblable mélange d'huile volatile et d'alkool, que l'on distille ensemble.

Il importe de choisir parmi ces médicamens ceux qui, indépendamment de leur propriété commune, jouissent encore d'une vertu particulière et spéciale, propre à agir sur la sensibilité et la contractilité de tel ou tel organe : les huiles essentielles de térébenthine et de genièvre sont employées de préférence dans les maladies des voies urinaires : celles d'hysope et de romarin dans les maladies du poumon ; celles d'anis, et de fenouil, et généralement de toutes les ombellifères, dans les maladies venteuses et dans l'atonie des intestins ; celles de canelles dans l'atonie des organes génitaux ; celles de citron et de menthe poivrée, dans l'atonie nerveuse et les affections spasmodiques, etc., etc.

On emploie ces médicamens à l'extérieur en liniment, en frictions, en fomentations, dans les affections atoniques de la peau et des tissus sousjacens, dans l'œdème,

la distension des parties membraneuses et tendineuses ;
dans les contusions, l'enkilose, l'entorse, les rhumatismes
chroniques, etc. On étend ces huiles dans un peu plus
du double de cire, d'huile fixe ou d'un autre intermède
gras. On fait des frictions avec leur dissolutum alkoolique (quatre parties sur cent d'alkool). C'est pour remplir
la même indication, que l'on prépare dans les pharmacies
le savonule ammoniacal-aromatique - camphré, appelé
baume opodeldoc, et le savonule alkalin aromatique
éthéré du docteur SANCHÉS.

GOUDRON.—Goudran.—Goudron de Suède, *Pix navalis.*

Résine noire, liquide, filante, d'une odeur empyreumatique désagréable ; d'une saveur amère , résineuse,
charbonnée, ténace. On retire cette résine des troncs et
des souches de racines épuisées par les incisions, par
une combustion lente qui en fait découler la résine, à
laquelle on donne alors le nom de goudron. Cette substance contient de l'huile volatile empyreumatique,
une matière extractive résineuse, de l'acide acétique *,
et beaucoup de carbone : elle est un peu miscible à
l'eau, donne à ce liquide une couleur rougeâtre et lui
communique sa saveur. Exposé au soleil, le goudron se
dessèche en une croûte noire et luisante. On prépare le
goudron, en Suède , en Norwége , en Suisse , aux environs de Bordeaux et dans l'Amérique septentrionale :
partout cette substance jouit à peu-près de la même propriété, soit pour l'usage économique , soit pour l'usage
médicinal.

L'eau de goudron (*aqua picea*) jouit des vertus les plus

---

* Acide acétique pyro-huileux.

recommandables. Ce médicament si simple et si peu coûteux, mérite tous les éloges que lui ont donnés les médecins instruits de ses effets. Cette substance fortifie l'estomac, augmente l'appétit, favorise la digestion et remédie à l'atonie des intestins. Je l'ai vu administrer avec beaucoup de succès, dans une dysenterie chronique, à la suite d'une épidémie de cette grave maladie ; et les militaires qui firent alors usage de ce médicament, faute d'autres, guérirent tous. L'eau de goudron a été préconisée dans les maladies de poitrine, dans l'asthme et même dans la phtisie au second degré. ROSENSTEIN l'a donnée, avec un égal succès, dans une épidémie de variole. Je l'ai souvent recommandée contre les affections scorbutiques, et dans le traitement des maladies de la peau les plus graves. On emploie le goudron extérieurement dans les mêmes maladies, en le mêlant avec de la graisse, pour en faire une sorte d'onguent ; enfin, dans les blennorrhagies chroniques les plus opiniâtres, c'est encore l'eau de goudron qui m'a le mieux réussi : c'est donc bien mal à propos que l'on a traité de ridicules les éloges qu'on lui a donnés, et que ce remède a été négligé des médecins.

On fait respirer, avec beaucoup d'avantage, le goudron réduit en vapeurs, par une ébullition lente, à des malades affectés de phtisie scrophuleuse, en leur faisant respirer cette vapeur trois ou quatre heures par jour.

On prépare l'eau de goudron, en battant ensemble, pendant un quart d'heure, une partie de cette résine et quatre parties d'eau froide : il faut laisser reposer ce liquide vingt-quatre heures, et décanter la liqueur. On en boit environ une livre, le matin à jeûn. Le premier effet de ce médicament est d'exciter l'urine et les sueurs, et quelquefois de légères nausées et des selles : mais son usage continué pendant quelques jours, resserre beaucoup, et augmente sensiblement la circulation.

On donne le goudron en substance, seul ou mélangé avec de la cire et réduit en pilules : ce goudron en substance est un excellent vermifuge.

ALKOOLS SPIRITUEUX. — Esprits aromatiques. — Alkools odorans.

Alkools chargés de l'huile essentielle et de l'arome des plantes aromatiques, obtenus par macération et par distillation : ils sont limpides ; mais affaiblis par l'eau, ils se troublent, et laissent précipiter une matière résineuse blanche ; ils sont, comme les eaux aromatiques, simples ou composés : on prépare ordinairement ces derniers par le mélange des alkools aromatiques simples. On prépare aussi dans quelques pharmacies, les alkools simples, en les aromatisant avec les huiles essentielles, en les agitant ensuite, et en les distillant : ces esprits exposés au froid deviennent plus suaves et plus agréables ; ils ont une odeur pénétrante, une saveur chaude et aromatique; ils sont excitans, sialagogues, stomachiques, carminatifs, antispasmodiques, vulnéraires. Combien d'autres propriétés attribuées à l'eau de mélisse, à l'eau *admirable* de Cologne, eau vraiment admirable, véritable panacée des maux qui affligent l'homme, véritable baume de vie, si la présomption, si l'intérêt mercantile, si le plus aveugle empyrisme, n'étaient pas les seuls prôneurs de ces titres pompeux et séduisans.

. Les principaux alkools, ou esprits odorans simples, sont ceux de lavande, d'hysope, de menthe, d'angélique, d'anis, de basilic, de myrthe, de camomille, de bergamote, de citron, de cédrat, de romarin, de

hym, de sauge. Les composés sont ceux de mélisse ,
le menthe composée , l'eau de Cologne , l'eau générale,
'eau impériale, l'alkool aromatique de Sylvius , les
baumes spiritueux de Fioraventi , du Commandeur , le
baume de vie d'HOFFMANN, celui de LELIÈVRE ou l'élixir
de longue-vie ; tous médicamens , employés encore aujourd'hui comme stimulans à l'intérieur, pour exciter la
contractilité des organes de la vie animale et organique ;
à l'extérieur pour exciter la peau et pour favoriser la
cicatrisation des plaies et des ulcères , et pour guérir les
douleurs rhumatismales.

On donne ces esprits, élixirs ou baumes, à l'intérieur,
depuis cinq gouttes jusqu'à vingt , dans un véhicule
aqueux ou vineux, ou sur un morceau de sucre.

L'eau blanchie par les alkools spiritueux, raffermit la
peau, lui donne de la fraîcheur et de l'éclat : c'est un
cosmétique fort en usage à Paris.

EAUX DISTILLÉES SPIRITUEUSES , AROMATIQUES , BALSA-
MIQUES.

Ce sont des eaux chargées d'une petite quantité
d'huile essentielle , et de l'arome des plantes : ces eaux
sont légères , suaves , très-agréables; exposées à l'air,
elles perdent promptement leurs principes essentiels ,
se troublent et s'altèrent facilement. On les obtient par
distillation , des racines , des tiges , des feuilles , des
fleurs , des fruits ; elles sont simples ou composées ,
selon qu'elles proviennent de la distillation d'une ou de
plusieurs plantes : il y a de ces eaux qui sont très-énergiques, telles que celles de menthe poivrée , de mélisse ,
de romarin, de canelle ; celles de menthe et de fleur
d'orange , sont les plus usitées : elles entrent dans toutes
les potions antispasmodiques. Les eaux spritueuses sont

employées fréquemment pour servir de véhicule ou d'excipient aux médicamens, ou pour en masquer l'odeur désagréable.

*** EXCITANS MINÉRAUX ET SUBSTANCES INORGANIQUES.

GAZ OXYGÈNE. — Air vital. — Air déphlogistiqué *.

Les propriétés éminemment stimulantes du gaz oxygène, ont fait concevoir de grandes espérances aux médecins, du succès de son administration à l'état gazeux, dans quelques maladies atoniques, dans les fièvres adynamiques et ataxiques, les maladies lymphatiques, les scrophules, le scorbut, la chlorose, l'hydropysie, les maladies du poumon, etc.; mais ces essais ont eu si rarement du succès, qu'ils ont entièrement abandonné cet agent aux physiciens et aux chimistes. M. le professeur CHAPTAL, dit s'être servi avec quelqu'avantage de ce gaz : voici ce qu'il rapporte à son sujet dans ses élémens de chimie :

« M. de B. était au dernier période d'une phtisie confirmée ; sueur, flux de ventre, tout annonçait une

---

* Gaz sans odeur, sans couleur et sans saveur sensibles, insoluble à l'eau ; se combinant avec tous les corps et formant avec eux des acides, des oxydes, etc. ; très-répandu dans la nature, un des élémens de l'air et de l'eau, des matières végétales et animales ; entretenant la respiration et la vie des animaux ; agent de la combustion et de l'oxydation. On obtient le gaz oxygène du nitre pur chauffé dans un matras, de l'oxyde de manganèse, par l'intermède de l'acide sulfurique ; de l'oxyde rouge de mercure, etc. On purifie le gaz obtenu du nitre, en l'agitant dans l'eau simple ; celui obtenu des oxydes métalliques, en l'agitant dans l'eau de chaux.

ort prochaine. Un de mes amis, M. de P. le mit à
usage de l'air vital ; le malade le respirait avec délec-
ation, il le demandait avec l'ardeur qu'un enfant dé-
ire le lait de sa nourrice. Il éprouvait dès qu'il le res-
irait une chaleur bienfaisante, qui se répandait par tous
es membres. Ses forces se rétablirent à vue d'œil, et
n six semaines il fut en état de fournir à de longues
promenades. Ce bien-être dura six mois, mais après
et intervalle il rechuta ; il ne put plus avoir recours à
'usage de l'air vital, parce que M. de P. étoit parti de
Paris, et il mourut ».

« Je suis bien éloigné de penser que la respiration de
'air vital puisse être employée dans ce cas comme un
spécifique : bien plus, je doute que cet air actif convienne dans cette circonstance ; mais il inspire de la
gaîté, contente le malade, et dans les cas désespérés,
c'est assurément un remède précieux que celui qui répand des fleurs sur les bords de notre tombe, et nous
prépare de la manière la plus douce, à franchir ce pas
effrayant ».

SEL AMMONIAC. — Muriate d'ammoniaque. — Hydro-
chlorate d'ammoniaque. — *Sal ammoniacum*. — *Mu-
rias ammoniacæ*.

Le muriate d'ammoniaque est un sel blanc, cristallisant en longues aiguilles à quatre pans, qui se grou-
pent en forme de barbes de plume : il est légèrement
compressible ; ce qui le rend difficile à pulvériser ; sa
saveur est salée, urineuse, fraîche et très-piquante :
exposé au feu, il fond dans son eau de cristallisation,
se dessèche et se sublime en fumée blanche : il est

soluble dans trois parties d'eau à 15°, et dans une
moindre quantité d'eau bouillante.

On rencontre ce sel dans la plupart des matières animales en putréfaction, dans l'urine des chameaux et
dans l'urine humaine ; il se forme aussi dans les laves,
après les éruptions récentes des volcans ; enfin, dans
les mines d'alun.

On extrait ce sel en Egypte et en Barbarie, de la
fiente des chameaux, en la faisant brûler, et en sublimant dans des ballons, la suie qui en provient ; on obtient
ainsi le sel ammoniaque en masses orbiculaires demi-
transparentes, d'une couleur grisâtre et enfumée.

On fabrique maintenant en France le sel ammoniaque.
Baumé est le premier chimiste, qui ait imaginé de l'extraire par distillation des matières animales : on a per-
fectionné les procédés de ce chimiste, et on a établi des
manufactures où l'on fabrique ce sel en grand, et
réunissant toutes les qualités du sel d'Egypte, qui le
rendaient si précieux pour la médecine et pour les arts.

Le sel ammoniaque est très-stimulant : son action sur
l'économie se manifeste par une augmentation notable
de la contractilité des voies digestives et de la circulation ; il excite l'appétit et provoque les sueurs : ce
sel augmente aussi la circulation du système lymphatique ; la vertu apéritive et fondante qu'on lui attribue,
est relative à ce mode d'action sur les vaisseaux et les
glandes qui appartiennent à ce système.

On fait usage du sel ammoniaque à l'intérieur, dans le
traitement des fièvres intermittentes, des maladies scrophuleuses, du carreau, du rachitis, du scorbut, etc.
La dose est d'un demi-gros à un gros, par jour ; on
l'associe au quinquina, à l'extrait de gentiane, aux
plantes antiscorbutiques, etc.

On purifie le sel ammoniaque, en le faisant dissoudre dans l'eau , en filtrant la dissolution , et en faisant cristalliser.

On obtient du muriate d'ammoniaque, le *gaz ammoniaque*, en chauffant dans une cornue un mélange de sel et de chaux vive : la chaux s'empare de l'acide muriatique, et le gaz se dégage ; il est transparent , incolore , d'une odeur vive, piquante , âcre , qui stimule fortement les fosses nasales , et excite le larmoiement. Il éteint les corps enflammés , et se dissout entièrement dans l'eau. En faisant passer ce gaz à travers une masse d'eau , il la pénètre , lui communique ses propriétés , et forme *l'ammoniaque liquide* ou *alkali - volatil-fluor* ; c'est un liquide incolore , très-caustique , d'une odeur extrêmement vive et pénétrante.

L'ammoniaque liquide est un des remèdes stimulans les plus énergiques et les plus employés en médecine : donné à l'intérieur, il augmente l'activité de la circulation du système sanguin et lymphatique ; il agit sur les vaisseaux exhalans, en provoquant abondamment la sueur ; c'est pourquoi on l'a recommandé dans toutes les circonstances de maladies causées par un principe virulent ou contagieux, dans l'intention de transporter ce principe au dehors ; à la suite de la morsure de la vipère, du chien enragé , etc. On donne l'alkali volatil à l'intérieur pour provoquer les sueurs : ce moyen excitant a été employé utilement dans le traitement des maladies de la peau , quand l'éruption paraissait se faire difficilement , ou menaçait de délitescence ; toutes les fois enfin , que ces maladies étaient accompagnées de faiblesse ou d'adynamie : on emploie aussi l'ammoniaque liquide dans les fièvres adynamiques et ataxiques, dans la peripneumonie adynamique , etc. , etc.

On donne l'alkali volatil avec succès dans les affections rhumatismales, lorsqu'elles ne sont point accompagnées d'inflammation. Vanswiëten rappelait la goutte aux extrémités, en les plongeant dans un bain chaud et en administrant à l'intérieur l'alkali volatil.

On emploie l'alkali volatil dans la syncope et dans l'asphyxie, pour rappeler les malades à la vie, en leur faisant respirer cette liqueur fortement stimulante : ce moyen peut prévenir les accès d'épilepsie (Pinel).

On rétablit assez promptement les écoulemens blenno-rhagiques supprimés, en injectant dans le canal de l'urèthre, de l'eau aiguisée d'ammoniaque.

On emploie l'ammoniaque à l'extérieur, pour exciter les tissus sous-jacens, dans les maladies chroniques de cet organe, des muscles, des vaisseaux et des glandes lymphatiques, des articulations ; dans l'œdème, les contusions, les échymoses, les entorses. On applique avec assez d'avantage sur les goîtres, un mélange de muriate d'ammoniaque, de muriate de soude, et d'é-ponges calcinées : c'est ce qui compose le collier de Morand. On réussit mieux, en faisant un mélange d'une partie d'ammoniaque et de trois parties de chaux éteinte et réduite en poudre.

Le liniment volatil se compose d'un mélange d'huile, et d'ammoniaque liquide ; ordinairement dans la proportion de 10 à 1. Ce liniment appliqué en frictions, détermine beaucoup d'excitation ; c'est un excellent fondant résolutif.

L'ammoniaque, au summum de saturation, agit avec presqu'autant d'intensité que les alkalis caustiques : une compresse trempée dans ce liquide, et appliquée sur la peau, produit plus promptement la vésication, que l'emplâtre de cantharides : si on maintenait trop long-temps cette application, la peau se désorganiserait, et il y aurait formation d'escarre ; mais les effets de cette substance sont comme ceux de presque tous les médicamens de cette classe, prompts, intenses et de très-courte durée.

Appliqué sur les brûlures récentes ; il prévient souvent l'inflammation et la vésication : on a reconnu la même propriété à l'alkool.

On donne l'ammoniaque liquide étendu dans une infusum sudorifique, amer, ou tonique, à la dose de trente à quarante gouttes : on doit tenir le vehicule exactement bouché, à cause de la grande volatilité de cette substance. On prescrit la même dose d'ammoniaque pour cinq ou six onces de potion, que l'on donne par cuillerées : on doit administrer l'ammoniaque à des intervalles assez rapprochés pour entretenir le même degré d'excitation : les effets de ce médicament sont momentanés. Il faut surveiller aussi son action quelquefois trop vivemeut excitante, et remédier promptement aux accidens qu'il pourrait causer, en donnant au malade une boisson acidulée.

On prépare avec l'ammoniaque liquide et l'huile de succin, l'eau de Luce, tant recommandée contre la piqûre des insectes et la morsure de la vipère.

Carbonate d'ammoniaque. — Alkali volatil concret. — Sel volatil d'Angleterre. — *Carbonas ammoniacœ.*

On prépare ce sel avec le muriate d'ammoniaque, en distillant dans une cornue, un mélange de ce sel avec du carbonate de chaux bien pur : il se fait échange des bases, et le carbonate ammoniacal vient s'attacher aux parois de la cornue. Ce sel cristallise en prismes à six pans ; il a une odeur et une saveur analogues à celles du muriate ; mais moins prononcées : il est , comme ce sel, inaltérable à l'air , et très-soluble à l'eau. On lui donne une odeur agréable , en le distillant avec des plantes aromatiques , ou des huiles volatiles.

L'action stimulante du carbonate d'ammoniaque est analogue à celle du muriate ; son action sur le système lymphatique est aussi très-remarquable : quelques médecins ont attribué à ce sel des propriétés, qui l'ont rendu très-recommandable. M. le professeur PEYRILHE a composé un traité sur ses vertus antisiphylitiques, dans lequel il a prouvé l'excellence de ce remède employé exclusivement dans les maladies vénériennes les plus graves.

Ce sel a été employé dans le traitement du croup par MM. les docteurs DESESSARTS et RECHOU : ce dernier praticien applique toutes les quatre heures sur les parties latérales du cou , deux gros d'un mélange d'un gros de ce sel, avec deux onces de cérat , et recouvre le tout avec un sachet de cendres chaudes : en continuant ces applications , la peau se couvre de boutons , et l'épiderme se détache et tombe. Le même praticien donne le carbonate à l'intérieur par cuillerées , mêlé à vingt-quatre parties de sirop de guimauve , et interdit pendant le traitement, l'usage des acides ; cette méthode a eu du succès.

On administre ce sel en substance, mêlé avec du miel ou un électuaire ; on l'administre le plus ordinairement en solutum aqueux, et quelquefois en solutum alkoolifié : la dose est de dix grains à un gros en 24 heures. Le professeur PEYRILHE le faisait prendre dans un sirop purgatif.

Acétate d'ammoniaque liquide. — Esprit de Mendérérus.

On prépare l'acétate d'ammoniaque, par plusieurs procédés ; le plus simple consiste à verser peu-à-peu du vinaigre distillé sur du carbonate d'ammoniaque cristallisé. Quand l'effervescence a cessé, on filtre la liqueur : elle a une couleur opaline et la transparence de l'eau, l'odeur ammoniacale et la saveur très-piquante. L'acétate d'ammoniaque, est un médicament stimulant, qui paraît porter principalement son action sur les vaisseaux exhalans, en provoquant la transpiration cutanée d'une manière très-remarquable. Les médecins qui ont le mieux connu sa vertu, l'ont administré avec un grand succès comme stimulant diaphorétique, dans les phlegmasies cutanées, accompagnées d'adynamie (la variole adynamique), et toutes les maladies de ce genre dont l'éruption languit. C'est dans la même intention, et avec un égal succès, que ce liquide a été administré dans les affections goutteuses, rhumatismales, chroniques, et dans les fièvres adynamiques et ataxiques.

M. le professeur Mesuyer, de Strasbourg, a administré l'acétate d'ammoniaque avec succès dans les fièvres des prisons [*]. Enfin, ce remède remplace avantageusement les acétates de soude et de potasse, dans le traitement des obstructions des glandes et des viscères abdominaux.

On prescrit l'acétate d'ammoniaque à doses très-diffé-

---

[*] Mémoire de l'Institut, 1810.

rentes, selon les diverses maladies , l'âge du malade, etc. :
la dose la plus ordinaire est d'une à deux onces en vingt-
quatre heures , mais on la porte jusqu'à cinq et six
onces ; on étend ce médicament dans une potion ou
dans une tisane tonique, amère ou sudorifique , appropriée à la circonstance , et que l'on donne par cuillerées
ou par tasses.

On forme avec l'ammoniaque d'autres préparations
qui sont peu usitées à cause de la facilité qu'on a de les
remplacer par les précédentes , telles sont le tartrate
d'ammoniaque et de potasse (tartrate ammoniaco-po-
tassé) : sel trisule d'une saveur fraîche et piquante ,
très-excitant , très-diaphorétique. Le phosphate d'ammoniaque. (ammoniaque phosphorique); sel que l'on
conserve ordinairement sous forme liquide : puissant
tonique , stimulant, aphrodisiaque.

SOUFRE. — *Sulfur.*

Le soufre est une substance minérale , simple , solide, d'une couleur jaune-citron , légèrement verdâtre ,
très-friable , à cassure conchoïde et vitreuse ; brûlant
avec une flamme bleue ; répandant, quand on le frotte,
une odeur désagréable ; remplissant l'air , quand on
l'enflamme , d'une vapeur suffoquante (acide sulfureux); entrant en fusion à une chaleur de 170 degrés , R. ; se combinant alors avec l'oxygène de l'air.

Le soufre cristallise en octaèdres ; il est après le fer
le minéral le plus répandu. On le trouve au sein de la
terre à l'état natif , ou de combinaison, sous forme
solide , cristalline ou pulvérulente, surtout aux environs
des volcans, des sources salées et des mines de sel gem-
me , dans quelques eaux minérales , dans les pyrites ,
dans quelques matières animales et végétales, etc.

Le soufre brut, ou en *canons*, est en masses cylindriques de six à huit pouces de longueur, et d'un à
deux pouces de diamètre.

Le soufre sublimé ou *fleurs de soufre* est en poudre
très-fine, d'un beau jaune-citron. Cette espèce de soufre
contient un peu d'acide sulfureux, dont on le purifie
par le lavage.

Les diverses combinaisons du soufre avec l'oxygène,
l'hydrogène, les alkalis, le mercure, les huiles essentielles, forment les acides sulfureux et sulfurique, l'hydrogène sulfuré, les sulfures alkalins, le cinnabre, les
baumes de soufre, composés qui sont la plupart employés en médecine.

Le soufre est légèrement excitant : administré à l'intérieur, il donne cependant des signes évidens de
médication ; il stimule l'intestin et purge légèrement ;
ses molécules sont facilement absorbées, et circulent librement dans toute l'économie ; elles imprègnent de
leur odeur, l'urine, la sueur, le lait, l'haleine, etc.
Sa vertu stimulante accélère la circulation arté-
rielle et capillaire, produit la turgescence de la peau,
la transpiration, et fait naître quelquefois une légère
fièvre. Le soufre favorise d'une manière bien remarquable les éruptions cutanées : cette propriété l'a rendu
recommandable dans la plupart des phlegmasies de cette
nature. C'est encore à la vertu stimulante du soufre,
qu'il faut rapporter les bons effets de sa médication
dans les maladies lymphatiques, les engorgemens
scrophuleux, l'aménorrhée, les affections catarrhales,
la phthisie scrophuleuse, etc. On emploie le soufre
dans le traitement de la gale, de la teigne, des dartres et des ulcères dartreux, des éruptions boutonneuses,

papuleuses et anomales ; et en général dans toutes les
maladies de la peau qui dépendent de l'atonie, du relâchement, du défaut d'exhalation et d'absorbtion de
cet organe. Le soufre est le spécifique des maladies
de la peau, un remède vulgaire, presque toujours
utile, presque constamment donné avec succès. Il n'est
aucune de ces maladies qui n'en éprouve quelque
changement favorable. On a même observé que les personnes qui vivent habituellement dans une athmo-
sphère sulfureuse, ou hydro-sulfureuse telles que les vi-
dangeurs, les ouvriers qui travaillent à l'acide sulfurique,
qui soignent les bains d'eaux minérales sulfureuses, ne
sont point affectées de maladies cutanées. Une pareille
observation suffirait sans doute pour indiquer l'emploi
de ce moyen curatif.

La manière d'agir du soufre sur l'économie n'est pas
connue ; probablement qu'il reste sans action, hors
de son état de combinaison, comme toutes les substances minérales ; qu'il n'agit qu'après s'être combiné
avec nos humeurs, avec la bile qui le dissout en
partie ; avec l'hydrogène, l'oxygène, formant ainsi de
l'hydrogène sulfuré, et des gaz sulfureux plus ou moins
acides qui se dégagent des intestins, et colorent les
excrémens en brun ou en noir ; c'est par ces diverses
combinaisons que le soufre devient excitant pour l'économie, et un des médicamens les plus salutaires dans
le traitement des diverses affections du poumon, soit
que ce minéral agisse sur cet organe, en vertu de son
principe hydrogéné, soit en vertu de son principe oxygéné, en devenant astringent.

On donne le soufre en substance et en poudre,
à la dose de dix grains à un gros, incorporé dans du
miel, dans un extrait : on en prépare aussi des ta-

blettes avec le sucre et la gomme adragant. Le soufre se dissout très-peu dans l'eau ; le decoctum en prend à peine l'odeur : on s'en sert néanmoins très-utilement dans l'asthme et dans les affections catarrhales. J'ai fait souvent préparer, avec cette eau soufrée, des infusions de plantes pectorales. — L'onguent de soufre (onguent citrin), employé en frictions dans la gale , les dartres , etc. , se prépare avec la fleur de soufre et le double d'axonge fraîche ; on masque l'odeur de ce mélange avec un peu d'huile aromatique de lavande ou de citron ; on frictionne successivement les diverses parties du corps, avec deux ou trois gros de cette pommade antipsorique. —Le soufre se donne à l'intérieur depuis un gros jusqu'à une once , comme laxatif ou comme médicament cutané. On favorise ainsi la médication de cette substance employée à l'extérieur. On fait ordinairement usage d'un mélange à parties égales de soufre et de cérat (cérat soufré), pour le pansement des ulcères psoriques ou teigneux. J'ai fait souvent usage , dans le traitement des dartres , des pustules et des ulcères vénériens , d'un mélange de fleurs de soufre et d'onguent napolitain. On prépare encore un onguent pour le même traitement , avec la fleur de soufre , le cinabre ou le précipité-rouge (deutoxyde de mercure) et le cérat, dans la proportion d'un gros de sel mercuriel sur une once de cérat soufré.

Le soufre se dissout en partie dans les huiles grasses et les huiles essentielles ; on donne à ces singulières combinaisons, le nom de *baumes de soufre* : le *baume sulfureux de* RULLAND est une dissolution de soufre dans l'huile de noix ou la graisse. On appelle *baume de soufre anisé* celui qui se prépare avec l'huile essentielle d'anis ; *térébenthiné* , avec l'essence de térébenthine ; *junipé-*

riné, avec l'huile essentielle de genièvre. Ces préparations pharmaceutiques sont aujourd'hui très-rarement employées en médecine. Le baume de soufre térébenthiné entre dans la composition des fameuses pilules de Morton, long-temps regardées comme spécifiques de la phtisie pulmonaire. L'onguent aromatique ou antipsorique, dont j'ai parlé en traitant des labiées, est une espèce de baume de soufre.

Les vapeurs du soufre sont très-efficaces dans les maladies de la peau : ces vapeurs produisent des effets très-remarquables ; elles augmentent la vitalité de tous les systèmes, et particulièrement celui de la circulation capillaire ; la peau se colore d'un rouge vif ; ses papilles s'érigent, les boutons et les pustules s'enflamment et laissent suinter une matière épaisse, gluante, visqueuse : ces fumigations augmentent aussi l'énergie musculaire et celle des organes digestifs. On fait usage des fumigations sulfureuses dans le traitement de la gale, de la teigne, des dartres, du prurigo, des pustules syphilitiques ; de l'éléphantiasis, de la lèpre, et des maladies de la peau les plus invétérées : ces fumigations ont été employées avec beaucoup de succès dans quelques autres maladies très-rebelles, telles que les scrophules, les rhumatismes, la goutte, la paralysie [*].

Les bains vaporeux et les appareils à fumigation sont aujourd'hui d'un usage très-fréquent à Paris : on y compte près de vingt établissemens de ce genre, la plupart tenus par des pharmaciens. Il y a long-temps que ces espèces de bains sont connus [**] ; mais c'est par-

---

[*] *Mémoire et Rapport sur les fumigations sulfureuses*, par J.-C. Galès. — Paris, 1816.

[**] Glaubert en parle dans un ouvrage publié en 1659.

ticulièrement à M. GALÈS , un des médecins de l'hôpital
Saint-Louis , que l'on doit aujourd'hui leurs nouveaux
succès , par la grande perfection qu'il a donnée à ces
appareils , et par les soins et le zèle qu'il a apportés
à leur application dans les diverses maladies.

L'appareil à fumigation consiste , en une boîte ou une
baignoire assez grande pour qu'un homme puisse y rester
assis ; cette boîte ferme exactement ; le malade y est
renfermé , à l'exception de sa tête qui sort par un trou
menagé à la partie moyenne du couvercle : l'appareil
ainsi disposé , on verse sur une plaque de fer préalablement chauffée , du soufre , du cinabre , du camphre ,
de l'éther , de l'eau , ou toute autre matière dont on
veut obtenir la vapeur ; différens conduits sont ingé-
nieusement ménagés pour en modérer l'intensité , pour
la maintenir , ou pour la dissiper. On voit à l'hôpital
Saint-Louis , des appareils construits avec infiniment
d'art et d'économie , et qui contiennent jusqu'à douze
personnes ensemble.

On emploie pour charger un appareil simple , environ une once de soufre sublimé (trente-deux grammes);
le terme moyen d'une fumigation est d'une demi-heure.

Le nombre des fumigations est de deux à quatre par
jour.

Le nombre des fumigations , pour obtenir la guérison
d'une maladie , ne saurait être déterminé que par la
nature de la maladie elle-même et les progrès de son
traitement. On prend , pour le traitement de la gale
simple , de quatre à vingt fumigations sulfureuses.

On administre , au moyen du même appareil , des fumigations de mercure , d'eau, d'éther , d'alkool , de teintures spiritueuses , d'ammoniaque , de plantes émollientes , etc. , etc.

SULFURE DE POTASSE. — Foie de soufre alkalin , *Sal-phuretum potassæ*. — *Potassa sulfurata*.

Le sulfure de potasse est une matière concrète, opaque, fragile, d'un vert jaunâtre , ou rougeâtre, d'une saveur âcre , amère , se dissolvant dans l'eau et dans un air humide, en exhalant une odeur d'œufs pourris ou d'hydrogène sulfuré.

On prépare ce médicament par la voie sèche ou par la voie humide; par la voie sèche , en faisant liquéfier ensemble dans un creuset, au moyen du feu, partie égale de soufre et de potasse pure; et par la voie humide , en faisant bouillir long-temps ensemble de la fleur de soufre et de la potasse en liqueur.

On verse la matière liquéfiée sur une table de marbre enduite d'une couche d'huile ; elle se refroidit et se solidifie : on la brise en fragmens et on la conserve dans des flacons exactement bouchés.

La sulfure de potasse a joui dans ces derniers temps d'une grande réputation , par ses effets regardés presque comme merveilleux , dans le traitement du croup. J'ai eu l'occasion d'observer moi-même , la médication très-marquée de ce sulfure sur le poumon et sur les bronches : elle est prompte et constante ; mais je ne l'ai jamais vu réussir dans le traitement du croup, à quelque période de cette maladie qu'on l'ait administrée je n'ai jamais donné mon assentiment à l'opinion des médecins qui ont vanté ce médicament comme un moyen préservatif et curatif, toujours sûr, d'une maladie que l'on a peut-être trop multipliée , et qui , lorsqu'elle est réelle , laisse si peu d'espoir.

Le sulfure de potasse est un des meilleurs excitan

pectoraux : c'est un *incisif* par excellence , comme la plupart des préparations de soufre hydrosulfurées , et que l'on donne avec beaucoup de succès dans le traitement des affections catarrhales chroniques de l'asthme, de la coqueluche , etc. M. CHAUSSIER a remarqué que l'usage de ce médicament augmente la sécrétion des bronches, et en rend les mucosités plus fluides. — On emploie le sulfure de potasse à l'extérieur , comme excitant ou comme résolutif; on l'applique sur les parties engorgées , sur les tumeurs chroniques, sur les testicules , etc. On l'emploie aussi dans le traitement de la gale , des dartres et d'autres maladies cutanées , en le faisant dissoudre dans le bain. Ces bains hydrosulfureux ont été prescrits avec succès dans le traitement des maladies de poitrine et de quelques rhumatismes.

Le foie du soufre tant vanté , contre les empoisonnemens de l'arsenic, de l'antimoine, des sels mercuriels , est un moyen toujours inutile et souvent dangereux.

La dose ordinaire du sulfure de potasse, est de 12 à 36 grains en 24 heures : on en prépare un sirop , en faisant fondre deux gros de sulfure dans huit onces d'eau distillée de fenouil ou d'hysope , et en ajoutant à la dissolution filtrée , quinze onces de sucre : la dose de ce sirop est de deux à trois onces par jour. Le sirop béchique de WILLIS , se prépare , en faisant dissoudre dans trois livres de vin de Canarie, ou de tout autre vin liquoreux, deux onces de sulfure de potasse, et deux livres de sucre : ce sirop a une belle couleur d'or ; c'est un puissant béchique - incisif, dans les affections catarrhales chroniques , à la dose de trois à cinq onces par jour. La dose du sulfure pour un bain, est d'une à trois onces.

On prépare , par un semblable procédé , le sulfure

de soude : ses propriétés sont analogues à celles du sulfure de potasse, mais moins actives. On prépare également des sulfures avec l'ammoniaque, la chaux, la magnésie ; mais leurs propriétés médicales sont encore peu connues.

PHOSPHORE, *Phosphorus.*

Corps simple, solide, de la consistance de la cire, d'un blanc jaunâtre, demi-transparent, dégageant, quand on l'expose à l'air, une vapeur épaisse (acide phosphoreux), qui a une odeur d'ail très-désagréable, rappelant celles de l'hydrogène et de l'arsenic ; se combinant très-rapidement avec l'oxygène de l'air, et s'enflammant en répandant une flamme vive et une fumée blanche.

Le phosphore n'est jamais isolé dans la nature : on le trouve toujours combiné à l'oxygène, à l'azote, au carbone, aux oxydes métalliques : on le trouve aussi combiné dans l'urine et les excrémens humains, d'où l'on a commencé à le retirer, et dans les os, d'où on le retire aujourd'hui.

On emploie le phosphore en médecine, comme excitant ; mais on doit user, avec une extrême circonspection, d'un médicament que ses dangereux effets sur l'économie, et les accidens auxquels il a donné lieu, ont fait considérer comme un des plus violens poisons : introduit dans l'estomac, sans avoir été préalablement étendu, il y subit une espèce de combustion, dégage des vapeurs phosphoreuses, porte sur les membranes une impression brûlante et caustique, enflamme, corrode, occasionne d'affreuses angoisses, des tremblemens, des convulsions et une mort prompte : c'est d'après ces effets si funestes que plusieurs praticiens ont voulu rejeter le phosphore du nombre des médicamens. Il faut néanmoins accorder à cette substance la vertu la plus éminemment stimulante, celle de porter tous les organes ou quelque organe en particulier, au plus haut degré d'excitabilité. M. le professeur ALPHONSE LEROY, s'étant soumis courageusement à l'action du phosphore, sentit un surcroît extraordinaire de forces musculaires et une vive irritation vénérienne : des canards auxquels il fit avaler du phosphore, s'approchèrent plus fréquemment de leurs femelles. Cette propriété aphrodisiaque du phosphore est propre à tous les alimens qui le contiennent *. —Quelques médecins ont pensé que le phosphore porte particulièrement son action médicamenteuse sur le système nerveux, et qu'elle ressemble beaucoup à celle des substances les plus volatiles ; qu'elle est aussi prompte, qu'elle a une aussi courte durée. C'est d'après cette manière de considérer le phosphore, que ces mêmes médecins l'ont administré dans le traitement des fièvres adynamiques et ataxiques, accompagnées d'une extrême prostration des forces musculaires ; dans les fièvres intermittentes opiniâtres, les affections rhumatismales et goutteuses, l'aménorrhée, les affections du système lymphatique, les névroses, etc. Mais il ne faut prescrire le phosphore dans ces maladies graves, qu'après avoir employé inutilement tous les autres médicamens usités dans ces diverses circonstances.

On administre le phosphore à très-petite dose; un ou deux grains suffisent pour faire naître beaucoup d'exci-

---

* *Voyez* le genre des médicamens aphrodisiaques.

tation ; il faut les donner par fractions , dans l'espace de vingt - quatre heures. — On réduit le phosphore en poudre en le triturant avec le mucilage de gomme arabique , ou en le précipitant par le refroidissement de sa dissolution dans l'eau bouillante : on en prépare ainsi une émulsion en l'unissant à un sirop très-épais ; cette enveloppe mucilagineuse tempère beaucoup son action. On administre aussi son solutum huileux ou éthéré (éther phosphoré). Cette dernière préparation est très-active : on la donne par gouttes, de cinq à dix ; l'huile en dissout un cent quarantième de son poids ; l'éther un soixante-douzième.

La meilleure formule pour la dissolution du phosphore , est celle de M. LOBSTEIN : on prend trois grains de phosphore réduit en poudre , que l'on projette dans un mélange d'une demi-once d'éther sulfurique et de deux grains d'huile de gérofle : on plonge le flacon qui contient ce mélange dans un bain chand à trente degrés; on agite jusqu'à parfaite dissolution ; on passe la liqueur on ajoute autant d'éther que la chaleur en a évaporé : ce médicament ne peut être conservé long-temps : on le donne par gouttes, à la dose de six à huit, dans un peu de sirop liquide.

Les acides phosphoreux et phosphorique , ont des propriétés très-analogues au phosphore ; on emploie très-rarement ces produits chimiques , qui ne méritent point de préférence sur cette dernière substance.

On fait usage d'huile et d'éther phosphorés , en frictions, pour donner du ton à la peau , modifier sa sensibilité , favoriser la circulation de la lymphe ; pour remédier aux contusions, aux échymoses, aux engelures , etc.. etc.

EAUX MINÉRALES SULFUREUSES.

Les eaux minérales sulfureuses ont des caractéres très-remarquables, tels que: leur odeur désagréable et fétide, ressemblant à celle des œufs pourris : leur saveur fade : la propriété qu'elles ont de changer la couleur des dissolutions métalliques en blanc, en jaune, en oranger, en gris, en noir : celle enfin de laisser précipiter le soufre dans le repos, et surtout quand on les a fait bouillir.

Ces eaux ne contiennent pas le soufre dans son état primitif; quelle que soit l'extrême division à laquelle ce métal puisse parvenir, il lui faut un intermède pour être dissous par l'eau. L'oxygène et l'hydrogène de l'eau le convertissent en acide sulfureux et sulfurique, et en hydrogène sulfuré : cette conversion est singulièrement favorisée par le calorique dont sont imprégnées la plupart des eaux minérales sulfureuses.

Les eaux sulfureuses donnent à l'analyse chimique, du gaz hydrogène sulfuré, auquel elles doivent particulièrement leur odeur, et de l'acide sulfureux : différens sulfures à base de potasse, de chaux, de magnésie : des sulfates de chaux, de soude et de magnésie : des muriates et des carbonates; quelques - unes de ces eaux contiennent de l'acide carbonique, comme celles des environs de Naples ; d'autres, des matières onctueuses et savonneuses, des muriate, sulfate et carbonate de fer; mais ces sels y sont dissous en très-petites proportions. — Les eaux sulfureuses sont, à leurs sources, claires et limpides ; mises dans des vases, elles se troublent, soit en se refroidissant, quand elles sont thermales, soit par l'effet de l'agitation ou du transport.

Ces eaux sont évidemment excitantes; ce qu'il est facile de prouver par l'augmentation de force et d'activité des organes, par celle de la digestion, de la circulation, des sécrétions, et en général de toutes les fonctions de l'économie : cette excitation provoque souvent la fièvre, chez les personnes qui en font nouvellement usage.

On prescrit les eaux minérales sulfureuses dans le traitement d'un grand nombre d'affections lymphatiques et scrophuleuses ; dans celui des maladies vénériennes chroniques et invétérées, des dévoiemens opiniâtres, des leucorrhées, des catarrhes chroniques, de la phtisie, des maladies laiteuses, de l'aménorrhée, de l'ictère, de l'engorgement des viscères abdominaux, des affections calculeuses, des rhumatismes chroniques, de la rétraction et de l'endurcissement des muscles, des entorses, des enkyloses. Ces eaux ont une action médicamenteuse bien salutaire dans le traitement de la plupart des maladies de la peau, des dartres, des gales anciennes et invétérées; elles pallient et guérissent les doulours des cicatrices, à la suite des plaies ou des fractures : on les a encore employées, avec succès, dans le traitement des tumeurs ou gonflemens articulaires, des paralysies, etc., etc.

Les eaux sulfureuses chaudes ou thermales sont plus actives, et produisent une médication plus prompte que les eaux privées de calorique.

Nous possédons, près de Paris (à Montmorency), une fontaine d'eau sulfureuse froide.

Les principales sources d'eaux sulfureuses thermales du territoire français, ou qui sont placées près de ses frontières sont : celles de Bagnères et Barège, dans les Pyrénées; celles de Bonnes, de Cauterets, d'Aix-la-Chapelle,

de Saint-Amand , dont les boues hydrosulfureuses ont
acquis quelque réputation , par les bons effets que l'on a
obtenu de leur application sur la peau , dans l'enkylose,
l'atrophie, la paralysie, etc. ; celles d'Ax, département
de l'Arriége ; de Bade , en Souabe et en Suisse ; de Wis-
baden près Mayence, etc. , etc. Il y a en France , beaucoup d'autres sources, mais moins célèbres ou moins fré-
quentées : l'Allemagne , l'Espagne , et surtout l'Italie,
en possèdent aussi un grand nombre.

On imite très-bien les eaux minérales sulfureuses , en
réunissant ou en combinant, dans des proportions convenables , les élémens de leur composition, découverts par
l'analyse chimique : ainsi le nouveau *Codex* donne les
formules de la composition et de la préparation des eaux
de Barrége , de Bonnes, d'Aix-la-Chapelle, de Naples
(*Voy.* le *Codex*, pag. 275 et 276). Voici , d'après le
même *Codex*, la composition d'un bain hydrosulfuré :

Pour six cent quarante livres d'eau , prenez dix onces
d'hydrosulfure de soude liquide , et marquant vingt-cinq
degrés à l'aréomètre, et quatre onces de solution salino-
gélatineuse * ; mêlez avec l'eau , élevée à la température ordinaire des bains.

BAINS.

Les bains sont un des moyens de la thérapeutique, les
plus utilement employés dans la guérison des maladies,
et les plus en usage chez toutes les nations. Les anciens,
surtout les Grecs et les Romains , les regardaient comme

---

* Le *Codex* indique la composition de cette solution minérale , à la
page 277.

indispensables à la conservation de la santé, et met-
taient un grand luxe dans leur construction.

On donne le nom de bains à l'immersion du corps
dans une matière liquide, aériforme ou vaporeuse. On
ne doit pas appeler *bain* l'application à la surface de la
peau, du sable, du fumier, du marc de raisin, de la
boue ; car autant vaudrait donner ce nom aux cataplasmes et aux topiques.

Le bain est pour ainsi dire une autre atmosphère
pour le corps, dont les effets doivent être en raison des
densités respectives, et varier autant que la température, que le temps de l'application, et que la nature du
fluide.

On distingue les bains, en raison de leur température, 1°. en bains froids : ce sont les bains dans lesquels
le thermomètre de Réaumur ne s'élève pas au – dessus
de 15° ; 2°. en bains frais, dont la température est de 15
à 25°, R. ; 3°. en bains tièdes, de 25 à 30° ; 4°. en bains
chauds, dans lesquels elle s'élève de 30 à 40°.

On divise les bains chauds, en bains liquides et en
bains de vapeurs. L'eau est le liquide dont on se sert le
plus ordinairement ; elle est pure, ou elle contient en
dissolution des substances médicamenteuses : les bains
de vin, d'huile, de lait, dont on a fait long-temps usage,
sont presque totalement abandonnés aujourd'hui.

J'ai parlé des bains froids, en traitant des toniques
en particulier : les bains chauds font partie des excitans.

Les bains chauds causent un sentiment de chaleur
cuisante : le premier phénomène qui se manifeste est le
spasme de la peau (*spasmus periphericus*), organe qui
en reçoit le premier l'impression stimulante : mais ce
spasme n'est point accompagné de frisson, comme cela
a lieu dans le bain froid : cette contraction de la peau

cesse, alors elle se gonfle, rougit et sa chaleur augmente. Ces derniers phénomènes ont lieu aussi sur les organes placés hors du bain : la respiration augmente et devient difficile; la circulation s'accélère ; on éprouve un malaise général et une angoisse caractérisée par la turgescence de la face, le battement des carotides, la sueur générale, qui continue même après que l'on a quitté le bain, par les vertiges, l'affaiblissement, etc.

Le bain chaud est donc évidemment excitant; à cette excitation succède une faiblesse, qui est l'effet immédiat de l'excitation produite et de l'abondance des sueurs : c'est une faiblesse ou une asthénie indirecte ; car, si on se retire du bain presqu'aussitôt qu'on s'y est plongé, et avant que la sueur ait coulé, on en éprouve une impression stimulante et tonique, qui n'est point suivie de faiblesse. La prolongation du bain chaud, en affaiblissant l'économie, diminue aussi les pulsations artérielles : il les diminue d'autant plus que celles ci sont plus fréquentes et que le bain est plus prolongé.

Les bains chauds augmentent, comme on voit, la chaleur, la circulation et surtout la transpiration; on remédie à ce dernier effet, quand il est excessif et qu'il se prolonge trop, en s'exposant à l'air frais. Les Russes l'empêchent d'avoir lieu en se plongeant dans l'eau froide et en se roulant dans la neige : mais cette pratique ne peut être soutenue qu'avec une grande force ou une grande habitude.

On fait usage des bains chauds pour exciter la peau et les tissus sousjacens, dans les maladies de cet organe, dans les rhumatismes et les paralysies générales et partielles. Ces bains favorisent d'une manière remarquable l'éruption de la variole et de la rougeole ; ils assouplissent la peau, favorisent la diaphorèse, et conviennent par

conséquent, dans toutes les maladies traitées par les diaphorétiques, en secondant puissamment l'action de ces
médicamens : ils favorisent aussi l'absorbtion et l'action
des vaisseaux lymphatiques, et sont très-favorables
dans le traitement des maladies vénériennes, par le
moyen des frictions.

Les bains favorisent la circulation et les mouvemens
musculaires. Tout le monde a éprouvé le bon effet d'un
bain tempéré, après une longue fatigue : ces bains sont
aussi de bons calmans dans les maladies aiguës, les fièvres inflammatoires, la néphrite, la blennorrhagie et
tous les genres de phlegmasies. Le seul usage des bains
me tira d'un état extrêmement pénible d'abattement et
de langueur, à la suite de violens chagrins. Dans l'été
de 1818, j'en pris soixante-trois dans l'espace de
deux mois ; la plupart en nageant en pleine eau.

Les bains tièdes sont aussi de très-bons calmans des
maladies nerveuses et spasmodiques, de l'hypochondrie,
de la manie, des vomissemens et de la constipation
spasmodique.

Le célèbre MARCARD, qui a fait tant d'observations sur
les bains, les recommande dans les fièvres lentes nerveuses, et surtout aux sujets irritables. Les bains chauds
sont très-salutaires dans l'asphyxie des nouveaux-nés et
dans l'asphyxie par strangulation : dans l'asphyxie par
submersion, on applique sur la peau du moribond, une
vessie remplie d'eau chaude, ou des sachets de cendres
chaudes.

Les bains tièdes conviennent pendant la grossesse,
surtout vers le septième mois, lorsque la dilatation de
la matrice cause trop de malaise ; ils conviennent au
moment des douleurs, pour diminuer son état d'éréthisme, ou pour favoriser l'accouchement,

Les bains tièdes nettoient la peau et favorisent le re-
nouvellement de l'épiderme, qui prend alors une belle
couleur blanche et rosée, mais qui devient aussi plus
sensible aux impressions extérieures et aux vicissitndes
atmosphériques.

Les bains chauds disposent aux congestions sanguines et à l'apoplexie : il est prudent d'y laisser peu de
temps les personnes pléthoriques, et d'appliquer sur la
tête de celles qui ont cette constitution, des compresses trempées dans l'eau froide. Il ne faut point prescrire les bains chauds aux personnes faibles ; ils augmentent leur débilité : il faut, si l'on ne peut s'en dis-
penser, les employer avec circonspection, et soutenir
par quelques toniques les malades que l'on y soumet.

La durée des bains chauds varie comme les constitutions et les maladies où ces bains sont employés : elle
est ordinairement de vingt à trente minutes ; mais il y
a des circonstances où l'on prolonge le bain pendant
plusieurs heures et même pendant un jour entier. Il y a
d'affreuses douleurs que le bain seul peut calmer, telles
sont celles du calcul et du cancer.

Les bains partiels produisent localement les phénomènes des bains généraux; ils stimulent les parties sur
lesquelles on les applique, y appellent le sang et les
humeurs, et produisent une diversion salutaire. On
appelle, par des bains de siège, le sang menstruel, les
lochies et les hémorrhoïdes ; par les bains de pieds (pé-
diluves) et de mains (manuluves), la goutte portée sur
quelques viscères importans à l'entretien de la vie. On
détourne par le même moyen la trop grande quantité
de sang qui se porte au cerveau ou sur quelqu'autre
viscère important, et on prévient l'éruption trop abondante de la variole à la face. Le célèbre médecin Co-

TUNNI, de Naples, empêchait que l'éruption ne se fît, sur une partie de la peau, en l'humectant sans cesse avant l'apparition des boutons varioleux *. Dans le traitement des anévrysmes, on plonge les membres dans un bain chaud, pour opérer la dérivation du sang.

On modifie la propriété des bains liquides, en y mélangeant des substances médicamenteuses végétales, minérales, salines et gazeuses, appropriées aux différentes maladies. On prépare ainsi les eaux minérales artificielles, dont l'emploi est d'une efficacité incontestable, surtout dans le traitement des maladies de la peau. L'ouvrage que M. le docteur ALIBERT a publié sur ces maladies, renferme un grand nombre d'observations, des succès obtenus à l'hôpital Saint-Louis ou dans l'établissement fondé par MM. TRIAYRE et JURINE, dans le traitement des dartres furfuracées, pustuleuses, phlycténoïdes, de la gale, de la lèpre, du prurigo, par l'usage des bains sulfureux. Ces eaux factices ont guéri avec le même succès, et avec un succès égal à celui des eaux naturelles, les affections chroniques les plus invétérées, telles que l'engorgement des glandes et des viscères, les maladies scrophuleuses, les rhumatismes chroniques, etc. On trouve la composition des eaux minérales sulfureuses artificielles dans la Pharmacopée générale de BRUGNATELLI, publiée par M. PLANCHE.

BAINS DE VAPEURS. — FUMIGATIONS.

L'eau réduite en vapeurs, au moyen du calorique produit sur l'économie des phénomènes très-analogues aux bains liquides, mais l'impression de l'eau vaporisée est moins sensible, que celle des bains : toute

---

* COTUNNI, ouvrage cité page 160

choses égales d'ailleurs , la chaleur des milieux dans lesquels nous sommes plongés , est d'autant plus pénible que ces milieux sont plus denses : l'étuve sèche est plus facile à supporter que l'étuve humide ; celle-ci beaucoup plus qu'un bain liquide.

Les bains de vapeurs sont généraux ou partiels.

Les étuves humides des anciens consistaient , comme celles aujourd'hui des Russes, dans une salle où l'eau vaporisée était conduite par des tuyaux, ou réduite en vapeurs en la versant sur des plaques de métal , ou sur des pierres fortement chauffées. En Italie , dans le voisinage des volcans, l'eau se vaporise naturellement en sortant des sources , et forme dans les cavités souterraines des étuves naturelles.

On prépare le bain de vapeurs , dans une baignoire exactement couverte , dans laquelle le malade s'assied , de manière que tout le corps , excepté la tête , soit exposé à la vapeur. Ces appareils fumigatoires ont été très-perfectionnés depuis quelques années , et ces bains sont devenus, à Paris, d'un emploi fréquent. Une chaleur de 30°, R., suffit pour provoquer promptement une sueur abondante. Si la tête est hors de l'étuve, il faut un peu plus de temps , parce que l'air que l'on respire n'est pas échauffé. La sueur est rarement générale , quand un seul membre, ou seulement une partie du corps se trouvent plongés dans le bain vaporeux.

Les bains de vapeurs peuvent être administrés dans la plupart des circonstances où les bains chauds conviennent. On a remarqué que l'eau réduite en vapeurs agit avec plus d'activité sur la peau, que l'eau dans son état liquide ; que ces bains n'occasionnent jamais cet état de malaise et d'anxiété que la plupart des personnes faibles et nerveuses éprouvent dans les bains chauds : on

doit donc dans quelques circonstances leur donner la préférence sur ces derniers. Ces bains sont prescrits avec
succès dans les maladies de la peau, surtout quand cet
organe a perdu sa sensibilité et sa souplesse. On a traité,
par ce moyen à l'hôpital St-Louis, les dartres les plus
rebelles, et presque toujours avec succès : quelques-unes
de ces maladies, après av oir résisté à tous les autres
moyens, ont disparu sans retour. Ces bains vaporeux sont
très-favorables dans quelques phlegmasies de la peau,
telles que la variole, la rougeole, la scarlatine, lorsque
vers la fin de ces maladies, la peau tombe dans l'atonie, et
qu'elle cesse de transpirer suffisamment. Les maladies syphilitiques anciennes ont cédé pareillement à ce moyen,
mais en administrant en même temps les mercuriaux.
Ces bains ont réussi principalement dans les pays froids
où les fonctions de la peau et du système lymphatique
soucutané sont ralenties par le froid, et où la syphilis
prend souvent le caractère du scorbut. Les bains de
vapeurs sont aussi très-utilement recommandés dans les
affections rhumatismales-chroniques, dans la douleur
et la roideur des articulations, dans la sciatique, e
dans la goutte, dont ils calment au moins la douleur
Ces bains en déterminant une forte irritation sur la peau
changent et dévient les douleurs profondes des organes
un grand nombre de douleurs vagues et anomales on
cédé à leur usage. M. le professeur CHAUSSIER a em
ployé très-souvent ces bains à l'hospice de la maternité
dans la péritonite puerpérale, dans les douleurs intes
tinales, les diarrhées séreuses, les douleurs rhumatis
males, qui ont souvent lieu à la suite des couches,
qui dépendent du défaut d'exhalation cutanée.

On modifie la nature des vapeurs aqueuses et leur eff
sur l'économie, comme on modifie la nature et l'eff

des bains , en y mélangeant des substances médicamenteuses , végétales ou minérales ; on rend avec la plus
grande facilité ces bains ou fumigations, vaporeuses ,
émollientes, aromatiques, sulfureuses, mercurielles ,
etc. , etc. : ce choix dépend de la maladie , et surtout
de la science et de la sagacité du médecin.

On reste plus long-temps dans un bain de vapeurs,
que dans un bain liquide : ce qui varie encore suivant
la température , la nature des vapeurs , celle de la maladie , et l'état du malade.

DOUCHES.

La douche est une espèce de bain par *affusion* , qui
consiste en une colonne de liquide , qui, tombant d'une
certaine hauteur, ou lancée d'une certaine distance,
vient frapper le corps perpendiculairement , ou latéralement : ainsi la douche , suivant sa direction, reçoit
le nom de douche *descendante* , de douche *ascendante* , et de douche *latérale*. L'appareil nécessaire
pour donner la douche, est un réservoir placé au-dessus
du lieu où l'on administre cette espèce de bain , auquel
on a adapté un ou plusieurs tuyaux à robinet , du diamètre de six à douze lignes. L'eau de la douche est froide
ou chaude, pure ou mêlée de substances médicamenteuses , végétales ou minérales, salines ou gazeuses,
suivant l'effet que l'on veut obtenir. Les douches descendante et latérale, sont en usage pour toutes les parties
du corps : la douche ascendante s'emploie spécialement
dans les maladies du vagin , du rectum et du périnée.

On varie la hauteur du jet , son diamètre , le temps
de sa durée (ordinairement de 10 à 20 minutes), en
raison des maladies , et de la sensibilité individuelle.

On administre ordinairement une ou deux douches en

24 heures au malade que l'on soumet à cette espèce de bain ; on les continue quelques jours ; on les suspend pour les reprendre ; on modère l'impétuosité du jet sur la partie douloureuse, en terminant le tuyau conducteur par une pomme d'arrosoir, ou un morceau de flanelle. Les médecins anglais font pleuvoir l'eau à travers une planche percée de petits trous, et placée sur la tête du malade.

La température de la douche froide, doit être de 10 à 15 degrés, celle de la douche chaude, de 25 à 35 degrés.

Le malade reçoit la douche dans une baignoire, où il prend un bain tiède, avant la douche, si elle est froide ; après, si elle est chaude : on administre quelquefois la douche froide, sur la tête ou sur une autre partie du corps, tandis que le malade reste dans le bain.

La douche produit une impression vive, et souvent douloureuse ; une émotion qui surprend le malade, même lorsqu'il est prévenu. L'impression de la douche froide est toujours extrêmement pénible à supporter : la partie frappée par la douche chaude ou froide devient pâle ; le sang refoulé par la percussion se porte à l'intérieur et aux environs du centre d'excitation : quand la percussion cesse, ce centre devient rouge comme les parties environnantes ; à cette rougeur, succède une sueur partielle qui devient générale, si elle est favorisée par tous les moyens accessoires propres à la provoquer.

La chaleur et la sueur sont plus facilement provoquées par la douche chaude, que par la douche froide : la première est plus excitante, et convient mieux aux individus faibles ; la seconde est plus tonique, et convient mieux aux individus fort[s]. Les effets de la douche ne se bornent pas aux surfaces ; son action excitante

s'étend au tissu cellulaire , jusqu'aux muscles, aux vaisseaux, et aux viscères les plus profonds : son action
sur l'appareil nerveux est surtout très-remarquable.

Les douches froides sont employées comme toniques
dans les mêmes circonstances que les affusions d'eau
froide : ce moyen est utilement mis en usage dans les congestions sanguines qui menacent d'apoplexie· M. MAR-
CARD qui a si savamment écrit sur les bains, cite des faits
intéressans relatifs à l'emploi d'un pareil moyen. Les
douches froides sont aussi très-utilement administrées
dans les aliénations mentales , dans l'état d'exaspéra-
tion et de stupeur maniaque ; tantôt pour exciter l'organe
cérébral, tantôt pour produire un effet sédatif. On les
a employées quelquefois comme moyen perturbateur ;
mais il en est résulté rarement des effets salutaires. Les
douches sont employées fréquemment comme moyen
répressif contre les mouvemens désordonnés et les
menaces de l'aliéné : ce moyen est un des plus efficaces ;
il le frappe de crainte , et le force à modérer l'impétuosité de son délire maniaque. *Voyez le Traité Médico-
Philosophique sur l'Aliénation mentale.*

On a employé les douches froides avec succès contre
l'étranglement herniaire , lorsque cet étranglement des
parties ne semblait laisser d'autre ressource qu'une
opération cruelle.

On fait plus souvent usage des douches chaudes, que
des douches froides ; d'autant plus qu'elles conviennent
à un plus grand nombre de maladies : on les emploie dans
les paralysies, soit universelles , soit partielles ; dans l'a-
maurose et la surdité récente , la danse de St.-Guy, et
la plupart des affections nerveuses organiques : leur
usage est également salutaire dans les engorgemens
des articulations , les gonflemens scrophuleux , les

rhumatismes chroniques , les luxations spontanées récentes, les enkyloses et la plupart des maladies chroniques des articulations : on les emploie aussi avec un succès bien marqué dans les maladies de la peau les plus opiniâtres ; elles modifient la sensibilité de cet organe, augmentent sa vitalité , et le ramènent au libre exercice de ses fonctions.

On emploie les douches ascendantes, pour les maladies du périnée, du rectum ou du vagin : dans l'atonie, le relâchement et l'ulcération de ces organes : il faut apporter beaucoup d'attention en faisant usage d'un moyen aussi actif pour des parties aussi sensibles, en modérant le jet de la douche , en communiquant au liquide des qualités mucilagineuses et adoucissantes , etc.

*** EXCITANS PHYSIQUES ET MÉCANIQUES,

CALORIQUE.

On ne doit point confondre le calorique avec la chaleur ; le premier comme cause , la seconde comme effet : mais cette distinction des physiciens est peu nécessaire en thérapeutique.

Le calorique, ou la matière de la chaleur, doit être considéré comme un fluide élastique, incoercible, invisible , s'élançant en rayonnant des corps , les pénétrant quelle que soit leur dureté ; se réfléchissant comme la lumière et comme tous les corps élastiques , sous un angle égal à celui d'incidence ; se mettant en équilibre avec tous les milieux et tous les corps environnans. — Le calorique , en pénétrant les corps organiques ou inorganiques, augmente leur température et leur volume : une quantité plus grande de ce fluide les met en fusion et les volatilise : sa soustraction fait passer les corps de l'état aériforme à l'état liquide, de ce dernier état à l'état solide, et produit le froid, qui n'est réellement que la diminution du calorique dans les corps, et non pas, comme l'ont cru quelques physiciens, un agent particulier.

Le calorique, en pénétrant les corps organisés vivans, végétaux et animaux; les anime, les vivifie, augmente la circulation de leurs fluides, le mouvement de leurs parties, et double leur existence. Cette chaleur a deux sources différentes ; elle est engendrée dans les corps mêmes, et cette production spontanée de la chaleur est une propriété essentielle aux êtres organisés, quels qu'ils soient. A cette faculté génératrice, est associée la propriété bien remarquable, qu'ont tous les êtres, de conserver à-peu-près, la température qui leur est propre, dans les saisons et dans les climats différens. Cette faculté que les physiologistes appellent *caloricité*, paraît essentiellement liée à l'organisation, et être une condition essentielle à la vie.

La chaleur est communiquée aux êtres organisés vivans, par les corps chargés de calorique, avec lesquels on les met en contact ; ou par les milieux environnans, tels que l'air et l'eau, élevés à une haute température : cette communication des corps calorifères, donne moins de chaleur en la transmettant à l'économie, qu'en excitant sa génération spontanée. Cette chaleur vitale s'oppose énergiquement à la transmission de la chaleur artificielle, et maintient ainsi la température du corps égale, lorsque celui-ci est plongé dans une atmosphère ou dans un bain, dont le degré de température est beaucoup au-dessus du sien.

C'est à cette réaction vitale, à cette espèce de lutte qu'il faut attribuer l'augmentation de la rougeur de la peau, l'élévation du pouls, la célérité de la circulation, lé goûflement de toutes les parties, la céphalalgie, les hémorrhagies, et tous les accidens qui sont l'effet même de cette réaction vitale, et qui ressemblent beaucoup aux accidens occasionnés par le froid. Une chaleur tempérée, et qui ne s'élève pas au-dessus de la température moyenne de l'atmosphère (20°. R.), est toujours bienfaisante. La chaleur vitale est plus salutaire que la chaleur solaire ; celle-ci, plus que la chaleur artificielle. L'homme semble renaître avec la nature sous l'influence du soleil printannier ; le vieillard y puise une vie nouvelle, ses forces s'accroissent, ses douleurs se calment, ses infirmités disparaissent ; tout s'anime, tout s'embellit, tout ressent une douce joie, tout respire l'amour, et tend à se reproduire ; les germes se développent, et les arbres se couvrent de fleurs.

La chaleur est un moyen très-utile dans le traitement des maladies, de même que son degré plus ou moins fort éclaire beaucoup le médecin dans la recherche des symptômes. On a varié beaucoup ses moyens d'application. Le plus simple est celui que la nature indique à tous les hommes, c'est l'*insolation.* La chaleur du soleil hâte le rétablissement des convalescens, et fortifie ceux qu'un long séjour dans un appartement et dans une atmosphère humides, a pour ainsi dire, étiolés : elle est très-salutaire dans les affections du système lymphatique, les scrophules, le carreau, le rachitisme : elle accélère dans les enfans le travail de l'ossification et le développement musculaire ; elle rend les forces aux vieillards et aux individus épuisés par les maladies ou les excès ; mais l'insolation trop prolongée cause à ceux qui ne sont point faits à son action, des érysipèles et des céphalalgies très-douloureuses.

La lumière combinée, ou calorique (si toutefois ce n'est pas le même agent modifié), augmente beaucoup son action stimulante. Les plantes privées de lumière se développent, mais elles s'allongent, se décolorent et s'étiolent; les hommes qui vivent plusieurs mois dans un appartement chauffé et sans en sortir, ont la peau pâle et flétrie, perdent leurs forces musculaires, et souvent leur énergie morale. La lumière solaire est un stimulant très-actif pour toutes les parties de l'économie, et pour tous les êtres organisés; il en est même qui ne peuvent la supporter *. Cet agent favorise l'action des vaisseaux cutanés, et en général l'action de la peau, qu'il colore d'autant plus, que celle-ci est moins couverte de vêtemens, et que l'on s'approche des régions équatoriales. Il n'en est pas de même de la chaleur artificielle de nos foyers; elle fortifie peu, ou ne produit cet effet que passagèrement; elle dessèche l'économie, et altère les formes. Les forgerons et les verriers, exposés continuellement au feu le plus ardent, joint à la lumière la plus vive, sont pâles et décolorés. La lumière solaire exerce encore une influence bien marquée sur le système nerveux, qu'elle développe et qu'elle stimule. Les peuples qui vivent continuellement sous son influence, sont vifs et spirituels. Ceux qui habitent au contraire sous un ciel brumeux, sont tristes et mélancoliques : cette différence est bien remarquable entre les Français et les Anglais; elle influe sur leurs mœurs, leur constitution politique, et jusque sur leurs vête-

---

* La lumière solaire fait périr les plantes étiolées, les larves, et les animalcules spermatiques.

mens. Cette différence se fait sentir dans la poésie des deux plus grands génies de l'antiquité grecque et celtique, Homère et Ossian; et c'est toujours la même cause qui donne au premier tant de grâce, et au second tant de tristesse et de mélancolie.

On produit la chaleur artificielle, au moyen des corps incandescens et combustibles. L'air et l'eau sont les milieux que l'on charge le plus communément des principes de la chaleur. On maintient à l'aide des fourneaux ou des cheminées, une température égale et constante : elle doit être dans la chambre d'un malade de 10 à 12°. L'air est froid au-dessous de ce terme, pour une personne qui garde le repos; il est trop chaud au-dessus, et excite la sueur chez une personne faible.

Le calorique a une influence très-marquée sur l'action des médicamens *. C'est pourquoi il faut avoir égard à leur température quand on les administre au malade. L'eau froide est tonique et antispasmodique ; l'eau tiède est émétique et diaphorétique : l'eau chaude

----

* La dessication et la chaleur modifient , altèrent les vertus des médicamens , et diminuent considérablement leur poids. La chaleur dissipe l'huile volatile des herbes aromatiques et des substances animales : elle enlève à la rhubarbe sa vertu purgative et développe en elle le principe amer et astringent ; quelquefois aussi, elle développe et exalte la propriété de certaines substances médicamenteuses et alimentaires, l'arome du café , la saveur des fruits , etc. La chaleur altère les oxydes et détruit leurs combinaisons; elle dissipe l'eau de cristallisation des substances salines, diminue leur saveur, leurs vertus , et les réduit en poudre presqu'inerte : elle dissipe entièrement la saveur des plantes antiscorbutiques, et rend plus agréables celles de la coriandre et de l'anis , insupportables dans l'état de fraîcheur : elle augmente sensiblement celles de la vanille , des racines d'azarum , de valériane et de benoîte.

est stimulante, rubéfiante et vésicante, selon le degré de
sa chaleur et la continuité de son application : les
boissons froides provoquent la sécrétion de l'urine ; les
boissons tièdes, celle des sueurs. Les médicamens vola-
tils, tels que les huiles essentielles, les éthers, l'alkali fluor, perdent beaucoup de leurs principes, quand
on les fait prendre dans un véhicule d'une température
élevée : les médicamens très-sapides, et ceux qui ont
une odeur désagréable, communiquent aux boissons
chaudes une saveur repoussante et qu'il est impossible
au malade de supporter : les lavemens, les injections,
et les gargarismes doivent avoir une température à-
peu-près égale à celle du corps (29 a 30° R.)

On transmet le calorique, en même temps à toutes les
parties extérieures du corps, au moyen de l'eau chauffée
à un degré convenable, de l'eau réduite en vapeur, et
de l'air élevé à une haute température. J'ai parlé
des deux premiers moyens et de leurs effets.

Les étuves sèches doivent exclusivement leurs effets
au calorique, dont l'air se trouve chargé. L'impression
de cet air chaud est vivement stimulante : la peau se
gonfle, rougit, et fait éprouver dans toute sa surface
des picotemens insupportables ; elle se sèche, et perd,
par l'absorbtion de cet air chaud, le peu de sueur qu'elle
exhale. Ce moyen thérapeutique est très-actif ; cependant rien n'a pu encore lui faire accorder la préférence
sur l'étuve humide ni sur le bain chaud ; on n'en
fait presque jamais usage dans le traitement des maladies.

Les corps solides ou échauffés, approchés de la surface du corps, produisent un effet analogue à celui de
l'étuve sèche. On applique partiellement le calorique,
au moyen de sachets remplis de sable fin que l'on a fait

chauffer jusqu'à une température un peu au-dessus de celle du corps : on se sert de ces moyens pour entretenir la chaleur des membres, après la ligature de quelques gros vaisseaux ; dans les fractures qui exigent une forte compression ; dans l'asphyxie par congellation, etc.

Les rayons solaires concentrés au moyen d'un verre lenticulaire, ont été employés avec succès pour exciter les ulcères atoniques et scrophuleux, et pour favoriser leur cicatrisation.

On emploie l'eau bouillante pour exciter une prompte vésication de l'épiderme. Dans les fièvres graves, accompagnées de délire et d'une extrême prostration des forces, on a fait un usage avantageux des lotions d'eau bouillante, faites avec une éponge sur toutes les surfaces de la peau. Cette pratique hardie produit une prompte révulsion, et une puissante excitation, d'où résulte souvent le plus grand bien. Je parlerai du calorique appliqué à l'économie, au moyen du cautère et du moxa, en traitant des moyens *cautérisans*.

ÉLECTRICITÉ.

L'électricité est un agent éminemment excitant : le corps imprégné du fluide électrique, en ressent bientôt une excitation générale ; le pouls s'élève, la chaleur se développe, la peau se colore, les sensations deviennent plus vives, l'intelligence s'agrandit, une nouvelle vie circule dans les organes, de nouvelles forces accroissent les forces déjà existantes ; on sent enfin une nouvelle énergie et de nouveaux désirs.

On a donc employé l'électricité dans le traitement des maladies atoniques : les médecins ont remarqué que cet agent stimulant, est particulièrement salutaire dans le traitement des affections nerveuses par atonie, dans quelques maladies adynamiques et ataxiques, dans la délitescence de quelques maladies éruptives; de la variole, de la rougeole adynamique; dans le traitement des paralysies récentes, des apoplexies légères et séreuses, de la stupeur, de l'engourdissement, des rhumatismes, de la surdité, de l'amaurose, de l'épilepsie récente, du tremblement métallique, des névralgies, etc. L'électricité favorise singulièrement l'écoulement des règles, et généralement toutes les hémorrhagies des membranes muqueuses.

Il ne faut point employer l'électricité dans le traitement des maladies inflammatoires; cet agent serait constamment nuisible : il ne convient pas non plus aux personnes irritables ou pléthoriques. Des hémorrhagies mortelles et l'apoplexie, ont été causées par une forte commotion électrique; des maniaques sont devenus furieux, d'autres sont morts dans des convulsions effrayantes, pour avoir été traités par ce moyen. On connaît les effets des orages et de la foudre sur ces malades. L'électricité est encore presque constamment nuisible dans les maladies organiques, les engorgemens des viscères, les suppurations, etc. On a vu aussi fréquemment l'électricité, transporter une maladie d'un organe sur un autre organe plus essentiel à l'entretien de la vie, et la rendre ainsi plus dangereuse. On prévient quelquefois ces accidens en faisant précéder l'électricité, de l'usage des bains, des saignées, des boissons mucilagineuses et laxatives, des purgatifs, et en n'administrant d'ailleurs cet agent, qu'avec la plus grande précaution : peut-être conviendrait-il même de le rejeter entièrement de la matière médicale. Je sais, d'après ma propre expérience, qu'il me serait plus

facile de démontrer les dangereux effets de cet agent
physique , que d'en garantir les succès.

La médecine a emprunté l'électricité à la physique;
l'histoire et la théorie des phénomènes que présente ce
fluide , la description des instrumens employés pour
les produire , appartiennent encore à cette science. Les
traités élémentaires de MM. les professeurs Hauy et
Biot ne laissent sous ce rapport rien à désirer. Ceux
qui veulent connaître les lois particulières de la matière électrique , et les nombreux moyens mis en usage
pour appliquer ce fluide à l'économie , ne peuvent consulter de meilleurs ouvrages. On trouve encore des
détails très-intéressans sur l'emploi de l'électricité pour
la guérison des maladies , dans le dictionnaire des sciences
médicales , sur l'usage du *bain électrique* , de *l'électrisation par les pointes*, de *l'électrisation par frictions*,
des *étincelles électriques* , de la *commotion électrique* ,
etc. ; et sur l'influence de tous ces moyens , je ren-
voie à cet ouvrage qui est dans toutes les biblio-
thèques.

GALVANISME.

Il en est du galvanisme comme de l'électricité. Cette
découverte fut reçue avec le plus grand enthousiasme :
tous les savans, tous les médecins , tous les corps aca-
démiques firent des expériences, proclamèrent les mer-
veilles de ce nouveau fluide, et écrivirent en sa faveur.
On lit à peine aujourd'hui ces nombreux ouvrages ; et
la pile de Volta n'est plus connue que des physiciens.
Cette inconstance d'opinion n'enlève rien à la réputation
du célèbre inventeur du galvanisme ; c'est cet enthousiasme déraisonnable qu'il faut blâmer. Les découvertes

extraordinaires auxquelles a donné lieu la pile volt-aïque *, éterniseront le nom de GALVANI, lors même que l'expérience viendrait démentir ses merveilleux succès dans le traitement des maladies.

Les phénomènes que présente le fluide galvanique dans ses attractions, ses répulsions, sa propagation rapide et instantanée à de grandes distances, son action

---

* L'auteur des nouveaux élémens de thérapeutique, a fait un tableau « bien éloquent des effets de cet appareil, sur les êtres organisés : « M. ALDINI * surtout s'est montré infatigable dans cette nouvelle « carrière de recherches. J'ai souvent été témoin des expériences qu'il « a tentées sur des animaux à sang-chaud, tels que des chiens, des « bœufs, des moutons, etc. Je l'ai vu, par exemple, soumettre à « l'action d'une pile très-considérable, la tête d'un bœuf nouvel-« lement assommé : l'appareil était à peine appliqué, que les pau-« pières de l'animal s'ouvraient, à la grande surprise des assistans; que « les oreilles se contractaient, que le museau se tuméfiait, que la « langue s'agitait dans l'intérieur du palais, en sorte que la tête du « bœuf offrait réellement l'aspect de la fureur. Lorsque l'on fait passer « le courant d'une forte pile à travers la tête d'un chien, des con-« vulsions horribles sont soudainement provoquées, la gueule s'ouvre, « disent énergiquement les rapporteurs de l'institut, les dents sen-« trechoquent, les yeux roulent dans leurs orbites, et si la raison « n'arrêtait l'imagination frappée, on croirait presque que l'animal « est rendu aux souffrances de la vie. Rien ne serait plus curieux à « raconter, que les contractions extraordinaires qu'éprouvaient les « poulets vivans, lorsqu'on les traitait par des procédés analogues : « leurs ailes et leurs pieds étaient dans un mouvement continuel. « Si l'on joint à tous ces faits les convulsions observées dans tous les « muscles du visage des suppliciés, ainsi que les secousses contrac-« tiles que l'on est parvenu à susciter dans les cadavres des personnes « qui avaient expiré d'une mort naturelle, comme j'ai eu occasion « de m'en convaincre, on ne pourra douter que le galvanisme ne soit « le stimulant le plus actif, pour mettre en jeu les forces vitales. »

* *Essai théorique et expérimental sur le galvanisme* ; Paris 1804. C'est le meilleur ouvrage à consulter sur la théorie et l'application du galvanisme.

sur les corps organiques et inorganiques, montrent la plus grande analogie entre ce fluide et l'électricité : cette analogie paraît encore très-évidente en comparant les effets de la pile voltaïque à ceux de la bouteille de Leyde. Ces deux fluides ont néanmoins, indépendamment des propriétés qui les rapprochent, d'autres propriétés qui les séparent, et qui appartiennent exclusivement à chacun d'eux.

Le galvanisme, auquel son inventeur avait d'abord donné le nom d'*électricité animale*, et son célèbre collaborateur Aldini, celui de *fluide nerveux électrique*, provient du développement d'un fluide invisible, au moyen du contact de deux métaux, ou de deux substances animales ou minérales, de nature différente. On se sert ordinairement de disques de métaux de cuivre et de zinc ; on en compose une pile (pile de Volta), en les réunissant par paires, et en interposant entre eux des rondelles de drap ou de coton, imbibées d'une dissolution de sel marin ou de sel ammoniaque : on rend cette pile perpendiculaire, en la soutenant par trois colonnes de verre ; ou on la dispose sur un plan horizontal (pile horizontale ou à *augets*) ; ce qui est bien plus avantageux. On augmente le nombre des disques et des piles, selon l'intensité ou la force galvanique que l'on veut obtenir. Deux fils métalliques sont fixés, l'un, à un des disques supérieurs (pôle positif), l'autre, à un des disques inférieurs (pôle négatif); ces fils sont terminés par deux excitateurs, avec lesquels on porte le fluide galvanique sur toutes les parties de l'économie.

Quand l'appareil est ainsi disposé, le cours du fluide galvanique ne peut plus être interrompu; il ne diminue que par le desséchement des disques ; incor-

vénient que l'on n'a pas à craindre dans les piles horizon-
tales : il est aussi très-facile de conserver l'intensité du
fluide ; autre avantage du galvanisme sur le fluide électrique qu'il faut continuellement renouveler, et qui
éprouve des pertes continuelles et des variations selon
les temps et les lieux. C'est sur cette propriété constante d'agir du fluide galvanique, qu'ont été con-
struites tant de machines ingénieuses pour l'usage des
malades, et dont le célèbre ALDINI a fait graver les
dessins dans son ouvrage.

On emploie le galvanisme dans les mêmes circonstances que l'électricité ; mais ces deux moyens physiques sont également tombés en défaveur : c'est le sort
d'un grand nombre de découvertes en médecine.

TITILLATIONS.

On titille les organes pour réveiller ou pour augmenter
leur irritabilité, pour y faire affluer la chaleur et le
sang, pour produire un effet direct ou sympathique :
on titille les paupières dans quelques affections chroniques de ces organes ; la luette, pour exciter le vomissement ; le canal de l'urèthre, le méat urinaire et l'anus,
pour provoquer la sortie de l'urine et des excrémens.
La titillation du gland, du clitoris, des nymphes, des
mamelons, occasionne une sensation voluptueuse,
et détermine l'érection de ces organes. La titillation est
le premier degré de la douleur dans le phlegmon et dans
beaucoup d'autres inflammations locales et bornées :
elle est un symptôme constant des éruptions papuleuses
et boutonneuses de la peau, du prurigo, du psoriasis,
de la gale, etc. On produit une excitation analogue en
portant sur la peau un gilet ou un caleçon de flanelle :

c'est pour dériver vers cet organe la trop vive irritation du poumon, que l'on recommande l'usage de ces
vêtemens aux personnes qui sont disposées aux catarrhes, ou menacées de phtisie.

Les brosses métalliques du docteur WESTRING, les
frictions électriques et galvaniques, les applications de
plaques aimantées, produisent des effets analogues.

On épuise par des titillations répétées la trop vive
sensibilité d'un organe, en provoquant l'émission ou
l'évacuation d'une humeur, dont la présence entretient
l'irritation et la turgescence : c'est ainsi que l'on calme la
vive démangeaison des boutons varioleux, en évacuant
le pus qu'ils renferment ; que l'éjaculation du sperme
fait cesser l'orgasme vénérien ; que la même irritation
cesse chez les femmes par l'évacuation du mucus vaginal.
VANSWIETEN dans ses commentaires sur les aphorismes
de BOERRHAAVE, rapporte l'observation d'une femme,
exposée aux plus violens accès d'hystérie, et qu'un
barbier (*impudicus tonsor*) fit cesser en titillant le
clitoris : n'est-ce pas aussi par un effet semblable que
l'évacuation des larmes fait taire pour quelques instans
la douleur, et que l'on fait cesser plusieurs genres d'émo-
tions, entretenues par une cause irritante, en les augmentant momentanément : c'est sans doute par ce genre
d'excitation, qu'il faut expliquer les effets si promptement salutaires des bougies introduites dans le canal de
l'urèthre, dans le traitement des écoulemens blennorrhagiques, chroniques et opiniâtres.

FRICTIONS.

Les frictions faites avec la main , soit avec une étoffe de toile ou de laine, avec une brosse, une éponge , etc. , stimulent les propriétés vitales de la peau et des tissus sousjacens, déterminent la chaleur et la rougeur , activent la circulation capillaire, favorisent la transpiration, augmentent l'activité des bouches exhalantes et absorbantes. On pratique ordinairement ces frictions sans substances intermédiaires ; on se sert quelquefois d'huile ou de savon : on les rend plus excitantes, si on y emploie une substance grasse ou liquide , impregnée d'une autre substance irritante; le vin , l'alkool, l'ammoniaque , le camphre , les cantharides , le tartre émétique , les préparations mercurielles , l'eau froide ou bouillante , la neige , la glace , les brosses électriques ou galvaniques.

Les frictions, sans intermède de médicamens liquides se nomment *frictions sèches :* pratiquées avec l'addition de ces médicamens , elles se nomment *frictions humides.* Les frictions, soit *générales,* soit *locales,* tiennent une des premières places parmi les moyens excitans : lorsqu'elles sont faites légèrement, elles ne produisent qu'un chatouillement agréable , une véritable titillation ; pratiquées, avec force et long-temps, elles rubéfient la peau, l'enflamment , et peuvent occasionner la fièvre.

On pratique les frictions sur toutes les parties du corps ; en long, en travers ou obliquement : les anciens attachaient de l'importance à ces différens modes d'applications * ; ils les pratiquaient ordinairement au sortir

---

* GALENUS , *opera omnia.*

du bain ou de l'étuve. Les frictions après le bain froid, favorisent singulièrement la réaction vitale, rougissent la peau, et excitent une abondante transpiration : après le bain chaud, prolongé jusqu'à la faiblesse, elles rappellent les forces. Les anciens faisaient des frictions huileuses pour assouplir la peau ; le savon que nous employons dans le même but, y produit au contraire une astriction remarquable, et finit à la longue par l'altérer, en lui faisant perdre sa fermeté et sa fraîcheur.

On emploie les frictions sèches, dans l'engourdissement, la syncope, la paralysie : elle favorisent l'action des épispastiques, et peuvent même en tenir lieu ; elles rendent plus promptes et plus vives les morsures des sangsues. On emploie les frictions humides dans les affections du tissu cellulaire, des muscles, des articulations, des viscères creux ; dans les affections lymphatiques des vaisseaux ou des glandes, l'œdême, l'anasarque, l'hydropisie, la sciatique. Les orientaux pratiquent des frictions huileuses contre la peste. M. le professeur DESGENETTES s'en est servi avec succès à l'armée d'Egypte.

COMPRESSIONS.

Une compression exercée sur les muscles, augmente sensiblement leur force tonique, en présentant, comme les aponévroses, un point d'appui à leur action. Une compression continuée et permanente, produit un effet excitant très-marqué sur la peau, sur le tissu cellulaire, et sur les vaisseaux lymphatiques et sanguins : elle favorise et soutient leur contractilité, en détermine une absorbtion plus active ; de là sans doute l'amaigrissement progressif des parties comprimées : cet amaigrissement est surtout sensible sur les parties chargées de tissu cellulaire ou de graisse ; et il a lieu quelquefois très-rapidement. Nous avons tous les jours des exemples de l'amaigrissement des membres comprimés par des vêtemens trop justes ; de celui du col, par l'habitude des cravates ; du sein , par celui des corsets ; des mollets, par l'habitude des bottes : la compression, long-temps exercée, gêne constamment le jeu des organes et l'exercice de leurs fonctions : il peut en résulter l'inflammation et la lésion de la peau, l'engourdissement et l'insensibilité ; modérée , elle a tous les avantages des applications toniques-excitantes : elle maintient l'action des vaisseaux ; favorise la circulation de la lymphe et du sang ; détermine la résorbtion de ces fluides épanchés ; favorise aussi le rapprochement des lèvres des plaies, et des ulcères atoniques, presque toujours compliqués d'infiltration du tissu cellulaire ; la résolution des tumeurs lymphatiques et graisseuses, du paraphimosis , des varices , des loupes , du goître.

La compression s'oppose à l'accroissement des varices, en fournissant un point d'appui aux vaisseaux dilatés.

Ce moyen a été employé en Angleterre avec succès, dans le traitement de l'anasarque et de l'ascite.

On exerce la compression sur les membres , au moyen de bandes de toile ou de laine ; de bas, et de calçons lacés , en toile , ou en peau. On serre légèrement le membre de bas en haut , en suivant le cours du sang et de la lymphe ; on applique ces appareils le matin, quand les membres, long-temps étendus sur un plan horizontal, ont repris leur dimension ordinaire , par le retour de la lymphe vers d'autres parties. La compression doit être graduée , et renouvellée à fur et à mesure que le membre s'amaigrit : on doit la continuer encore long-temps après la guérison, et même ne jamais la discontinuer, quand elle a pour but la *réduction* des varices.

Le médecin n'oubliera jamais, qu'une des principales conditions du succès de ce moyen, est un régime restaurant et tonique, le choix d'une habitation saine et bien aérée, l'usage des lotions vineuses et astringentes, et tous les moyens de l'hygiène, sans lesquels la médecine reste si souvent impuissante.

MASSAGE.

Le massage est une opération qui consiste à presser toutes les parties de la peau et des muscles, à les pétrir doucement; on rend ainsi, après de longues fatigues, aux fibres musculaires, et aux parties fibreuses des articulations, leur souplesse et leur élasticité. Le massage excite les papilles vasculaires de la peau, et détermine une légère excitation, accompagnée d'un sentiment voluptueux, qui s'étend sur tous les organes externes, et sympathiquement sur les organes internes; réveille leur sensibilité, et active leurs fonctions : une légère transpiration s'établit, la peau desséchée par la chaleur, s'assouplit, et les forces se rétablissent ; cette pratique est généralement en usage dans les climats chauds ; elle n'était pas ignorée des anciens : on pense qu'elle est un préservatif certain de la goutte et des rhumatismes.

✳✳✳ EXCITANS MORAUX.

MUSIQUE.

La musique est un art enchanteur, qui modifie à son gré, les caractères et les passions, les appaise, ou les encourage, fait verser des larmes ou rend inflexible, embellit, ennoblit les pensées, et donne enfin les plus douces jouissances.

Les anciens regardaient la musique comme une partie essentielle de leur éducation : les Romains, et surtout les Grecs, accordaient à cet art les plus grandes prérogatives *.

Compagne de la poésie, la musique en est souvent l'interprète : elle porte à la sensibilité, elle prépare la scène, elle imite les sons; elle dispose le cœur à cette douce mélancolie, à ces plaisirs de la solitude, que les bois, les fontaines, les troupeaux, les vallons inspi-

---

* « Lyre d'Apollon, s'écrie Pindare dans une de ses Olympiques, » c'est toi qui donnes le signal de la joie; toi qui présides au concert « des Muses : dès que tes sons se font entendre, la foudre s'éteint, « l'aigle s'endort sous le sceptre de Jupiter; ses ailes rapides s'a- « baissent des deux côtés, relâchées par le sommeil; une sombre va- « peur se répand sur le bec recourbé du roi des oiseaux, et appesantit « ses paupières; son plumage s'enfle au doux frémissement qu'ex- « citent en lui tes accords; Mars lui même, l'implacable Mars, laisse « tomber sa lance et livre son cœur à la volupté : mais tout ce que « Jupiter n'aime pas, ne peut souffrir ces chants divins. »
Voyez Plutarque, Thucidide, Herodote, Quintecurce, Ovide, Horace, Cicéron, Pindare, Virgile, etc.

rent au retour du printemps ; elle présente aux yeux toute la fraîcheur d'un paysage. Cet avantage qui résulte de l'union de ces deux arts , a été bien senti par les anciens, dont la poésie était toujours chantée, et dont les poëmes n'étaient récités qu'en chantant.

Le but de toute musique naturelle , est de renouveller dans l'âme certaines affections, et de la disposer à les recevoir.*. La musique n'est rien sans image ni sans interprétation : c'est ainsi que le chant des oiseaux , le murmure des ruisseaux, le bruit des vents dans les forêts, celui du tonnerre et de la tempête , le son des cloches, les accens prolongés d'une flûte champêtre , nous rappellent souvent à des sentimens oubliés , communiquent à notre âme une volupté douce, en nous ramenant à ces temps de notre enfance, où tout était sensation, où tout était plaisir, quand notre innocence nous permettait de nous y livrer sans regrets.**.

La musique dissipe nos craintes, augmente notre courage , ***suspend nos souffrances, nous fait supporter

* Le fondement de toute musique véritable est la voix humaine ; elle est le plus parfait des instrumens musicaux : ceux qui en approchent le plus , sont aussi les plus agréables. La voix d'un homme , quand elle bien nourrie, bien ménagée , bien moëlleuse ; la voix d'une femme , modulée par la sensibilité, sont , sans aucun objet de comparaison , tout ce que la nature et l'art peuvent produire de plus agréable et de plus touchant.

** Il en est des chants comme des odeurs, qui nous rappellent le printemps et les situations heureuses où nous nous trouvions , en les respirant pour la première fois.

*** La musique guerrière centuple le courage du soldat ; elle ôte l'idée du danger, et ne laisse que l'idée de la gloire. Une fanfare guerrière et chantée au milieu du fracas des armes , allume un courage intrépide et change les plaintes des mourans en des cris de joie. Cyrus fit chanter l'hymne de Castor et Pollux , pour rassurer ses soldats effrayés des mugissemens de leurs ennemis.

celles de la vie, nous fait répandre des larmes et trouver du bonheur à les répandre ; enfin , c'est elle qui chasse les inquiétudes du voyageur perdu dans le désert, qui console le prisonnier dans ses fers , qui rappelle sa patrie au malheureux exilé , et le transporte au milieu de ses paysages et de sa famille ; c'est elle qui ennoblit l'imagination , agrandit , soutient le génie , qui préside à ses divines créations ; il n'est personne enfin qu'elle ne flatte et ne séduise , qu'elle n'entraîne et qui n'ait senti quelque bien de sa délicieuse influence.

Je n'oublierai jamais l'impression que firent naître en moi , lorsque je voyageais dans les Alpes, les chants des bergers , ces chants que la seule nature inspire ; mêlés au murmure des torrens , au bruissement des vents dans les sapins, au mugissement des troupeaux ; ces voix aériennes au milieu de la solitude, semblables à celles des génies invisibles , répétées par les échos , charmaient mes sens, dilataient mon cœur, exaltaient mon imagination et la remplissaient de sentimens que l'on ne peut jamais éprouver loin de ce théâtre imposant, et sans le concours réuni des circonstances qui produisent tant de charmes et de si douces illusions *.

---

* Les anciens avaient recours à la musique , pour consoler leurs épouses de leur absence, et pour conserver leur chasteté. Clytemnestre ne devint pas adultère , tant que le chantre Démodochus lui inspira par une harmonie grave et sérieuse , la fidélité qu'elle devait garder à Agamemnon. Le prudent Ulysse confia Pénélope aux soins du chantre Phémius.

** On connaît l'effet que produit sur les Suisses, cet air si original, appelé *Ranz-des-vaches* ; quand ils l'entendent loin de leurs foyers , ils ne peuvent retenir leurs larmes. La *Tyrolienne* est un air de ce genre , un chant national par excellence , qui produit , sur les montagnards , le plus grand enthousiasme, et les porte même à la révolte.

La musique étant un des grands moteurs de l'âme et des passions, on ne saurait nier son influence sur l'homme malade. Zamolxis, philosophe et médecin de l'antiquité, disait : « Qu'il ne fallait jamais, en guérissant le corps, oublier l'âme ; que l'on devait la ramener à la sérénité par la musique et les enchantemens.

La musique est évidemment excitante : une musique vive et bruyante augmente sensiblement l'activité de la circulation ; le pouls s'élève, et s'il est intermittent, il devient alors régulier ; la peau se colore, l'imagination s'anime. HALLER a remarqué le premier, que le sang sort plus vite des veines que l'on ouvre, quand on fait battre le tambour. Une musique gaie a souvent provoqué les règles : c'était sans doute dans l'intention de favoriser la digestion, que les anciens associaient la musique à leurs repas : nos pères avaient remplacé cet usage par des chants, qui entretenaient la gaité des convives et favorisaient leur digestion ; mais cet usage, fondé sur le bien-être et la conservation de l'homme, est presque généralement oublié : tout vieillit, tout s'use, jusqu'aux meilleures choses.

La musique procure aux malades un sommeil plus tranquille et plus long ; elle favorise la guérison des maladies, abrège la convalescence et prolonge la vie. ARÉTÉE et HALLER ont attribué à la musique, la longévité de plusieurs hommes célèbres, qui ont passé leur vie dans les plaisirs qu'elle procure.

La musique porte l'âme à la douceur et à la bienfaisance ; tantôt elle l'élève au-dessus d'elle-même, et jusqu'à la plus sublime vertu, jusqu'à l'héroïsme. Les anciens législateurs, reconnaissant cette merveilleuse influence de la musique, donnaient à cet art les plus grands encouragemens. — POLYBE attribuait à son in-

fluence la douceur des Arcadiens; et la cruauté des Cy-
nethiens, leurs voisins, au mépris qu'ils en faisaient.
QUINTILIEN prodigue à la musique les plus grandes
louanges : il la vante, comme un aiguillon de la valeur,
un instrument d'ordre moral et intellectuel, une distraction et un soutien dans les travaux. MONTESQUIEU
lui donne la préférence sur tous les plaisirs, comme
étant celui qui énerve le moins l'âme et le corps.

On n'est point parvenu à expliquer, d'une manière
satisfaisante, les effets si extraordinaires de la musique
sur nos organes ; on ne sait pas d'où nous viennent les
plaisirs de l'harmonie, lorsque les mêmes sons modifiés,
semblent élever l'âme, comme par une espèce d'en-
chantement, aux plus puissans intérêts de la vie , et la
pénètre de ces idées touchantes , qui tantôt la bercent
voluptueusement et l'assoupissent, tantôt la stimulent ,
ébranlent sa sensibilité jusqu'à provoquer des larmes, des
sanglots et tous les symptômes de l'exaltation. C'est aux
nerfs qu'il faut rapporter tous ces divers phénomènes; et,
l'histoire des fonctions nerveuses est, en physiologie ,
ce qu'il y a de moins avancé.

Les avantages que l'on retire de la musique dans le
traitement des maladies, sont :

1°. D'amuser les malades, en éloignant d'eux l'ennui, la tristesse , l'inquiétude ;

2°. D'activer les fonctions organiques , et particulièrement les fonctions nerveuses et circulatoires ;

3°. D'adoucir, de suspendre même les douleurs aiguës, et de donner le courage de les supporter ;

4°. De calmer l'agitation et le délire.

Les modes de notre musique , agissent bien différemment sur la sensibilité : les *tons moyens*, pleins et
sonores, font naître les passions fortes, énergiques, la

piété, le courage, l'amour, la tendresse ; les *tons mineurs*, la pitié, la tristesse, la commisération. Ces modes ont remplacé ceux des anciens : on sait qu'ils inspiraient des passions différentes ; le *phrygien*, le courage et la fureur ; le *lydien*, la tristesse, les plaintes, les regrets ; l'*éolien*, l'amour ; le *dorien*, les chants graves et religieux.

La musique agit différemment sur les individus, doués de divers tempéramens : le *sanguin*, disposé aux passions expansives, sera vivement affecté par la musique gaie et bruyante ; le *nerveux*, par la délicatesse et la pureté des sons ; le *mélancolique*, par des sons tristes et plaintifs ; le *lymphatique* ne recevra de la musique qu'une impression faible et passagère ; le *bilieux* n'y sera sensible qu'autant qu'on l'y aura disposé par avance, et que cette musique s'accordera avec ses passions. — On remarque que les femmes sentent plus que les hommes les effets de la musique ; bien que, par la faiblesse de leur constitution, elles excellent rarement dans un art, qui réclame toute la force de l'esprit et du génie. Les jeunes gens y sont plus sensibles que les vieillards ; les peuples des climats chauds plus que les peuples des climats froids.

La musique peut être nuisible dans diverses circonstances : un plaisir dont le charme va toujours en croissant, peut devenir une passion dominante et dangereuse, qui exalte la sensibilité et l'imagination, au delà de ce qui convient au libre exercice de la vie organique et intellectuelle. Les personnes naturellement mélancoliques, celles qui ont été long-temps malheureuses, ressentent de la musique les plus douloureuses impressions. Un jeune homme de ma connaissance eut un accès de manie furieuse, après avoir entendu une marche militaire. Un chant de psaume, me rappelant un des événemens les plus malheureux de ma vie , me fit répandre un torrent de larmes. Une musique tendre et trop passionnée, a souvent causé des accidens fâcheux, au temps de la puberté, chez les femmes douées de beaucoup de sensibilité, et dont on contrariait les penchans. Il faut d'ailleurs, dans toutes les circonstances, avoir beaucoup d'empire sur soi , pour n'accorder à la musique qu'une attention bornée , pour ne faire de cet art passionné , que l'objet d'une distraction nécessaire.

La musique, employée comme moyen thérapeutique , ne guérit pas seule les maladies ; mais dans quelques circonstances , elle favorise beaucoup cette guérison. On a recueilli quelques faits concernant la guérison de fièvres intermittentes opiniâtres , par le seul effet de la musique : il n'est pas inutile de remarquer que c'est presque toujours sur des amateurs ou sur des artistes, que ces cures ont été opérées. La musique a quelquefois servi à dissiper la terreur que fait naître l'apparition d'une maladie contagieuse. DIÉMERBROEK recommandait , que l'on fît entendre aux pestiférés une musique gaie et bruyante, pour animer leur confiance et leur courage *.

Mais c'est surtout dans les névroses que la musique produit des effets bien salutaires : elle a dissipé fréquemment celles de l'ouïe, organe qui reçoit immédiatement l'impression des sons. La musique a quelquefois prévenu les accès de catalepsie , et modéré les attaques

---

* Voyez *les Mémoires de l'Académie des Sciences* ; année 1707. — RAULIN. *Traité des Affections soporeuses.* — LORRY , *de Melancholid.* — DIÉMBRBROEK, *Tractatus de Peste.*

d'épilepsie , dont la violence faisait craindre pour la vie du malade. GALIEN recommande la musique pour endormir les enfans, et pour calmer leurs convulsions. On a obtenu , par l'emploi du même moyen, une amélioration constante dans les symptômes de la mélancolie, de l'hypocondrie *, de la manie et de plusieurs autres espèces de vésanies. Rien ne prouverait mieux encore la bienfaisante influence de la musique, que les effets de l'harmonie, sur les personnes qui ont été mordues par la tarentule , si l'on pouvait croire à ce conte absurde et merveilleux , auquel cependant quelques-uns des plus grands médecins ont ajouté foi **. Enfin DESSAULT, de Bordeaux, dit avoir employé la musique avec succès pour prévenir les symptômes de la rage. Mais n'a-t-on pas prôné comme spécifiques , comme remèdes infaillibles de cette déplorable maladie, l'anagallis ou mauron rouge , la poudre de rosier sauvage (*rosa canina*) , et tout récemment le suc du plantain d'eau (*alysma plantago.*)

PASSIONS.

Quelle étude plus intéressante pour le médecin philosophe, que cette succession de viscissitudes morales, qui accompagnent l'homme depuis l'enfance jusqu'à la vieillesse! rien n'est plus digne de sa méditation , que cette influence des affections de l'âme sur l'harmonie des fonctions de la vie.

---

* *Igitur quandocumque spiritus malus arripiebat Saül, David tolebat cytharam , et percutiebat manu suâ, et refocillabatur Saül, et levius habebat , recedebat enim ab illo spiritus malus.* —Lib. Regum.

** *Voyez* les ouvrages de MÉAD et de BAGLIVI.

L'homme est le seul être qui raisonne ses passions ; mais cet avantage est presque toujours aux dépens de son bonheur, quand son éducation, ses institutions morales, ses lois, ses préjugés religieux, contrarient sans cesse ses affections les plus chères, et l'impulsion naturelle de son cœur ; car alors, il s'irrite contre ces obstacles, et ce qui n'était qu'un simple désir, devient une passsion fougueuse, entraînante, indomptable, une véritable frénésie, dont la permanence trouble, pervertit sa sensibilité, détruit sa raison, cause les maladies les plus graves, et la mort même.

Les passions produisent cependant des effets salutaires, quand on leur oppose toute la force de caractère, nécessaire pour les bien conduire, et ces *poisons du cœur* peuvent être comparés alors à ces poisons violens que le médecin transforme en médicamens utiles, et dont il tire un si grand parti dans le traitement des maladies les plus grâves.

L'homme sans passions, si un pareil être sortit jamais des mains de la nature, borné comme les animaux les plus grossiers aux appétits et à l'instinct, doit encore leur ressembler sous presque tous les autres rapports ; l'indifférence paralyse son cœur, qui reste fermé aux douceurs de la tendresse et de l'amitié ; il n'a pas même le sentiment de la vertu, puisque la vertu n'est que l'usage modéré des passions, ou la force de les vaincre.

Les passions sont la vie de l'âme : ce sont elles qui la disposent à toutes les impressions, et aux plus vives jouissances, comme aux sentimens les plus nobles, et les plus vertueux : on ne doit rien espérer d'un homme froid et réservé, que la faiblesse et une puérile timidité ; on doit tout attendre au contraire, d'un homme passionné, tant les passions lui donnent de force et d'énergie, tant elles ajoutent à son ascendant sur tout ce qui l'entoure, tant elles lui inspirent cette volonté ferme et immuable d'accomplir tout ce qu'il projette! Combien il est nécessaire que la raison préside à cette volonté, qu'elle gouverne cet instinct moral, qu'elle le modère, qu'elle reprime sa force presque toujours croissante! Mais l'homme est-il assez courageux pour ne laisser aux passions aucun empire sur sa raison? cette force morale qui n'appartient qu'à la plus sublime philosophie, peut elle rester permanente? et n'est-il pas d'ailleurs plus dangereux d'opposer une continuelle résistance à ses penchans, que de leur sacrifier quelquefois? car les passions sont aussi utiles à l'entretien de la vie physique qu'à l'entretien de la vie morale : elles en font jouir l'homme dans toute sa plénitude; elles lui créent une vie nouvelle; tandis qu'une éternelle contrainte, des maladies souvent désastreuses, d'affreux maux de nerfs, sont le partage des personnes qui restent étrangères aux passions, et qui vivent dans une continence forcée et absolue.

Mais si les passions modérées ont une si merveilleuse influence sur le physique et sur le moral de l'homme, combien aussi, quand il s'y abandonne sans réserve, elles influent malheureusement sur sa destinée! Elles absorbent toutes ses autres affections, elles renversent toutes ses facultés, et lui préparent toutes les angoisses de la douleur et des regrets ; ce ne sont pas les hommes à qui la nature a donné un caractère sans véritable chaleur, et qu'elle a, pour ainsi dire, créés impassibles, qui ont à redouter cette tyrannie des passions ; mais ceux dans lesquels elle a réuni au plus haut degré, la sensibilité physique et morale, presque toujours incompatible avec la paix du cœur, presque toujours fatale au

bonheur. Les âmes ardentes doivent redouter les passions, par cela même que celles qui méritent ce nom,
ne répandent aucun charme sur la vie, qu'elles navrent
et déchirent le cœur, qu'elles demandent des larmes
de sang, et que ces larmes ne tarissent plus, parce que
les impressions fortes des passions ne s'effacent jamais
entièrement, qu'elles suivent l'homme malheureux ou
l'entraînent au tombeau.

S'intéresser vivement au sort des malheureux, les
soutenir dans leur infortune, éloigner de leur cœur le
désespoir, quand rien ne saurait plus les attacher à la
terre ; voilà les devoirs qu'imposent la nature et l'humanité, et qui sont, pour l'homme bon et sensible, la
source des plus douces jouissances, mais ces devoirs entrent plus encore dans les attributions du médecin que
dans celles du moraliste ; car celui ci croit toujours
réussir à vaincre les passions, en opposant la raison des
syllogismes à ce qui ne raisonne plus ; sans réfléchir combien il est dur et inhumain de condamner un malheureux, qui souvent ne peut plus cesser de l'être, et combien les idées générales sont cruelles à l'homme qui
souffre. Et que deviendra cet infortuné, abandonné
aux seules ressources de sa raison, quand il aura perdu
jusqu'à l'espérance de ses plus chères affections ; quand
un coup imprévu aura détruit sa fortune, aura frappé
l'objet de sa tendresse ; quand une maladie cruelle dé-
truira son repos, altérera son organisation, et mena-
cera ses jours, au sein même de la prospérité, au milieu
des plaisirs et des illusions d'une jeunesse florissante ?
Que deviendra-t-il, si dans ce passage rapide du bonheur
à l'infortune, il ne voit personne qui vienne compatir à
ses peines, qui les sente, qui les partage, et qui lui
tende une main secourable ? Ces sentimens de bienfai-

sance, devraient toujours conduire celui qui se consacre au soulagement de ses semblables ; il doit tout faire aussi pour en persuader ceux qui le demandent pour en être secourus, en employant près d'eux des procédés prévenans, en ne faisant entendre que la voix de l'espérance, et des consolations ; en détournant leur imagination des pensées tristes et affligeantes, pour leur faire entrevoir un avenir plus heureux ; en opposant sans cesse l'espoir à la crainte, la tranquillité à l'inquiétude, le calme et le sang-froid à la violence des passions fougueuses et exaspérées, enfin tous les extrèmes aux extrèmes. Il doit, pour les rattacher à la vie, les accompagner partout, suivre leurs penchans, partager leurs affections, descendre, pour ainsi dire, jusqu'à leur faiblesse, en les soumettant par la douceur et les égards. Cette conduite du médecin est du plus admirable caractère ; elle est souvent aussi une garantie de ses succès : enfin si le malade succombe, malgré tous ses soins, n'a-t-il pas été conduit à ce terme fatal, par les plus douces illusions, et par un chemin semé de fleurs ?

FIN DU TOME PREMIER.

TABLE

DES MATIÈRES DU PREMIER VOLUME.

FIN DES MATIÈRES DU PREMIER VOLUME.

www.ingramcontent.com/pod-product-compliance
Lightning Source LLC
LaVergne TN
LVHW011212170726
843501LV00002B/209